M. Schmidt-Haghiri, J. Schelling

Evidenz für die Hausarztpraxis

Widmung

Für Ava, Sophie, Laurin, Amelie und Elaine

Mana Schmidt-Haghiri, Jörg Schelling

Evidenz für die Hausarztpraxis

2. Auflage

ELSEVIER

Elsevier GmbH, Bernhard-Wicki-Str. 5, 80636 München, Deutschland
Wir freuen uns über Ihr Feedback und Ihre Anregungen an kundendienst@elsevier.com

ISBN 978-3-437-21324-3 eISBN 978-3-437-06483-8

Aus Gründen der Barrierefreiheit sind die Bilder in elektronischen Ausgaben dieses Buches mit Alt-Text-Beschreibungen (Alternativ-Text) versehen, die von Elsevier bereitgestellt werden. Mehr Informationen erhalten Sie unter https://www.elsevier.com/about/accessibility.

Bücher und Zeitschriften, die von Elsevier veröffentlicht werden, entsprechen den geltenden Produktsicherheitsanforderungen. Für etwaige Bedenken oder Fragen zur Produktsicherheit wenden Sie sich bitte an unseren autorisierten Vertreter, Elsevier B.V., productsafety@elsevier.com.

Elsevier nimmt eine neutrale Position in Bezug auf territoriale Meinungsverschiedenheiten oder Zuständigkeitsansprüche in seinen veröffentlichten Inhalten ein, einschließlich Landkarten und institutionellen Zugehörigkeiten.

Wichtiger Hinweis: Die medizinischen Wissenschaften unterliegen einem sehr schnellen Wissenszuwachs. Der stetige Wandel von Methoden, Wirkstoffen und Erkenntnissen ist allen an diesem Werk Beteiligten bewusst. Sowohl der Verlag als auch die Autorinnen und Autoren und alle, die an der Entstehung dieses Werkes beteiligt waren, haben große Sorgfalt darauf verwandt, dass die Angaben zu Methoden, Anweisungen, Produkten, Anwendungen oder Konzepten dem aktuellen Wissensstand zum Zeitpunkt der Fertigstellung des Werkes entsprechen.
Der Verlag kann jedoch keine Gewähr für Angaben zu Dosierung und Applikationsformen übernehmen. Es sollte stets eine unabhängige und sorgfältige Überprüfung von Diagnosen und Arzneimitteldosierungen sowie möglicher Kontraindikationen erfolgen. Jede Dosierung oder Applikation liegt in der Verantwortung der Anwenderin oder des Anwenders. Die Elsevier GmbH, die Autorinnen und Autoren und alle, die an der Entstehung des Werkes mitgewirkt haben, können keinerlei Haftung in Bezug auf jegliche Verletzung und/oder Schäden an Personen oder Eigentum, im Rahmen von Produkthaftung, Fahrlässigkeit oder anderweitig übernehmen.

Für die Vollständigkeit und Auswahl der aufgeführten Medikamente übernimmt der Verlag keine Gewähr.
Geschützte Warennamen (Warenzeichen) werden in der Regel besonders kenntlich gemacht (®). Aus dem Fehlen eines solchen Hinweises kann jedoch nicht automatisch geschlossen werden, dass es sich um einen freien Warennamen handelt.

Bibliografische Information der Deutschen Nationalbibliothek
Die Deutsche Nationalbibliothek verzeichnet diese Publikation in der Deutschen Nationalbibliografie; detaillierte bibliografische Daten sind im Internet über https://www.dnb.de abrufbar.

26 27 28 29 30 5 4 3 2 1

In ihren Veröffentlichungen verfolgt die Elsevier GmbH das Ziel, genderneutrale Formulierungen für Personengruppen zu verwenden. Um jedoch den Textfluss nicht zu stören sowie die gestalterische Freiheit nicht einzuschränken, wurden bisweilen Kompromisse eingegangen. Selbstverständlich sind **immer alle Geschlechter** gemeint.

Planung: Dr. Andreas Dubitzky; Projektmanagement: Ulrike Schmidt
Redaktion: Susanne C. Bogner, Dachau
Satz: Thomson Digital, Noida/Indien; Druck und Bindung: Drukarnia Dimograf Sp. z. o. o., Bielsko-Biala/Polen
Die in diesem Buch verwendeten Abbildungen pro Kapitelanfang stammen aus iStock.com/bestbrk. Mit freundlicher Genehmigung der Cochrane Collaboration London verweisen wir bei der Abbildung des Cochranes Logos in Kapitel 1.4.3 auf folgende Seiten: https://community.cochrane.org/sites/default/files/uploads/inline-files/Cochrane%20Brand%20Guidelines_Jan%202022%20Updated.pdf; https://www.cochrane.org
Umschlaggestaltung: SpieszDesign, Neu-Ulm, Titelfotografie: © XYZproject-stock.adobe.com

Aktuelle Informationen finden Sie im Internet unter **www.elsevier.de**

Geleitwort

Liebe Kolleginnen und Kollegen,
Leserinnen und Leser,
die evidenzbasierte Medizin (EBM) ist in der Hausarztpraxis ein unverzichtbarer Begleiter, um fundierte Entscheidungen für das Wohl unserer Patientinnen und Patienten zu treffen. In einem Einführungsbuch zur evidenzbasierten Medizin aus dem Jahr 2000 hieß es noch, dass alle in der Patientenversorgung Tätigen dieser mit gemischten Gefühlen gegenüberstünden. Eine solche Sichtweise wird der hohen Professionalität und dem Engagement der meisten von uns jedoch nicht gerecht.

Gerade in der aktuellen Zeit, geprägt von der Corona-Pandemie und einer Flut methodisch fragwürdiger Publikationen, wird deutlich: Für Entscheidungen über Behandlungen ist ein solides wissenschaftliches Fundament unerlässlich. Dies erfordert auch Formate, die es ermöglichen, sich trotz begrenzter zeitlicher Ressourcen das nötige Wissen anzueignen. Das vorliegende Buch leistet hier einen wertvollen Beitrag.

Bereits 1979 betonte Sir Archibald Cochrane die Bedeutung systematischer Übersichtsarbeiten, um den Zugang zu aktuellem wissenschaftlichem Wissen zu erleichtern. Die Anzahl der jährlich veröffentlichten Studien hat seitdem enorm zugenommen – allein in PubMed erscheinen jährlich mehr als 30.000 neue randomisierte kontrollierte Studien (RCTs). Die Notwendigkeit, diese Informationsflut zu ordnen, ist größer denn je. Das Cochrane-Netzwerk spielt hierbei eine zentrale Rolle.

Zahlreiche Wissenschaftler und Wissenschaftlerinnen haben jedoch darauf hingewiesen, dass Evidenzsynthesen allein nicht alle Probleme lösen können. Methodisch schwache Studien führen zu wenig aussagekräftigen Synthesen, und Publikationsbias – bedingt durch die systematische Nichtveröffentlichung bestimmter Studienergebnisse – verzerrt die Evidenzbasis. Trotz dieser Herausforderungen ist es essenziell, die Datenflut aktiv zu managen, Studien zu bewerten und ihre Ergebnisse so aufzubereiten, dass sie in der Praxis anwendbar sind.

Für informierte Behandlungsentscheidungen sollten die Erkenntnisse aus Evidenzsynthesen zumindest bekannt und verstanden sein. Cochrane Deutschland beschäftigt sich intensiv mit der Verbesserung des Wissenstransfers in die Gesundheitsversorgung. Dabei muss das Format der Information an die Bedürfnisse der jeweiligen Zielgruppe angepasst sein. Im hektischen Alltag bleibt jedoch oft wenig Zeit, um sich durch die Vielzahl an Cochrane Reviews zu arbeiten. Hier kommt dieses Buch ins Spiel.

Die Autoren*innen dieses Buchs haben wichtige systematische Übersichtsarbeiten von Cochrane ausgewählt und deren Ergebnisse für die allgemeinmedizinische Praxis aufbereitet. Sie schaffen eine Brücke zwischen der aktuellen Evidenzlage (Stand Sommer 2025) und den praktischen Implikationen. Jede Interventionsoption oder Fragestellung wird klar strukturiert dargestellt: Zunächst wird die Relevanz für den hausärztlichen Alltag erläutert, gefolgt von einer prägnanten Zusammenfassung der Ergebnisse der systematischen Übersichtsarbeit, inklusive methodischer und qualitativer Aspekte. Hinweise auf Forschungslücken und die Bewertung der Evidenzqualität ermöglichen eine schnelle Einschätzung der Aussagekraft. Abschließend wird die Relevanz der Evidenz für die Praxis eingeordnet, oft mit Bezug zu aktuellen Leitlinien und Empfehlungen der Fachgesellschaften.

Dieses Buch bietet Ihnen somit eine hervorragend zusammengestellte Übersicht der wissenschaftlichen Erkenntnisse und deren Implikationen für die Praxis – prägnant und praxisnah aufbereitet.

Für weiterführende systematische Übersichtsarbeiten, die in diesem Buch nicht behandelt werden, empfehlen wir die Cochrane Library und Cochrane Kompakt. Dort finden Sie eine Vielzahl an zusätzlichen Reviews, die Ihnen helfen können, fundierte Entscheidungen im medizinischen Alltag zu treffen, dabei stets auf dem aktuellen Stand der Wissenschaft zu bleiben und die bestmögliche Versorgung für Ihre Patientinnen und Patienten zu gewährleisten.

Wir wünschen Ihnen viel Freude und Nutzen bei der Arbeit mit diesem Buch

Freiburg, im Sommer 2025

Jörg Meerpohl
Wissenschaftlicher Vorstand
Cochrane Deutschland

Alex Kaiser
Geschäftsführende Vorständin
Cochrane Deutschland

Vorwort

Ärztinnen und Ärzte stehen tagtäglich im Spannungsfeld zwischen komplexen Patientengeschichten, hohen Erwartungshaltungen und einer schier unendlichen Flut medizinischer Informationen. Da ist es nur verständlich, dass man sich manchmal auf jahrelange Erfahrung und ein Stück weit auch auf Intuition verlässt. Doch so verständlich und verführerisch der Rückgriff auf Erfahrung und Intuition auch sein mag – wirklich gute Medizin stützt sich auf ein breiteres Fundament als ein solides Bauchgefühl. Unsere Patientinnen und Patienten haben Anspruch auf Behandlungen, die nicht nur vernünftig klingen, sondern tatsächlich wirken. Genau hier setzt die evidenzbasierte Medizin (EbM) an.

EbM verbindet drei wesentliche Elemente: klinische Expertise, belastbare wissenschaftliche Daten und die individuellen Präferenzen unserer Patientinnen und Patienten. Es geht darum, Ärztinnen und Ärzte in die Lage zu versetzen, fundierte Entscheidungen zu treffen, die sich auf den besten verfügbaren wissenschaftlichen Erkenntnissen gründen. Maßnahmen sollen nicht nur plausibel wirken, sie müssen in seriösen Studien untersucht worden sein. So schaffen wir Transparenz in der Versorgung, stärken das Vertrauen unserer Patientinnen und Patienten und überwinden tradierte Methoden, die wir oft nur anwenden, weil „wir das schon immer so gemacht haben".

Eine verlässliche Quelle für Evidenz ist das internationale Forschungsnetzwerk Cochrane. Die berühmten „Cochrane Reviews" sind weit mehr als trockene Schriftenkataloge – sie sind das Rückgrat für zahllose Leitlinien, die unseren klinischen Alltag bestimmen. Sie bündeln das Beste, was die Forschung zu bieten hat, sichten tausende Studien, prüfen Stärken und Schwächen und fassen alles so zusammen, dass man es tatsächlich anwenden kann. Dadurch erhalten wir eine solide Basis für fundierte Entscheidungen, anstatt aus einer unübersichtlichen Menge an Publikationen einzelne Ergebnisse herauszupicken, die einfach nur zu einem bestehenden eigenen Weltbild passen.

In dieser 2. Auflage des Buchs haben wir deshalb noch mehr dieser Cochrane Reviews eingearbeitet und die bestehenden Kapitel auf den neuesten wissenschaftlichen Stand gebracht. Besonders stolz sind wir auf die Integration neuer, für die hausärztliche Praxis zunehmend relevanter Themenfelder. Das Ziel ist ganz klar: Wer in der Hausarztpraxis jeden Tag aufs Neue patientenzentrierte und wissenschaftlich fundierte Medizin anbieten will, soll hier die passende Starthilfe finden. Unser Anspruch ist es, die Kluft zwischen Theorie und Praxis zu überbrücken und so den Weg zu einer evidenzbasierten hausärztlichen Versorgung weiter zu ebnen.

München, im Sommer 2025
Dr. med. Mana Schmidt-Haghiri und
Prof. Dr. med. habil. Jörg Schelling

Vorwort der 1. Auflage

Liebe Kolleginnen und Kollegen,
es gehört zu den hausärztlichen Pflichten und Chancen, täglich durch eine unüberschaubare und teils in ihrer Qualität stark schwankende Menge an Informationen zu navigieren. In diesem Meer an echter und scheinbarer Evidenz muss man sich an festen Leuchtfeuern orientieren, um den Kurs nicht aus den Augen zu verlieren und damit unseren Patientinnen und Patienten die bestmögliche und persönlichste Medizin zu bieten.

In den letzten Jahren haben sich – um nur einige Beispiele zu nennen – mit den primärärztlichen Leitlinien der DEGAM (meist auf S3-Level), den regelmäßigen E-Mail-Benefits von Prof. Michael Kochen und sponsoringfreien Präsenzveranstaltungen wie „Allgemeinmedizin KOMPAKT" einige dieser Richtungsgeber etabliert und sind Ihnen vermutlich auch gut bekannt.

Um die Zusammenführung von gelebter Praxis mit allen organisatorischen und wirtschaftlichen Herausforderungen und im Hintergrund erhobener und gemessener Evidenz aber noch weiter zu befördern und Ihnen für spezielle Fragestellungen klare Hilfestellungen und Antworten zu geben, habe ich Frau Dr. Schmidt-Haghiri mit Überzeugung und Freude bei Ihrer Auswahl von Themen und deren Aufbereitung für dieses Buch unterstützt. Beim Durchlesen, Ergänzen und Kommentieren vieler Kapitel habe ich selbst Einiges gelernt, um auch meine Praxis weiter durch den Informationssturm zu steuern. Ich hoffe und wünsche mir, dass es Ihnen bei der Lektüre dieses Buches ebenso geht!

Martinsried, im Sommer 2020
Prof. Dr. med. habil. Jörg Schelling

Danksagung

Bei Herrn Dr. Andreas Dubitzky vom Elsevier Verlag möchten wir uns für das Engagement für das Buchprojekt ganz herzlich bedanken. Auch ohne die Unterstützung von Herrn Michael Graf-Höfflin und Frau Dr. phil. Britta Lang von Cochrane Deutschland wäre dieses Buch so nicht möglich gewesen.

Weiterhin bedanken wir uns bei unseren Familien für stetige Unterstützung und Rückhalt. Ohne Euch ist alles nichts.

Abkürzungen

AAC	augmentative und alternative Kommunikation
AAD	Antibiotika-assoziierte Diarrhö
ARR	Absolute Risikoreduktion
ARS	akute Rhinosinusitis
BCC	Basalzellkarzinom
BMI	Body-Mass-Index
BMV-Ä	Bundesmantelvertrag für Ärzte
BPLS	benigner paroxysmaler Lagerungsschwindel
BPPV	benigner paroxysmaler Lagerungsschwindel
CGA	umfassendes geriatrisches Assessment
COPD	chronisch-obstruktive Lungenerkrankung
COVID	Coronavirus induced disease
CPP	chronische palmoplantare Pustulose
CRS	chronische Rhinosinusitis
DDD	definierte Tagesdosen
DEGAM	Deutsche Gesellschaft für Allgemeinmedizin und Familienmedizin
DGN	Deutsche Gesellschaft für Neurologie
DIGA	Digitale Gesundheitsanwendungen
DMP	Disease-Management-Programm
DOAK	direkte orale Antikoagulanzien
EBM	Einheitlicher Bewertungsmaßstab
GAS	Gruppe-A-Streptokokken
GBA	Geriatrisches Basis-Assessment
GKV	Gesetzliche Krankenversicherung
HÄPPI	Hausärztliches Primärversorgungszentrum – Patientenversorgung Interprofessionell
HIV	humanes Immundefizienzvirus
HPV	humanes Papillomavirus
HzV	Hausarztzentrierte Versorgung
ICS	inhalative Kortikosteroide
ITT	Intention to treat
KBV	Kassenärztliche Bundesvereinigung
KI	Konfidenzintervall
KV	Kassenärztliche Vereinigung
KVT	kognitive Verhaltenstherapie
LABA	lang wirksame Beta-2-Agonisten
LAMA	lang wirksame Anticholinergika
MMST	Mini-Mental-Status-Test
MS	Multiple Sklerose
MSM	Männer, die Sex mit Männern haben
NäPa	nichtärztliche Praxisassistentin/-assistent
NICE	National Institute for Health and Care Excellence
NNTB	Number Needed to Treat for Benefit
NSAID	nichtsteroidale Antirheumatika
NVL	Nationale Versorgungsleitlinie
OR	Odds Ratio
PCT	Procalcitonin
PPI	Protonenpumpenhemmer
PrEP	Präexpositionsprophylaxe
PTBS	Posttraumatische Belastungsstörung
R	Reproduktionszahl
R0	Basisreproduktionszahl
RCT	randomisierte kontrollierte Studie, randomized controlled study
RRR	Relative Risikoreduktion
RWE	Real-Word-Evidence
SARS	schweres akutes respiratorisches Syndrom
SARS-CoV-2	SARS-assoziiertes Coronavirus 2
SDM	shared decision making, gemeinsame Entscheidungsfindung
SMD	standardisierte Mittelwertdifferenz
SSRI	selective Serotonin-Wiederaufnahmehemmer
STD	sexuell übertragbare Krankheit(en)
TUG	Timed up and go
VERAH	Versorgungsassistentin in der Hausarztpraxis
VHF	Vorhofflimmern

Erklärung zu KI und KI-gestützten Technologien im Schreibprozess:
Während der Vorbereitung dieser Arbeit hat die Autorin ChatGPT (OpenAI) verwendet, um Formulierungen stilistisch zu überarbeiten und die Lesbarkeit einzelner Absätze zu verbessern. Nach der Nutzung dieses Tools hat die Autorin den Inhalt nach Bedarf überprüft und bearbeitet. Diese Erklärung gilt nicht für die Verwendung grundlegender Hilfsmittel zur Überprüfung von Grammatik, Rechtschreibung, Referenzen usw.

Dr. med. Mana Schmidt-Haghiri, München
Prof. Dr. med. habil. Jörg Schelling, Martinsried

Fehler gefunden?

Inhaltsverzeichnis

1 Hausarzt 2.0 – moderne Allgemeinmedizin

1.1 Cochrane-Evidenz für Allgemeinärzte

Viele Millionen Euro werden jedes Jahr für einzelne klinische Studien verwendet. Die Kommunikation der Ergebnisse dieser Studien an praktisch tätige Ärzte und Betroffene bleibt dabei häufig auf der Strecke. Um Erkenntnisse aus der klinischen Forschung besser in die hausärztliche Tätigkeit zu integrieren, werden in dieser Zusammenfassung für Hausärzte relevante Reviews aus dem Bereich Allgemeinmedizin vorgestellt. Die sehr simple, aber notwendige Idee: eine systematische Zusammenfassung der von Cochrane erarbeiteten Evidenz mit Relevanz für den Hausarzt. Dabei soll dem Leser ein Eindruck dafür vermittelt werden, wie gut die einzelnen Erkenntnisse untersucht und belegt sind. Im 21. Jahrhundert werden wichtige Entscheidungen nicht mehr auf Grundlage von Vertrauen in Autoritäten getroffen. Die Grundlage dafür ist heute Evidenz und eine öffentliche Diskussion.

1.2 Evidenz-basierte Medizin

Die Evidenz-basierte Medizin (EbM) hat zum Ziel, Behandlungsentscheidungen für den einzelnen Patienten auf der Basis der individuellen Erfahrung des Arztes unter Berücksichtigung der besten verfügbaren Evidenz in Abwägung der Wünsche und Vorstellungen des Betroffenen zu treffen (1). Jährlich werden mehr als 30.000 kontrollierte Studien publiziert. Damit ist es für die praktisch tätigen Ärzte schwierig, die Relevanz der aktuellen Studienergebnisse für seine Patienten systematisch zu erfassen. Patienten und Ärzte sollten jedoch aktuelle Informationen aus Studienergebnissen kritisch beurteilen können, um wichtige Entscheidungen informiert und gemeinsam zu treffen. Eine gute Grundlage, um dieser Herausforderung zu begegnen, ist Evidenz aus systematischen Reviews. Systematische Reviews von randomisierten kontrollierten Studien (RCTs) werden als hochrangigste Evidenzquelle angesehen und sind zentrale Bausteine der EbM. Dabei kann die Metaanalyse als statistisches Verfahren eingesetzt werden, um die Ergebnisse einzelner Studien zur selben Fragestellung zusammenzufassen.

1.3 Cochrane

Cochrane (2) erstellt systematische Reviews zu medizinischen Fragestellungen, um klinische Entscheidungen zu ermöglichen, die einen positiven Effekt auf die Gesundheit haben. Erkenntnisse aus mehreren randomisierten klinischen Studien werden von Cochrane in einem systematischen Review zusammengefasst.

Die Literatur beschreibt zahlreiche Möglichkeiten, Fehlerquellen in Studien zu identifizieren. Bei der Auseinandersetzung mit Kontrollmöglichkeiten von Fehlerquellen in epidemiologischen Studien erweisen sich randomisierte klinische Studien als zuverlässiger Ansatz, beispielsweise um Bias zu minimieren.

Bias bezeichnet systematische Verzerrungen in einer Studie.

Bias kann die Art und Weise der Auswahl von Studienteilnehmern betreffen oder die der vorgenommenen Messungen. Der sogenannte Information Bias betrifft die Fehler bei der Datenerhebung. Bei Umfragen können sich Studienteilnehmer nicht immer zuverlässig an Details zu ihren Lebensgewohnheiten oder Expositionen mit speziellen Einflüssen erinnern. So erscheint es fraglich, ob Mütter von gesunden Neugeborenen Expositionen genauso gut wiedergeben können wie Mütter von Kindern mit einem Defekt. Erkrankte denken häufig mehr über krankmachende Faktoren nach und können sich besser an sie erinnern. So entstehen Verzerrungen bei der Erforschung von Zusammenhängen zwischen Exposition und Erkrankung.

Ein sogenannter Selection Bias liegt vor, wenn Teilnehmer an einer Studie vorselektiert sind. Dies könnte beispielsweise der Fall sein, wenn nur besonders gesundheitsbewusste Menschen an einer Studie teilnehmen. Der Erkenntnisgewinn aus dieser Studie wäre dann verzerrt und würde tendenziell nur das Verhalten ebendieser Personen widerspiegeln. Eine Randomisierung gewährleistet, dass Gruppen innerhalb einer Studie miteinander vergleichbar bleiben (3).

Randomisierte klinische Studien reduzieren Bias, um Interventionen zu identifizieren, die helfen und nicht schaden. Diese Studien sind in ihrer Aussage verlässlich, da die Randomisierung Bias reduziert. Randomisierte klinische Studien können unterstützen, wenn es darum geht, zwischen konkurrierenden klinischen Meinungen und Prozeduren eine Entscheidung zu treffen. Sie wirken wie eine Taschenlampe in der Dunkelheit. Aus mehreren randomisierten klinischen Studien werden von Cochrane Metaanalysen erstellt. Diese bündeln die Erkenntnisse aus mehreren randomisierten klinischen Studien und wirken im Vergleich zur Taschenlampe wie ein Scheinwerfer. Erkenntnisse aus randomisierten klinischen Studien sind von hochgradiger Qualität.

Im medizinischen Alltag werden Entscheidungen aufgrund unterschiedlichster Einflüsse getroffen. Sowohl die Erfahrung als auch der aktuelle wissenschaftliche Standard, der Patientenwunsch, ökonomische Aspekte, Systemvorgaben sowie Überzeugungen und Emotionen können eine Therapieentscheidung beeinflussen. Letztlich gibt es Faktoren, die wir nicht mit systematischen Reviews erfassen können, und die ärztliche Kunst beginnt dort, wo Metaanalysen aufhören. Dennoch sollten Erkenntnisse, an die man sich mithilfe der Naturwissenschaften und der Statistik so präzise wie möglich annähern kann, in die Arbeit am Patienten integriert werden.

1.4 Grundlagen

1.4.1 Leitlinien

Leitlinien unterscheiden sich von systematischen Reviews durch die Formulierung von klaren Handlungsempfehlungen. Auch die klinische Wertung der Aussagekraft und Anwendbarkeit von Studienergebnissen spielen eine Rolle. Im Rahmen einer strukturierten Konsensfindung erfolgt zusätzlich die klinische Beurteilung der Aussagefähigkeit und Anwendbarkeit der Evidenz. Leider sind nur wenige Leitlinien praxisorientiert und gut einsetzbar formuliert. Auch sind sie oft zu umfangreich. Erfreulicherweise gibt es teilweise Kurzfassungen oder sogar „Kitteltaschenversionen“, die auch in der Praxis Anwendung finden können.

Im medizinischen Alltag werden Entscheidungen im Zusammenspiel verschiedenster Einflussfaktoren getroffen. Subjektive Erfahrungen, der aktuelle wissenschaftliche Standard, Patientenwunsch oder ökonomische Aspekte spielen eine Rolle bei Entscheidungen in Beratungs- oder Behandlungssituationen. Dabei ist der aktuelle wissenschaftliche Standard für spezielle Fragestellungen im klinischen Alltag oft noch ungeklärt. Auf diese ungelösten Forschungsfragen machen Leitlinien aufmerksam. Sie sind systematisch entwickelte Aussagen, die den gegenwärtigen Erkenntnisstand wiedergeben, und spielen somit in der EbM eine tragende Rolle. Sie entwickeln sich aus einer systematischen Recherche, Auswahl und Bewertung der Literatur für spezielle Fragestellungen. Eine Definition von Leitlinien impliziert Klärung des aktuellen Standes der wissenschaftlichen Erkenntnis. Jährlich werden mehr als 30.000 kontrollierte Studien publiziert, sodass eine abnehmende Aktualität während der Geltungsdauer der Leitlinie ein Problem darstellt. In Anbetracht der Menge an klinischen Studien bleibt es für die praktisch tätigen Ärzte schwierig, die Relevanz der aktuellen Studienergebnisse für seine Patienten zu erfassen. Eine gute Grundlage, um dieser Herausforderung zu begegnen, ist die verfügbare Evidenz aus systematischen Reviews. Systematische Reviews von randomisierten kontrollierten Studien (RCTs) werden als hochrangigste Evidenzquelle angesehen und sind zentraler Baustein der EbM. Cochrane erstellt systematische Reviews zu medizinischen Fragestellungen und fasst Erkenntnisse aus mehreren RCTs in einem systematischen Review zusammen.

1.4.2 GRADE-System

Leitlinien haben sich zu wichtigen Informationsquellen entwickelt. Eine wissenschaftliche Methodik, um Leitlinien zu erstellen, ist das GRADE-System. Der Ansatz zur Vereinheitlichung von Evidenz und Empfehlung von Leitlinien wird auf internationaler Ebene erarbeitet. Viele internationale Organisationen haben Beiträge zur Entwicklung des GRADE-Systems geleistet. Urteile über Evidenz und Empfehlungen im Gesundheitswesen sind komplex. Eines der Ziele der GRADE-Arbeitsgruppe besteht darin, Unklarheiten zu vermeiden, die sich aus einer Fülle von unterschiedlichen Bewertungssystemen für Evidenz und Empfehlungen ergeben können. Die Vereinheitlichung der Leitlinienentwicklung sorgt für Transparenz. Das GRADE-System ist eine Hilfestellung bei der Bewertung der Ergebnisse von systematischen Übersichtsarbeiten. Es gilt als national und international etabliert und heute als Standard in der Leitlinienentwicklung.

1.4.3 Der Forest-Plot

Das Logo von Cochrane (➤ Abb. 1.1) stellt einen vereinfachten Forest-Plot dar: ein Diagramm der Ergebnisse einer Metaanalyse. Die Grafik präsentiert somit auch bildhaft eine Metaanalyse. Studien werden als horizontale Linien mit variierender Breite dargestellt. Je länger

Abb. 1.1 Cochrane Logo

eine horizontale Linie, desto weniger sicher ist das Resultat der Studie. Jede horizontale Linie steht für eine Studie. Dabei ermöglicht die Grafik eine gute Übersicht über Studien. Statistisch signifikante Ergebnisse überlappen nicht die y-Achse und liegen auf ihrer linken Seite. Auf einen Blick kann man sehen: Es gibt sehr viele Studien, deren Ergebnisse nicht sicher sind. Gibt es eine Tendenz, dass Interventionen eher nützlich sein können? Die Aussage einer einzelnen Studie reicht nicht aus. Erst der Überblick, die Metaanalyse, hilft, einzelne Aussagen einzuordnen und eine Tendenz der Gesamtergebnisse zu beurteilen. Der Forest-Plot zeigt grafisch diese Tendenz auf.

1.4.4 Konfidenzintervalle und das Relative Risiko

Möchte man den Originalartikel eines Cochrane Reviews lesen, so muss man sich mit der Interpretation von Relativem Risiko (RR) und Konfidenzintervallen (KI) auseinandersetzen.

Das Relative Risiko ist eine Zahl und gibt an, um wievielmal höher das Risiko der exponierten Gruppe im Vergleich zur nicht exponierten Gruppe ist:

- Relatives Risiko < 1: Die Exposition hat eine schützende Wirkung.
- Relatives Risiko = 1: Die Exponierten haben ein gleich hohes Risiko wie die Nicht-Exponierten.
- Relatives Risiko > 1: Exponierte haben ein höheres Risiko als Nicht-Exponierte.

Konfidenzintervalle liefern Informationen über einen Bereich, in dem der wahre Wert mit einer gewissen Wahrscheinlichkeit liegt. Damit kann man die klinische Relevanz von Studienergebnissen überprüfen. Konfidenzintervalle beinhalten auch dann Informationen, wenn Ergebnisse nicht signifikant sind.

Ein Konfidenzintervall von 95 % bedeutet, dass in 95 von 100 durchgeführten Studien das Konfidenzintervall den wahren Wert überdeckt.

Eine große Stichprobe führt zu einem engen Konfidenzintervall. Wenn das Konfidenzintervall besonders groß gefasst ist, kann man davon ausgehen, dass nur wenige Stichproben erfolgt sind. Die Aussage ist also unsicherer, das Konfidenzintervall ist breiter. Konfidenzintervalle geben Aufschluss über die statistische Signifikanz.

Ganz einfach ausgedrückt gilt für das Relative Risiko: Ein Konfidenzintervall, das die 1 enthält, entspricht einem nicht signifikanten Ergebnis. Liegt das Konfidenzintervall für das Relative Risiko vollständig unterhalb der 1, haben wir einen protektiven Effekt. Liegt das Konfidenzintervall vollständig oberhalb der 1, liegt eine Risikoerhöhung vor. Diese Interpretationshilfe hilft dem Hausarzt, eine rasche Übersicht über aktuelle Studienergebnisse zu erlangen.

1.4.5 Risiko für Bias

Neben einer systematischen Suche nach relevanter Evidenz in der medizinischen Literatur sind die Bewertung der systematischen Fehler sowie die Bewertung des Risikos für Bias (Verzerrung) wesentliche Bestandteile der EbM. Die methodischen Grundlagen von Studien müssen hinterfragt und verstanden werden, sodass eine Bewertung der Evidenz möglich ist. Um die Evidenzqualität zu bewerten, ist eine Unterscheidung zwischen den einzelnen Primärstudien und der systematischen Übersicht mehrerer Primärstudien zu einer Fragestellung essenziell. Zunächst muss jede einzelne Primärstudie hinsichtlich ihrer forschungsmethodischen Qualität bewertet werden.

Das Risk of Bias Tool von Cochrane (4) dient dazu, das Potenzial für eine systematische Verzerrung in Primärstudien zu prüfen. Es setzt sich aus sieben Domänen zusammen. Dabei wird eine Studie in Hinblick auf Verzerrung beispielsweise durch fehlerhafte Randomisierung oder unzureichende Verblindung hinterfragt. Mit dem Risk of Bias Tool können Einzelstudien kritisch überprüft werden. Um zu bewerten, wie verlässlich die Ergebnisse der systematischen Übersichtsarbeit, also die Gesamtheit der Primärstudien zu einer Fragestellung, sind, müssen andere Bewertungsverfahren herangezogen werden. Als national und international etabliert gilt hier das GRADE-Verfahren (s. o.).

In jedem Fall lohnt sich der Blick auf die Qualität der vorhandenen Evidenz, wenn sich in einer systematischen Übersichtsarbeit die zu untersuchende Intervention als wirksam darstellt. Nur so lässt sich feststellen, wie vertrauenswürdig die Ergebnisse der systematischen Übersichtsarbeit sowie der darauf basierenden Leitlinienempfehlungen wirklich sind.

➤ Tab. 1.1 listet wichtige Bias-Formen auf.

Tab. 1.1 Biasformen

Selection Bias	Teilnehmer sind vorselektiert
Performance Bias	Unterschiede in begleitenden Maßnahmen
Detection Bias	Subjektivität von Studienpersonal
Attribution Bias	Systematisches Fehlen von Daten
Reporting Bias	Selektives Berichten von Endpunkten
Information Bias	Fehlerhafte Erhebung von Faktoren

1.4.6 Der Publikationsbias

Es werden viele verschiedene klinische Studien zu ähnlichen Fragen durchgeführt. Eine Metaanalyse kann als statistisches Verfahren die Ergebnisse einzelner Studien zur selben Frage zusammenfassen. Dadurch erhält man die für einen umfassenden Erkenntnisgewinn notwendige Übersicht der vorhandenen Evidenz.

Ein Problem der systematischen Übersichtsarbeiten ist der Publikationsbias. Hierunter versteht man das Phänomen, dass Studien, in denen sich die Experimentalintervention nicht als signifikant wirksamer erwiesen hat, seltener, später und nicht so hochrangig publiziert werden. Das liegt vor allem daran, dass sowohl Studienautoren als auch Zeitschriftenherausgeber und Forschungseinrichtungen weniger Interesse haben, „negative“ Ergebnisse zu publizieren. In der pharmazeutischen Forschung stehen auch wirtschaftliche Interessen gegen die Veröffentlichung von negativen oder neutralen Studienergebnissen. Schließt man in systematischen Reviews aber nur publizierte Studien ein, führt dies zu verzerrten Gesamtergebnissen, da nicht publizierte Studien tendenziell solche mit nicht statistisch signifikanten Ergebnissen sind. Einfach ausgedrückt: Nicht alle Daten werden publiziert und tendenziell werden „passende“ Daten veröffentlicht. Für Metaanalysen existieren statistische Methoden, um einen solchen Publikationsbias aufzudecken. Beispielsweise zeigt der sogenannte Funnel-Plot grafisch eine Lücke, wo nicht publizierte Studienergebnisse fehlen. Ein direkter Nachweis der Diskrepanz zwischen durchgeführten und veröffentlichten Studien gelang 2008 den Autoren einer Publikation im New England Journal of Medicine (5). Alle Studien bezüglich Serotonin-Wiederaufnahmehemmern, die die amerikanische FDA registriert hatte, wurden mit den veröffentlichten Ergebnissen dieser Studien in der akademischen Fachliteratur verglichen. Dabei stellte sich heraus, dass von 74 registrierten Studien 31 % mit 3.449 Studienteilnehmern überhaupt nicht veröffentlicht wurden. Gefährlich kann das Nichtpublizieren von Studien mit einer höheren Rate an unerwünschten Ereignissen sein (6).

Durch den Publikationsbias werden behandelnden Ärzten wichtige Informationen zu medikamentösen Therapien vorenthalten und eine evidenzbasierte ärztliche Entscheidung zum Wohle des Patienten ist nur eingeschränkt möglich. Das Problem des Publikationsbias kann nur gelöst werden, wenn alle durchgeführten Studien publiziert werden müssen. Effektive Maßnahmen gegen den Publikationsbias sind die gesetzlich verpflichtende Einführung von Studienregistern und die obligatorische Publikation von Studienprotokollen und Analyseplänen (7).

1.4.7 Confounding

Um Confounder (Störgrößen) in einer epidemiologischen Studie ausfindig zu machen, ist klinische Expertise gefragt. Confounding ist die Vermischung von Effekten – der Effekt einer Exposition wird mit dem Effekt einer anderen Variablen vermischt. Confounding beschreibt einen Scheinzusammenhang zwischen einer Intervention/Exposition und einem Outcome.

Ein klassisches Beispiel, um Confounding zu veranschaulichen, ist der Zusammenhang zwischen Geburtsfolge und dem Auftreten des Down-Syndroms. Je später in der Geschwisterreihe ein Kind geboren wird, desto höher ist sein Risiko für ein Down-Syndrom. Man könnte daraus einen Zusammenhang zwischen der Geburtsfolge und dem Auftreten von einem Down-Syndrom vermuten. Der beobachtete Effekt ist jedoch ein Konglomerat aus Einflüssen, den die Geburtsfolge mit sich bringt. Einer dieser Effekte ist uns bekannt: das Alter der Mutter. Die Geburtenfolge und das Alter der Mutter korrelieren stark miteinander – Mütter, die ihr fünftes Kind auf die Welt bringen, sind älter als Mütter bei ihrem ersten Kind. Der Vergleich zwischen Erstgeborenen und Letztgeborenen ist in einem gewissen Sinn ein Vergleich zwischen Kindern jüngerer Mütter und Kindern älterer Mütter. Es hat eine Vermischung von den beiden Effekten, dem Alter der Mutter und der Geburtenfolge, stattgefunden. Diese Vermischung von Effekten nennt man Confounding. Auch Confounding kann durch Randomisierung kontrolliert werden.

1.4.8 Diagnostische Tests

Ein diagnostischer Test bestimmt anhand eines oder mehrerer Parameter, ob die teilnehmende Testperson an einer bestimmten Krankheit leidet oder nicht (➤ Tab. 1.2). Ein positives oder negatives Testergebnis bedeutet, dass die Person laut Test krank oder gesund ist. Das Testergebnis kann jedoch auch fehlerhaft sein, sodass gesunde Personen fälschlicherweise als krank und tatsächlich kranke Personen als gesund klassifiziert werden. Die Genauigkeit diagnostischer Tests ist also wesentlich für nachfolgende Therapieentscheidungen. Sie lässt sich anhand seiner Sensitivität und seiner Spezifität beurteilen. Die Sensitivität berechnet die Wahrscheinlichkeit, dass tatsächlich kranke Personen im Test als krank klassifiziert werden, während die Spezifität die Wahrscheinlichkeit berechnet, dass tatsächlich gesunde Personen auch als gesund eingestuft werden. Je höher die Sensitivität, desto sicherer kann die Krankheit bei einem negativen Testergebnis ausgeschlossen werden. Bei einer hohen Spezifität kann eine Erkrankung dagegen mit höherer Sicherheit bestätigt werden. Der positive Vorhersagewert (positiver prädiktiver Wert) dagegen gibt an, welcher Anteil der positiv Getesteten tatsächlich die Erkrankung hat. Der negative prädiktive Wert gibt an, welcher Anteil der negativ Getesteten tatsächlich nicht an der Erkrankung leidet.

Weiterhin wird in Diagnosestudien auch die Likelihood-Ratio (LR) des diagnostischen Tests ermittelt. Hierbei wird ein Quotient berechnet, und zwar aus der Wahrscheinlichkeit, dass der Patient tatsächlich erkrankt ist und das Testergebnis positiv (Testergebnis bildet Krankheit korrekt ab), und der Wahrscheinlichkeit, dass der Test positiv ist, der Patient aber gesund ist (Test hat die Tendenz, „krank zu machen"). Je höher der Wert, desto zuverlässiger ist ein positives Testergebnis.

1.4.9 Statistische Signifikanz – der p-Wert

Wenn von „signifikanten" Ergebnissen die Rede ist, dann bezieht sich das meist auf den p-Wert. Das p steht für „probability", also Wahrscheinlichkeit. Der Wert gibt an, ob ein Testergebnis auch durch Zufall erklärt werden kann. Der Wert kann zwischen 0 und 1 liegen, kleine p-Werte stellen eine starke Evidenz dar. Ab einem bestimmten p-Wert werden die Ergebnisse als „statistisch signifikant" bezeichnet.

Oft legt man als Signifikanz-Schwelle „$p < 0{,}05$" an. Das bedeutet: **In weniger als 5 % der Fälle (höchstens in einem von zwanzig) würde ein solches Ergebnis zufällig auftreten.**

Ein kleiner p-Wert besagt, dass die Wahrscheinlichkeit, dass der Unterschied alleine dem Zufall zugeschrieben werden kann, gering ist. Ein signifikantes Ergebnis mit $p < 0{,}05$ bedeutet nicht, dass eine Hypothese mit 95-prozentiger Sicherheit korrekt ist. Der p-Wert ermöglicht eine Verwerfung oder Beibehaltung einer vorab formulierten Nullhypothese, dabei ist die Definition einer Signifikanzgrenze letztlich willkürlich.

Tab. 1.2 Diagnostische Tests

	Test positiv	Test negativ	Gesamt	Berechnung
Krank	a	b	a + b	Sensitivität = a / (a + b)
Gesund	c	d	c + d	Spezifität = d / (c +d)
Gesamt	a + c	b + d		
Berechnung	positiver prädiktiver Wert = a / (a + c)	negativer prädiktiver Wert = d / (b + d)		

1.4.10 Number needed to treat (NNT)/Number needed to harm (NNH)

Die NNT, zu Deutsch „Anzahl der erforderlichen Behandlungen", ist die Zahl der Personen, die behandelt werden muss, damit mindestens eine Person mehr ein positives Outcome erfährt. Sie beschreibt den Effekt einer Intervention. Die NNH dagegen ist die Zahl der Personen, die behandelt werden muss, damit mindestens eine Person ein negatives Outcome erfährt. Die NNH beschreibt die Häufigkeit der unerwünschten Wirkungen. In der hausärztlichen Praxis sind diese Zahlen oft hilfreicher und aussagekräftiger als eine relative Risikoreduktion. Sie machen den Ärzten klar, wie viele Patienten er z. B. auf eine andere Therapie umstellen muss, um eine Verbesserung zu erreichen, oder bei wie vielen Patienten eine Intervention auch Schaden verursacht.

1.4.11 Mortalität/Morbidität

Unter der Mortalität versteht man die Wahrscheinlichkeit, an einer Krankheit zu erkranken und daran zu versterben. Die Morbidität kann als unterschiedliche Einheiten verstanden werden: als Anzahl der erkrankten Personen, der Erkrankungen oder der Dauer der Erkrankung.

1.4.12 Absolute Risikoreduktion (ARR)

Die absolute Risikoreduktion (ARR) ist die arithmetische Differenz zwischen den Ereignisraten in der Interventions- und Kontrollgruppe. Sie gibt an, um wie viele Prozentpunkte das Risiko eines bestimmten Ereignisses durch eine Intervention gesenkt wird. In der hausärztlichen Praxis ist die ARR oft aussagekräftiger als relative Maße (wie die viel öfter zitierte Relative Risikoreduktion [RRR]), da sie die tatsächliche Größenordnung des Effekts verdeutlicht. Beispielsweise könnte eine Intervention das Risiko für ein bestimmtes Ereignis von 20 % auf 15 % senken, was einer ARR von 5 % entspricht. Diese Information kann Patienten helfen, den konkreten Nutzen einer Behandlung besser einzuschätzen (8).

1.4.13 Intention-to-Treat-Analyse (ITT-Analyse)

Die Intention-to-Treat-Analyse (ITT-Analyse) ist ein Prinzip in klinischen Studien, bei dem alle Studienteilnehmer in der Gruppe ausgewertet werden, der sie ursprünglich zugeordnet wurden, unabhängig davon, ob sie die vorgesehene Behandlung tatsächlich erhalten haben. Dieses Vorgehen hilft, Verzerrungen zu vermeiden und spiegelt eher die Realität in der klinischen und damit auch hausärztlichen Praxis wider, wo Patienten möglicherweise nicht immer die optimale Behandlung erhalten oder diese abbrechen. Die ITT-Analyse liefert konservativere Schätzungen des Behandlungseffekts und wird oft als Goldstandard in randomisierten kontrollierten Studien angesehen (9).

1.4.14 Standardisierte Mittelwertdifferenz (SMD)

Die standardisierte Mittelwertdifferenz (SMD) ist ein Effektmaß, das verwendet wird, um die Ergebnisse von Studien zu vergleichen, die das gleiche Outcome mit unterschiedlichen Messmethoden erfassen. Sie wird berechnet, indem die Differenz der Mittelwerte zwischen zwei Gruppen durch die gepoolte Standardabweichung geteilt wird. In der hausärztlichen Praxis kann die SMD helfen, die klinische Relevanz von Interventionen über verschiedene Studien hinweg zu beurteilen. Eine SMD von 0,2 wird oft als kleiner Effekt, eine von 0,5 als mittlerer und eine von 0,8 als großer Effekt interpretiert, obwohl diese Grenzen nicht als absolut angesehen werden sollten (10).

1.4.15 Fragility Index

Der Fragility Index ist ein innovatives Instrument zur Einschätzung der Belastbarkeit klinischer Studienergebnisse. Er quantifiziert, wie viele Ereignisse in der Interventionsgruppe sich ändern müssten, um die statistische Signifikanz eines Ergebnisses aufzuheben. Ein niedriger Fragility Index weist auf eine potenzielle Instabilität der Studienergebnisse hin und mahnt zur vorsichtigen Interpretation.

Für Hausärzte bietet der Fragility Index eine praktische Möglichkeit, die Robustheit von Forschungsergebnissen einzuschätzen. Ein Beispiel verdeutlicht dies: Bei einem Fragility Index von 3 würde eine Änderung des Outcomes bei nur drei Patienten in der Interventionsgruppe ausreichen, um die statistische Signifikanz zu eliminieren. Dies unterstreicht die Bedeutung einer kritischen Betrachtung, insbesondere bei Studien mit niedrigem Fragility Index.

In der klinischen Praxis kann dieses Konzept besonders relevant sein. Nehmen wir an, eine Studie zu einem neuen Blutdruckmedikament weist einen Fragility Index von 2 auf. Dies bedeutet, dass lediglich zwei zusätzliche unerwünschte Ereignisse in der Behandlungsgruppe genügen würden, um die positiven Ergebnisse der Studie in Frage zu stellen. Solche Informationen sind für Hausärzte von großer Bedeutung bei der Bewertung und Anwendung von Studienergebnissen in ihrer täglichen Praxis.

Der Fragility Index ermöglicht es Hausärzten somit, die Evidenzqualität differenzierter zu beurteilen und fundierte Therapieentscheidungen für ihre Patienten zu treffen. Er ergänzt andere statistische Maße und trägt zu einem umfassenderen Verständnis der Forschungsergebnisse bei (11).

1.4.16 Angewandte Statistik (Applied Statistics)

Angewandte Statistik bezieht sich auf die Verwendung statistischer Methoden zur Analyse realer Daten in verschiedenen Bereichen, einschließlich der Medizin. In der hausärztlichen Praxis ist das Verständnis angewandter Statistik wichtig, um Forschungsergebnisse korrekt zu interpretieren und evidenzbasierte Entscheidungen zu treffen. Dies umfasst die Fähigkeit, statistische Konzepte wie p-Werte, Konfidenzintervalle und Effektgrößen zu verstehen und in den klinischen Kontext zu setzen. Angewandte Statistik hilft Hausärzten auch, die Qualität und Relevanz von Studienergebnissen für ihre eigene Patientenpopulation einzuschätzen (12).

1.4.17 Angewandte Evidenz (Applied Evidence)

Angewandte Evidenz beschreibt die praktische Umsetzung von Forschungsergebnissen in der klinischen Praxis. Es geht darum, wie Hausärzte die beste verfügbare Evidenz in ihren klinischen Alltag integrieren und auf individuelle Patientensituationen anwenden können. Dies erfordert nicht nur das Verständnis der Forschungsergebnisse, sondern auch die Fähigkeit, diese im Kontext der individuellen Patientenpräferenzen, der klinischen Erfahrung und der lokalen Ressourcen zu interpretieren. Angewandte Evidenz ist ein wesentlicher Bestandteil der evidenzbasierten Medizin und hilft, die Lücke zwischen Forschung und Praxis zu schließen (13).

1.4.18 Evidenzhierarchie (Hierarchy of Evidence)

Die Evidenzhierarchie ist ein Konzept, das verschiedene Forschungsdesigns nach ihrer methodischen Stärke und potenziellen Verzerrung ordnet. Typischerweise stehen systematische Reviews und Metaanalysen von randomisierten kontrollierten Studien an der Spitze, gefolgt von einzelnen RCTs, Kohortenstudien, Fall-Kontroll-Studien und Fallserien. Für Hausärzte ist das Verständnis dieser Hierarchie wichtig, um Qualität und Aussagekraft verschiedener Evidenzquellen einzuschätzen. Es ist jedoch zu beachten, dass die Position eines Studiendesigns in der Hierarchie nicht automatisch die Relevanz oder Anwendbarkeit der Ergebnisse für eine spezifische klinische Frage bestimmt. Insbesondere in der Primärversorgung könnten auch Real-Word-Daten bzw. Evidence (RWE) zunehmende Bedeutung gewinnen – siehe dazu auch nachfolgend den Absatz zu Beobachtungsstudien (➤ Kap. 1.4.19; 14).

1.4.19 Beobachtungsstudien vs. Interventionsstudien (Observational vs. Interventional Research)

Beobachtungsstudien untersuchen Zusammenhänge ohne aktive Intervention des Forschers, während Interventionsstudien die Auswirkungen einer spezifischen Intervention testen. Beide Studientypen haben in der hausärztlichen Forschung und Praxis ihre Berechtigung, wobei Interventionsstudien oft als stärkere Evidenz für Kausalzusammenhänge gelten. Beobachtungsstudien können jedoch wertvolle Erkenntnisse über langfristige Outcomes, seltene Nebenwirkungen oder die Wirksamkeit von Interventionen unter realen Bedingungen liefern. Hausärzte sollten die Stärken und Schwächen beider Ansätze verstehen, um die Ergebnisse kritisch bewerten und in ihre Praxis integrieren zu können (15).

1.4.20 Qualitative vs. Quantitative Forschung

Qualitative Forschung zielt darauf ab, tiefere Einblicke in Erfahrungen, Verhaltensweisen und Einstellungen zu gewinnen, oft durch Interviews oder Fokusgruppen. Quantitative Forschung hingegen konzentriert sich auf messbare Daten und statistische Analysen. In der Hausarztmedizin können beide Ansätze wertvolle Erkenntnisse liefern, wobei qualitative Forschung besonders nützlich sein kann, um Patientenerfahrungen und -präferenzen zu verstehen. Quantitative Forschung liefert oft die Daten für evidenzbasierte Leitlinien. Die Integration beider Forschungsansätze kann ein umfassenderes Verständnis komplexer gesundheitlicher Probleme ermöglichen (16).

1.4.21 NICE (National Institute for Health and Care Excellence)

NICE ist eine öffentliche Einrichtung in Großbritannien, die evidenzbasierte Leitlinien und Empfehlungen für das Gesundheitswesen entwickelt. Ihre Arbeit ist auch für Hausärzte in anderen Ländern relevant, da sie umfassende und gut recherchierte Leitlinien zu vielen klinischen Themen bereitstellt. Zudem ist die Möglichkeit zur Abfrage von Primärdaten (teils in Echtzeit) im National Health Service (NHS) wesentlich einfacher bzw. überhaupt möglich. NICE-Leitlinien basieren auf systematischen Reviews der besten verfügbaren Evidenz und berücksichtigen sowohl klinische als auch Kosteneffektivität. Sie bieten praktische Empfehlungen für die Diagnose, Behandlung und Prävention verschiedener Erkrankungen und können Hausärzten helfen, evidenzbasierte Entscheidungen in ihrer täglichen Praxis zu treffen (17).

1.4.22 Evidenzzusammenfassung (Summary of Evidence)

Eine Evidenzzusammenfassung ist eine strukturierte Übersicht über die verfügbare Forschung zu einem bestimmten Thema. Für Hausärzte sind solche Zusammenfassungen äußerst wertvoll, da sie eine schnelle Orientierung über den aktuellen

Wissensstand ermöglichen und die Integration von Evidenz in die klinische Praxis erleichtern. Eine gute Evidenzzusammenfassung fasst die wichtigsten Erkenntnisse aus mehreren Studien zusammen, bewertet die Qualität der Evidenz und diskutiert die Implikationen für die klinische Praxis. Sie kann Hausärzten helfen, auf dem aktuellen Stand der Forschung zu bleiben, ohne jede einzelne Studie im Detail lesen zu müssen (18).

1.5 Patientenzentrierte Kommunikation in der evidenzbasierten Hausarztpraxis

1.5.1 Einleitung

Patientenzentrierte Kommunikation ist entscheidend, um evidenzbasierte Informationen verständlich zu vermitteln und die individuellen Bedürfnisse der Patienten zu berücksichtigen. Studien zeigen, dass diese Form der Kommunikation die Adhärenz, Zufriedenheit und die klinischen Ergebnisse positiv beeinflusst (19, 20).

1.5.2 Prinzipien der patientenzentrierten Kommunikation

Patientenzentrierte Kommunikation basiert auf mehreren Kernprinzipien. Respekt und Empathie bilden das Fundament einer vertrauensvollen Arzt-Patient-Beziehung. Aktives Zuhören und ein respektvoller Umgang ermöglichen es dem Arzt bzw. der Ärztin, die Bedürfnisse und Sorgen des Patienten besser zu verstehen und darauf einzugehen (21).

Ein weiteres wichtiges Prinzip ist die Verwendung einfacher Sprache. Medizinische Fachbegriffe sollten vermieden und stattdessen klare, verständliche Erklärungen genutzt werden. Dies hilft, Missverständnisse zu vermeiden und stellt sicher, dass Patienten die vermittelten Informationen vollständig erfassen können (22).

Zusätzlich kann der Einsatz visueller Hilfsmittel die Kommunikation erheblich verbessern. Diagramme, Grafiken oder Modelle können komplexe medizinische Informationen veranschaulichen und das Verständnis der Patienten fördern (23). Diese Methode ist besonders hilfreich bei der Erklärung von Krankheitsverläufen, Behandlungsoptionen oder Risiken und Nutzen verschiedener Therapien.

1.5.3 Strategien zur Vermittlung evidenzbasierter Informationen

Die Teach-Back-Methode, bei der Patienten gebeten werden, die erhaltenen Informationen in eigenen Worten wiederzugeben, hat sich als wirksames Instrument erwiesen, um Missverständnisse zu reduzieren und das Verständnis zu stärken (24).

Ein weiterer effektiver Ansatz in der patientenzentrierten Kommunikation ist die BATHE-Technik. Diese strukturierte Methode besteht aus fünf Kernkomponenten: Hintergrund (Background), Gefühle (Affect), Problem (Trouble), Bewältigung (Handling) und Empathie (Empathy). Leiblum et al. (2008) konnten in ihrer Studie nachweisen, dass die konsequente Anwendung dieser Technik zu einer signifikanten Steigerung der Patientenzufriedenheit führt. Darüber hinaus fühlten sich Patienten, bei denen die BATHE-Technik angewandt wurde, besser verstanden und unterstützt. Diese Methode ermöglicht es Ärzten, rasch ein ganzheitliches Bild der Patientensituation zu erfassen und gleichzeitig eine empathische Verbindung aufzubauen (25).

1.5.4 Evidenzbasierte Kommunikationsstrategien

Bei der Erläuterung von Behandlungsoptionen ist eine klare Nutzen-Risiko-Abwägung essenziell. Dies hilft Patienten, die Evidenz besser zu verstehen und informierte Entscheidungen zu treffen (26).

Die gemeinsame Entscheidungsfindung fördert eine partnerschaftliche Zusammenarbeit zwischen Arzt und Patient und hat sich als wirksam erwiesen, um die Therapieadhärenz und das Verständnis der Patienten für ihre Behandlung zu verbessern (27).

Eine wertvolle Unterstützung für diese Gespräche bietet die ARRIBA-Software, die speziell für den Einsatz in der hausärztlichen Praxis entwickelt wurde. ARRIBA (Absolute Risikoreduktion als Basis für gemeinsame Behandlungsentscheidungen) ist ein evidenzbasiertes Instrument zur Risikokommunikation und gemeinsamen Entscheidungsfindung. Es umfasst verschiedene Module für unterschiedliche Krankheitsbilder und Präventionsbereiche, darunter kardiovaskuläre Prävention, Diabetes mellitus, Depression und Rückenschmerzen.

Die ARRIBA-Software visualisiert individuelle Risiken und potenzielle Behandlungseffekte auf leicht verständliche Weise. Dies ermöglicht es Ärzten, komplexe medizinische Informationen patientengerecht zu vermitteln und gemeinsam mit den Patienten evidenzbasierte Entscheidungen zu treffen. Der Einsatz von ARRIBA kann die Qualität der Arzt-Patient-Kommunikation verbessert und zu einer höheren Patientenzufriedenheit führen.

1.5.5 Barrieren und Lösungsansätze

Zeitmangel wird oft als Hindernis für eine qualitativ hochwertige Kommunikation genannt. Studien zeigen jedoch, dass effektive Kommunikation langfristig Zeit sparen und bessere Outcomes erzielen kann (19).

Eine zu starke Fokussierung auf aufgabenorientierte Versorgung kann die Kommunikation beeinträchtigen. Es ist wichtig, die Patientenbedürfnisse in den Vordergrund zu stellen und eine Balance zwischen effizienter Versorgung und patientenzentrierter Kommunikation zu finden (19).

1.5.6 Fazit

Eine patientenzentrierte Kommunikation ist essenziell für die Hausarztpraxis. Techniken wie die Teach-Back-Methode und die BATHE-Technik helfen dabei, die Arzt-Patient-Beziehung zu stärken und zu besseren klinischen Ergebnissen zu führen. Die Integration dieser Ansätze in die tägliche Praxis kann die Qualität der Versorgung erheblich verbessern und zu einer erhöhten Patientenzufriedenheit führen.

LITERATUR

(1) http://www.cochrane.de/de/news/manual-bewertung-des-biasrisikos-risiko-systematischer-fehler-klinischen-studien-ein-manual-f%C3%BCr.
(2) http://www.cochrane.de/de/willkommen-auf-unseren-webseiten.
(3) Epidemiology. Kenneth J. Rothman.Oxford University Press 2002.
(4) Risk of bias tool Cochrane.
(5) Turner EH, Matthews AM, Linardatos E, Tell RA, Rosenthal R. Selective publication of antidepressant trials and its influence on apparent efficacy. N Engl J Med. 2008 Jan 17;358(3):252–60.
(6) Golder S, Loke YK, Wright K, Norman G. Reporting of Adverse Events in Published and Unpublished Studies of Health Care Interventions: A Systematic Review. PLoS Med. 2016 Sep 20;13(9):e1002127.
(7) Chan AW, Song F, Vickers A, Jefferson T, Dickersin K, Gøtzsche PC, Krumholz HM, Ghersi D, van der Worp HB. In-creasing value and reducing waste: addressing inaccessible research. Lancet. 2014 Jan 8;383(9913):257–66.
(8) Noordzij M, van Diepen M, Caskey FC, Jager KJ. Relative risk versus absolute risk: one cannot be interpreted without the other. Nephrol Dial Transplant. 2017; 32(suppl_2):ii13-ii18.
(9) Gupta SK. Intention-to-treat concept: A review. Perspect Clin Res. 2011; 2(3):109–112.
(10) Faraone SV. Interpreting estimates of treatment effects: implications for managed care. P T. 2008; 33(12):700–711.
(11) Walsh M, Srinathan SK, McAuley DF, et al. The statistical significance of randomized controlled trial results is frequently fragile: a case for a Fragility Index. J Clin Epidemiol. 2014; 67(6):622–628.

(12) Bangdiwala SI. Understanding Significance and P-Values. Nepal J Epidemiol. 2016; 6(1):522–524.

(13) Greenhalgh T, Howick J, Maskrey N. Evidence based medicine: a movement in crisis? BMJ. 2014; 348:g3725.

(14) Burns PB, Rohrich RJ, Chung KC. The levels of evidence and their role in evidence-based medicine. Plast Reconstr Surg. 2011; 128(1):305–310.

(15) Thiese MS. Observational and interventional study design types; an overview. Biochem Med (Zagreb). 2014; 24(2):199–210.

(16) Tariq S, Woodman J. Using mixed methods in health research. JRSM Short Rep. 2013; 4(6):2042533313479197.

(17) Leng G, Moore V, Abraham S. Achieving high quality care: a view from NICE. Arch Dis Child. 2014; 99(8):735–739.

(18) Mulrow CD. Systematic Reviews: Rationale for systematic reviews. BMJ. 1994; 309(6954):597–599.

(19) Norouzinia R, Aghabarari M, Shiri M, Karimi M, Samami E. Communication Barriers Perceived by Nurses and Patients. Glob J Health Sci. 2016; 8(6):65–74.

(20) Sturgiss E, Sargent GM, Haesler E, Rieger E, Douglas K. Therapeutic alliance and obesity management in primary care - a cross-sectional pilot using the Working Alliance Inventory. Clin Obes. 2019; 9(1):e12291.

(21) Tongue JR, Epps HR, Forese LL. Communication skills for patient-centered care: research-based easily learned techniques for medical interviews that benefit orthopaedic surgeons and their patients. J Bone Joint Surg Am. 2005; 87(3):652–658.

(22) Ha JF, Longnecker N. Doctor-patient communication: a review. Ochsner J. 2010; 10(1):38–43.

(23) Koh HK, Brach C, Harris LM, Parchman ML. A proposed 'health literate care model' would constitute a systems approach to improving patients' engagement in care. Health Aff (Millwood). 2013; 32(2):357–367.

(24) Yen PH, Leasure AR. Use and Effectiveness of the Teach-Back Method in Patient Education and Health Outcomes. Fed Pract. 2019; 36(6):284–289.

(25) Leiblum SR, Schnall E, Seehuus M, DeMaria A. To BATHE or not to BATHE: patient satisfaction with visits to their family physician. Fam Med. 2008; 40(6):407–411.

(26) Stacey D, Légaré F, Lewis K, et al. Decision aids for people facing health treatment or screening decisions. Cochrane Database Syst Rev. 2017; 4(4):CD001431.

(27) Légaré F, Adekpedjou R, Stacey D, et al. Interventions for increasing the use of shared decision making by healthcare professionals. Cochrane Database Syst Rev. 2018; 7(7):CD006732.

2 Die Welt in der Hausarztpraxis – Gesundheit der Flüchtlinge

2.1 Interventionen zur Behandlung von Skabies

Flüchtlingen in der Not beizustehen ist für das Regelsystem eine Herausforderung. Sprachbarrieren, formale Hürden, fremde Kulturen und ungewohnte Erkrankungen können die Behandlung erschweren. Freude und Motivation für diese ärztliche Tätigkeit können Ärzte in der direkten und positiven Wirkung in der Arbeit mit Schutzsuchenden erleben. Spürbare Sinnhaftigkeit bei der Versorgung von Notleidenden und die Option auf Erweiterung des kulturellen sowie medizinischen Wissens im eigenen Land sind Chancen, wenn durch Flüchtlinge die Welt zu Besuch in die Hausarztpraxis kommt. In vielen Herkunftsländern, aus denen Patienten flüchten, ist die Skabies endemisch. In Gemeinschaftseinrichtungen kann die Ausbreitung der Skabies Probleme bereiten.

2.1.1 Cochrane-Evidenz

Skabies ist eine parasitäre Infektion der Haut. Sie tritt weltweit auf, ist aber besonders problematisch in Gebieten mit mangelnder Hygiene, Überbevölkerung und sozialen Unruhen und in vielen ressourcenarmen Ländern endemisch. Die weltweite Prävalenz von Skabies wird auf 300 Millionen Fälle geschätzt, jedoch variiert die Infektionsrate zwischen den Ländern und Gemeinden. Die weibliche Milbe gräbt sich in die Haut ein, um Eier zu legen, die dann schlüpfen und sich vermehren. Die Infektion kann durch Hautkontakt von Mensch zu Mensch übertragen werden. Sie verursacht starken Juckreiz mit Eruptionen auf der Haut. Verschiedene Medikamente wurden entwickelt, um Skabies zu behandeln, sowohl pflanzliche Mittel als auch die traditionelle Medizin werden angewendet. Die Übersichtsarbeit versucht, all diese Medikamente abzudecken. Die Autoren identifizierten 22 kleine Studien mit 2.676 Personen, davon wurden 19 Studien in ressourcenarmen Ländern durchgeführt. Für die topische Behandlung der Skabies scheint Permethrin am wirksamsten zu sein, für die orale Ivermectin. Allerdings ist Ivermectin für diese Indikation in vielen Ländern nicht zugelassen. Unerwünschte Ereignisse wie Hautausschlag, Erbrechen und Bauchschmerzen wurden berichtet, aber die Studien waren zu klein, um adäquat ernste und seltene unerwünschte Wirkungen festzustellen (1).

2.1.2 Implikationen für die Hausarztpraxis

Prinzipiell ist eine Behandlung entweder mit topisch applizierten Antiscabiosa oder systemisch möglich. Lokal applizierte Antiscabiosa enthalten

- Permethrin,
- Benzylbenzoat oder
- Crotamiton. Nur oral wird
- Ivermectin (seit 2016 zugelassen) verabreicht.

In Deutschland wird meist Permethrin 5-%-Creme als topisch wirksame Substanz zur Ganzkörperbehandlung eingesetzt. Das klassische Medikament wird auch genutzt, um eine Infektion mit Krätzmilben bei Schwangeren, stillenden Frauen, Neugeborenen und Kindern zu behandeln, allerdings in entsprechend reduzierter Dosierung. Permethrin 5-%-Creme darf eigentlich gemäß Fachinformation nicht bei Neugeborenen und Säuglingen unter zwei Monaten angewendet werden. Gemäß DGPI-Handbuch kann Permethrin 5-%-Creme in dieser Altersgruppe jedoch off-label eingesetzt werden. Fallberichte zur erfolgreichen Anwendung bei Kindern unter zwei Monaten lassen nicht auf spezifische Risiken bei der topischen Anwendung von Permethrin in dieser Altersgruppe schließen. Die Behandlung von Kindern im Alter von zwei bis 23 Monate sollte nur unter engmaschiger medizinischer Kontrolle erfolgen. Dies gilt auch während Schwangerschaft und Stillzeit. Hier sollte Permethrin 5-%-Creme nur angewendet werden, wenn unbedingt erforderlich. Stillende Mütter sollten nach Datenlage aus Sicherheitsgründen nach der Anwendung von Permethrin 5-%-Creme eine Stillpause von fünf Tagen einhalten. Alle exponierten Personen müssen synchron mit Permethrin 5-%-Creme behandelt werden an Tag 0, nachgewiesene oder zweifelhafte Fälle erneut an den Tagen 1 und 14. Die Creme muss für 8–12 Stunden auf den ganzen Körper aufgetragen werden.

Benzylbenzoat ist in Deutschland in Form einer 25-prozentigen und 10-prozentigen Emulsion erhältlich. Das 10-prozentige Präparat ist für hautgesunde Kinder ab dem vollendeten ersten Lebensjahr zugelassen, die 25-prozentige Emulsion ab dem Alter von zwölf Jahren. Herstellerangaben erlauben eine Anwendung in der Schwangerschaft nur bei zwingender Indikation, von der Verwendung in der Stillzeit wird abgeraten. Säuglinge unter einem Jahr sollen nicht mit Benzylbenzoat behandelt werden.

Crotamiton kommt bei Kindern in einer Konzentration von 5 % als Alternative zu Permethrin infrage. Ansonsten spielt der Wirkstoff bei der Behandlung nur eine untergeordnete Rolle. Bei schwangeren Frauen ist der Wirkstoff nur unter größter Vorsicht zu verwenden. Hier wird zuvor die Gabe von Benzylbenzoat versucht.

Der Lokaltherapie ist der Vorzug zu geben, jedoch stellt das oral einzunehmende Ivermectin eine Alternative dar. Laut Fachinformationen des seit Frühjahr 2016 in Deutschland zugelassenen Arzneimittels heißt es, dass Kinder unter 15 kg Körpergewicht nicht mit Ivermectin behandelt werden sollten, da die Sicherheit für diese Population nicht gezeigt wurde (noch nicht ausgereifte Blut-Hirn-Schranke). Ivermectin kann nicht während der Schwangerschaft eingesetzt werden.

Ein weiterer Review aus der Sammlung von Cochrane International setzt sich mit der Evidenzbasis zur Prävention der Skabies auseinander. Der Review „Interventionen zur Vorbeugung gegen die Ausbreitung von Krätze bei engem Kontakt mit befallenen Personen" (2) fasst Studien zusammen, in denen Personen, die Kontakt zu an Skabies Erkrankten hatten, mit Medikamenten behandelt wurden oder Tipps zur Körperhygiene erhielten, um einer Ausbreitung der Skabies vorzubeugen. Für Hausärzte ist die Schlussfolgerungen aus diesem Review bei der Kommunikation mit Betroffenen von besonderem Interesse: Es gibt derzeit keine Evidenz für die Behauptung, dass eine Behandlung oder Beratung von Personen, die Kontakt zu an Skabies Erkrankten hatten, der Ausbreitung der Krätze wirksam vorbeugt (2). Allgemeine Handlungsempfehlungen zur Prävention von Skabies sollten nicht als evidenzbasiertes Wissen missverstanden werden.

2.2 Interventionen für Impetigo contagiosa

Impetigo oder Impetigo contagiosa ist eine ansteckende bakterielle Hautinfektion, die häufig bei Kindern auftritt. Anfangs zeigen sich dünnwandige Bläschen auf vorher normaler Haut, die schnell reißen und oberflächliche, machmal schmerzhafte Erosionen mit honigfarbenen Krusten hinterlassen. Die am häufigsten betroffenen Bereiche sind Gesicht und Gliedmaßen. Normalerweise treten keine systemischen Symptome wie Fieber, Unwohlsein oder Übelkeit auf, eine Schwellung der Lymphknoten ist möglich. Durch Kratzen kann sich die Infektion verbreiten. Somit ist Impetigo eine Erkrankung, die in Gemeinschaftseinrichtungen Probleme bereiten kann. Behandlungsmöglichkeiten sind topische oder orale Antibiotika und lokal desinfizierende Mittel. Cochrane hat es sich zur Aufgabe gemacht, herauszufinden, welche Interventionen am besten wirken.

2.2.1 Cochrane-Evidenz

68 randomisierte kontrollierte Studien wurden miteinbezogen. Insgesamt zeigte sich eine bessere Wirksamkeit topischer Antibiotika als Placebo.

Wenn der Hautbefall begrenzt war, waren zwei antibiotische Salben (Mupirocin und Fusidinsäure) ebenso gut wirksam wie eine orale antibiotische Therapie. Ob bei ausgeprägtem Befall orale Antibiotika besser wirken als topische, ist unklar. Topische Antibiotika zeigten sich wesentlich wirksamer als desinfizierende Maßnahmen. Nebenwirkungen der Lokaltherapie wie Juckreiz oder Brennen waren gering ausgeprägt und selten. Unter oraler Antibiose kam es zu gastrointestinalen Nebenwirkungen wie Übelkeit oder Diarrhö (3).

2.2.2 Implikationen für die Hausarztpraxis

Es zeigte sich keine Evidenz für die Wirksamkeit von desinfizierenden Maßnahmen bei der Behandlung von Impetigo als alleinige oder ergänzende Behandlung. Es gibt gute Evidenz dafür, dass die topischen Antibiotika Mupirocin und Fusidinsäure gleichwertig oder möglicherweise wirksamer sind als die orale Behandlung. Andere topische Antibiotika scheinen weniger wirksam zu sein (3).

Im Allgemeinen haben orale Antibiotika mehr Nebenwirkungen als topisch angewandte. Aufgrund der geringen verfügbaren Evidenz für die Wirksamkeit kann keine eindeutige Empfehlung für Penicilline wie Cloxacillin, Dicloxacillin und Flucloxacillin oder für Breitspektrum-Penicilline wie Ampicillin, Amoxicillin mit Clavulansäure oder Makrolide gegeben werden. Aus praktischer Sicht sind orale Antibiotika für Patienten mit ausgedehntem Befall eine bessere Option. Hier empfiehlt sich Erythromycin als Saft für 7 Tage als systemische Behandlung.

Allgemeinmaßnahmen wie Hände waschen, Fingernägel kürzen, kein Kindergarten- oder Schulbesuch bis zum Ende der Ansteckungsfähigkeit können unterstützend wirken.

LITERATUR

(1) Strong M, Johnstone P. Interventions for treating scabies. Cochrane Database of Systematic Reviews 2007, Issue. Art. No.: CD000320. DOI: 10.1002/14651858.CD000320.pub2. http://onlinelibrary.wiley.com/doi/10.1002/14651858.CD000320.pub2/full.

(2) FitzGerald D, Grainger RJ, Reid A. Interventions for preventing the spread of infestation in close contacts of people with scabies. Cochrane Database of Systematic Reviews 2014, Issue 2. Art. No.: CD009943. DOI: 10.1002/14651858.CD009943.pub2. http://onlinelibrary.wiley.com/doi/10.1002/14651858.CD009943.pub2/full.

(3) Koning S, van der Sande R, Verhagen AP, et al. Interventions for impetigo. Cochrane Database of Systematic Reviews 2012, Issue 1. Art. No.: CD003261. DOI: 1.0.1002/14651858.CD003261.pub3.

3 Geriatrie – der alte Mensch in der Hausarztpraxis

3.1 Vitamin D zur Vorbeugung von Frakturen bei älteren Männern und Frauen nach der Menopause

Das biologische Alter ist nur geringfügig mit dem Alter in Jahren assoziiert. Hinsichtlich der Gesundheit lässt sich nicht der „typische alte Mensch" charakterisieren. Einige Unterschiede spiegeln genetische Vererbungsmuster wider. Die meisten Unterschiede in der Gesundheit älterer Menschen sind jedoch auf physikalische und soziale Umgebungsfaktoren sowie deren Einfluss auf das Gesundheitsverhalten zurückzuführen. Ältere Personen mit sozial benachteiligtem Hintergrund leiden unter einer schlechteren Gesundheit und haben geringeren Zugang zu medizinischen Dienstleistungen und notwendigen Pflegemaßnahmen (1). Hier ist der Hausarzt gefragt, um diese Klientel nicht aus den Augen zu verlieren und eventuell verfügbare Ressourcen und Hilfsangebote in Gemeinschaft und Gesellschaft zu aktivieren. Gesundheits- und Sozialfürsorgeausgaben für ältere Menschen sollten nicht nur aus der Kostenperspektive betrachtet werden. Sie stellen auch Investitionen in die Umsetzung von Chancen dar, die es älteren Menschen ermöglichen, weiterhin positive Beiträge zu leisten und am sozialen Leben teilzunehmen (1). Frakturen treten im höheren Lebensalter sowohl bei Männern als auch bei Frauen auf. Frakturen, die im höheren Lebensalter häufig aufgrund von Osteoporose auftreten, können zu Behinderungen oder sogar zum Tod führen. Cochrane hat in einem Review die Auswirkungen von Vitamin D, mit oder ohne Kalzium, auf Frakturen bei Frauen nach der Menopause und älteren Männern untersucht.

3.1.1 Cochrane-Evidenz

Die Ergebnisse des Reviews weisen zuverlässig darauf hin, dass die Einnahme von Vitamin D alleine nicht ausreichend ist, um Knochenbrüchen vorzubeugen. Vitamin D plus Kalzium jedoch kann helfen, Hüftfrakturen zu vermeiden. Das Review zeigte keine erhöhte Mortalität durch die Einnahme von Vitamin D und Kalzium auf (2).

3.1.2 Implikationen für die Hausarztpraxis

Osteoporose, der graduelle Verlust von Knochenmasse im Alter, ist ein komplexer, chronischer, multifaktorieller Prozess. Die Relevanz der Erkrankung in der Gesundheitsversorgung erklärt sich mit der steigenden Lebenserwartung, vor allem in den Industrieländern. Männer und Frauen sind betroffen, wobei Frauen in der Postmenopause besonders gefährdet sind. Die alleinige Gabe von Vitamin D scheint in der Frakturprävention bei älteren Menschen nicht wirksam zu sein. Jedoch kann Vitamin D plus Kalzium helfen, Hüft- und andere Frakturen zu verhindern. In der Primärprävention sollte dies, soweit möglich, über die Ernährung erfolgen. Eine Substitution im höheren Lebensalter erscheint jedoch sinnvoll, wenn die Aufnahme von Kalzium über die Nahrung und Vitamin D über das Sonnenlicht nicht gegeben sind. Dabei müssen Vorteile gegenüber Risikofaktoren (Nierenerkrankung, gastrointestinale Symptome oder kardiale Erkrankung) abgewogen werden. Vitamin D plus Kalzium ist nicht mit einer erhöhten Mortalität assoziiert. Auch die DEGAM empfiehlt in ihrer Leitlinie Geriatrisches Assessment in der Hausarztpraxis (3), dass bei positiver Sturzanamnese bezüglich Frakturprävention eine Überprüfung der Ernährung auf ausreichende Vitamin-D- und Kalzium-Aufnahme erfolgen soll. Wie eine solche Überprüfung technisch aussehen kann, ist eine andere Frage. Hier wäre ein Berechnungstool in der Praxissoftware wünschenswert. Möglicherweise können auch zertifizierte Gesundheits-Apps hier hilfreich sein.

3.2 Hörgeräte bei Hörverlust

Missverständnisse und Kommunikationsprobleme, die unser soziales Leben einschränken, sind wohl altersunabhängig. Umso wichtiger ist es jedoch, älteren Menschen, denen aufgrund körperlicher, seelischer oder geistiger Leiden eine erfüllende Teilhabe am sozialen Leben mitunter nicht leicht gemacht wird, bei Einschränkung des Hörvermögens Hilfe anzubieten. Soziale Isolation bleibt in der modernen Gesellschaft ein hoher Risikofaktor für konsekutive gesundheitliche und soziale Leiden bis hin zur Verwahrlosung.

Hörgeräte verbessern den Zugang zu Sprachschall und ermöglichen so eine bessere Kommunikation bei Einschränkungen des Hörvermögens. Ein Cochrane Review bewertet die Auswirkung von Hörgeräten bei Erwachsenen mit leichtem bis mittelschwerem Hörverlust und zeigt auf, dass Hörgeräte eine positive Auswirkung auf verschiedene Aspekte der Gesundheit und des sozialen Lebens haben.

3.2.1 Cochrane-Evidenz

Cochrane hat hier RCTs zu Hörgeräten bei Erwachsenen mit leichtem bis mittelschwerem Hörverlust zusammengefasst und über die Ergebnisse berichtet. Es zeigten sich mehrere positive Effekte von Hörgeräten auf die Gesundheit der Patienten. So verbesserte sich zum einen die Lebensqualität mit Teilhabe am täglichen Leben, zum anderen die allgemeine Lebensqualität. Auch die Fähigkeit, zuhören zu können, nahm zu. Es wurden keine unerwünschten Nebenwirkungen berichtet (4).

3.2.2 Implikationen für die Hausarztpraxis

Altern trägt wesentlich zur Schädigung und Beeinträchtigung des Hörvermögens bei, und der Hörverlust schreitet von hohen zu niedrigen Frequenzen fort. Die Einschränkung des Hörvermögens ist ein epidemiologisch relevantes Problem, denn in der Altersgruppe der über 65-Jährigen haben über 30 Prozent Schwierigkeiten beim Hören (5). Da sich Hörschäden meist schleichend einstellen (auch Lärmbelästigung spielt hierbei eine Rolle), bemerken viele die Anzeichen erst spät oder thematisieren sie aus Angst vor Stigmatisierung oft nicht. Auch deswegen sollte das Thema in der Hausarztpraxis aktiv angesprochen werden. Durch eine frühzeitige Erkennung und weitere Diagnostik bei einem Spezialisten kann den negativen Folgen von Hörverlust präventiv begegnet werden. Häufige Folgen eines Hörverlusts sind eine Einschränkung der Kommunikation, Rückzug aus dem gesellschaftlichen Leben, Verlust sozialer Kontakte, Probleme in der Partnerschaft, Mobilitätseinbußen, psychische Probleme, Traurigkeit, Angst und Unruhe, Misstrauen und Aggressivität oder Konzentrationsschwierigkeiten. Bei einem Drittel aller Schwerhörigen führt dies zu einer behandlungsbedürftigen Altersdepression mit erhöhtem Demenzrisiko. Auch körperliche Folgen wie Müdigkeit und Erschöpfung, Kopfschmerzen, Stress und erhöhter Blutdruck werden berichtet. Trotz des erwiesenen Nutzens kaufen wenige Patienten mit Presbyakusis ein Hörgerät und nutzen dieses langfristig (4).

Im Rahmen des Geriatrischen Assessments in der Hausarztpraxis wird auf das Hörvermögen eingegangen. Hier sollte konsequent bei Auffälligkeiten zum Spezialisten (HNO) überwiesen werden, denn die Evidenz aus der Metaanalyse von Cochrane zeigt einen sehr hohen gesundheitlichen Nutzen. Es ist eine möglichst breite Versorgung von Hörgeräten als primäre Behandlungsmaßnahme bei Patienten, die Hilfe bei Hörproblemen suchen, anzustreben. Die Metaanalyse von Cochrane weist darauf hin, dass Hörgeräte sehr nützlich in Bezug auf diverse Aspekte der Gesundheit und der Prävention vor Erkrankungen sein können. Körperliches, soziales und seelisches Wohlbefinden können sich merklich durch eine bessere Teilhabe am sozialen Leben verbessern. Hier ist der Hausarzt gefragt, wenn Patienten in Alltagssituationen erste oder schon fortgeschrittene Probleme mit dem Hörvermögen berichten.

3.3 Interventionen zur Erhöhung der Influenza-Impfrate bei älteren Patienten

Die STIKO empfiehlt die saisonale Grippeimpfung für Personen ab 60 Jahren. Alleine in Deutschland sterben jährlich bis zu 20.000 Menschen an der Influenza (6). Die zweithöchste Inzidenz der saisonalen Influenza besteht für ältere Menschen. An erster Stelle stehen allerdings Kinder, die auch Überträger auf Großeltern und andere ältere Bezugspersonen sein können.

Eine flächendeckende Grippeschutzimpfung von Kindern, die über den individuellen Schutz hinaus auch die Ansteckungsgefahr für Erwachsene reduziert, wird bereits diskutiert und ist in vielen Ländern schon eingeführt worden. Aktuell sind Maßnahmen zur Erhöhung der Grippeimpfrate bei Personen ab 60 Jahren als Präventionsmaßnahmen vorrangig und realisierbar. Cochrane hat untersucht, welche Maßnahmen zu einer Erhöhung der Grippeimpfrate bei Personen ab 60 Jahren führen (7).

3.3.1 Cochrane-Evidenz

Wirksame Maßnahmen zur Steigerung der Nachfrage waren eine postalische Erinnerung mit aufklärender Broschüre, Patientenkontakt durch medizinisches Personal (Krankenschwestern oder Apotheker) oder pensionierte Lehrer sowie eine telefonische Einladung in die Arztpraxis.

Wirksame Maßnahmen zur Verbesserung des Zugangs zu einer Impfung sind Hausbesuche (im Vergleich zur Einladung in die Praxis), das kostenlose Impfangebot sowie Besuche von Patientengruppen.

Wirksame Interventionen bezüglich der Versorger waren eine adäquate Vergütung der Ärzte, eine Erinnerung an Ärzte bezüglich zu impfender Patienten sowie Poster und Postkarten.

In den Studien wurden keine unerwünschten Ereignisse berichtet.

3.3.2 Implikationen für die Hausarztpraxis

Viele Gesundheitsbehörden empfehlen die Grippeimpfung für ältere Menschen. Die Impfrate bei Menschen ab 60 Jahren variiert jedoch je nach Land, sozioökonomischen und gesundheitlichen Risikogruppen. Es ist wichtig, wirksame Maßnahmen zur Steigerung der Influenza-Impfrate zu ermitteln. Das Cochrane Review weist auf mehrere effektive Maßnahmen zur Erhöhung der Impfrate bei älteren Patienten hin. Der Aufwand reicht von einer geringen – wie Postkarten – über eine mittlere Intensität – wie die telefonische Erinnerung – bis hin zu intensiver Betreuung wie etwa Hausbesuche. Diese Maßnahmen sind unterschiedlich kostenintensiv, wobei bereits eine einfache Erinnerung an die Impfung einen großen Effekt zeigen kann. Es macht auf jeden Fall Sinn, sich über eine passende Maßnahme für die eigene Praxis Gedanken zu machen. Zertifizierte Impfsoftware bietet ein standardisiertes Recall-System für Serienbriefe oder Telefonlisten an. Jegliche Form von Erinnerungsfunktion in Bezug auf ältere Patienten und Influenza-Impfung kann für Ärzte und Patienten einen hohen Effekt zeigen.

3.4 Bewegung bei Claudicatio intermittens

Claudicatio intermittens beschreibt einen verkrampfenden Beinschmerz, der sich beim Gehen entwickelt und durch Ruhe gelindert wird. Ursache ist eine unzureichende Durchblutung der Beinmuskulatur durch Arteriosklerose, welche die Durchblutung der Arterien einschränkt.

Therapeutische Möglichkeiten bei leichter bis mittelschwerer Claudicatio sind eine Verringerung der kardiovaskulären Risikofaktoren sowie eine Bewegungstherapie. Reichen Medikamente allein nicht aus, ist in schwerwiegenden Fällen eine Angioplastie oder eine Bypass-Operation möglich.

Cochrane wollte wissen, wie effektiv Bewegungsprogramme im Vergleich zu der üblichen Behandlung sowie Placebo sind, um Symptome zu verringern und die Gehfähigkeit zu verbessern (8).

3.4.1 Cochrane-Evidenz

Es wurden 32 Studien mit 1.835 Erwachsenen in das Review aufgenommen. Übungen umfassten Krafttraining und fanden mindestens zweimal pro Woche statt. Es zeigte sich, dass in der Patientengruppe, in der Übungen stattfanden, die schmerzfreie Gehstrecke sowie die maximale Gehstrecke der Teilnehmer erhöht werden konnten. Der ABI (Arm-Bein-Index des Blutdrucks) wurde nicht verbessert.

Die Lebensqualität wurde anhand des SF-36-Fragebogens nach 3 Monaten und nach 6 Monaten erhoben. Physische Funktion und Vitalität hatten sich durch die körperliche Betätigung verbessert. Weitere Studien berichteten über ein verbessertes körperliches und seelisches Gesamtbefinden sowie eine Verbesserung des allgemeinen Gesundheitszustands.

3.4.2 Implikationen für die Hausarztpraxis

Claudicatio intermittens ist ein krampfartiger Beinschmerz, der sich während einer Bewegung entwickelt und sich durch eine kurze Pause löst. Ursache ist eine gestörte Blutzufuhr der Beinmuskulatur durch Arteriosklerose. Claudicatio intermittens steht in engem Zusammenhang mit anderen Gefäßerkrankungen wie zum Beispiel Herzinfarkt und Schlaganfall. Folglich sollten alle Patienten mit Claudicatio intermittens ein kardiovaskuläres Risikomanagement erhalten, um entsprechende Risikofaktoren zu verringern.

Das Review von Cochrane liefert qualitative Belege dafür, dass Bewegungstherapie eine positive Auswirkung haben kann. Trainingsprogramme zeigen eine hohe Effektivität in Bezug auf Verbesserung der Gehzeit oder der Gehstrecke bei Patienten mit Claudicatio intermittens. Diese Wirkung wurde schon nach drei Monaten überwachten Trainings nachgewiesen, auch wenn einige Programme länger als ein Jahr dauerten. Sport kann die Lebensqualität im Vergleich zu Placebo oder der üblichen Versorgung verbessern.

Zur Verbesserung der Gehausdauer und Lebensqualität ist eine angeleitete Übungstherapie nach aktuellem wissenschaftlichem Kenntnisstand die vorrangige Behandlung. Wohnortnah angebotene angeleitete Übungsprogramme scheinen dabei mindestens genauso wirksam zu sein wie in Krankenhäusern durchgeführte Programme. In der Literatur umfasst die angeleitete Übungstherapie üblicherweise das Gehen auf dem Laufband. Es sind jedoch auch andere Formen der Übungstherapie (zum Beispiel Radfahren, Krafttraining) mit positiver Wirkung auf die Gehausdauer und Lebensqualität beschrieben worden. Daher bleibt folgende Frage offen: Welche Übungsformen erreichen die besten Ergebnisse? Auch dazu gibt es eine Übersichtsarbeit von Cochrane (9). Sie zeigt, dass es nur wenige Studien gibt, die andere Übungsformen mit den standardmäßig durchgeführten angeleiteten

Gehübungen vergleichen. Der Vergleich dieser alternativen Übungstherapien mit angeleiteten Gehübungen ergab keine eindeutige Evidenz für einen Unterschied hinsichtlich der maximalen oder schmerzfreien Gehstrecke zwischen den Gruppen. Messungen der Lebensqualität zeigten signifikante Verbesserungen in beiden Gruppen.

Somit lässt sich als Praxistipp festhalten, dass jegliche Bewegungstherapie oder Sport, angeleitet oder nicht, für den Patienten mit Claudicatio intermittens hinsichtlich schmerzfreier Gehstrecke sowie Lebensqualität eine Verbesserung zur Folge hat. Dies kann möglicherweise als Funktionstraining/Reha-Sport oder Ergotherapie auch teilweise verordnet werden.

3.5 Körperliche Aktivität zur Verbesserung des Gleichgewichts bei älteren Menschen

Das Gleichgewicht spielt eine entscheidende Rolle für die Mobilität und Unabhängigkeit älterer Menschen. Mit zunehmendem Alter nimmt die Sturzgefahr zu, was schwerwiegende gesundheitliche Folgen haben kann. Nach einem Sturzereignis verändert sich die Lebenssituation oftmals grundlegend und irreversibel. Cochrane stellt die Frage, ob körperliche Aktivität und spezifische Übungen das Gleichgewicht bei älteren Menschen verbessern können (10).

3.5.1 Cochrane-Evidenz

Es konnten 94 Studien mit insgesamt 9917 Teilnehmern in das Review eingeschlossen werden. Die Ergebnisse zeigen, dass gezielte Übungsprogramme das Gleichgewicht bei älteren Menschen signifikant verbessern können. Besonders effektiv waren Übungen, die mehrere Komponenten kombinierten wie z. B. Kraft- und Balancetraining. Auch Tai-Chi zeigte positive Effekte. Die Verbesserungen waren sowohl bei gesunden älteren Menschen als auch bei Personen mit erhöhtem Sturzrisiko nachweisbar. Die Dauer der Interventionen variierte zwischen 4 Wochen und 12 Monaten, wobei längere Programme tendenziell bessere Ergebnisse erzielten.

3.5.2 Implikationen für die Hausarztpraxis

Die Evidenz weist darauf hin, dass gezielte körperliche Aktivität eine wirksame Methode zur Verbesserung des Gleichgewichts bei älteren Menschen ist. Für die hausärztliche Praxis bedeutet dies, dass Patienten ab 60 Jahren regelmäßig auf ihre Gleichgewichtsfähigkeit angesprochen und zu körperlicher Aktivität ermutigt werden sollten. Dabei ist es wichtig, individuell angepasste Übungsprogramme zu empfehlen, die sowohl Kraft- als auch Balanceübungen beinhalten. Tai-Chi (oder vergleichbare, strukturierte Gruppenaktivität) könnte eine gute Option für Patienten sein, die Gruppenaktivitäten bevorzugen. Die Empfehlung sollte eine regelmäßige Durchführung über mindestens 3 Monate umfassen. Hausärzte können auch auf lokale Angebote wie Seniorensportgruppen oder spezielle Gleichgewichtskurse hinweisen. Eine Zusammenarbeit mit Physiotherapeuten kann sinnvoll sein, um für Hochrisikopatienten maßgeschneiderte Programme zu entwickeln.

3.6 Körperliche Aktivität zur Reduktion von Sturzangst bei älteren Menschen

Sturzangst ist ein häufiges Problem bei älteren Menschen und kann zu verminderter körperlicher Aktivität und sozialer Isolation führen. Dies kann wiederum das tatsächliche Sturzrisiko erhöhen. Cochrane untersucht, ob körperliche

Aktivität und Übungen die Sturzangst bei älteren Menschen reduzieren können (11).

3.6.1 Cochrane-Evidenz

In das Review wurden 30 Studien mit insgesamt 2878 Teilnehmern eingeschlossen. Die Ergebnisse zeigen, dass regelmäßige körperliche Aktivität die Sturzangst bei älteren Menschen in der Gemeinschaft signifikant reduzieren kann. Besonders effektiv waren Übungsprogramme, die Gleichgewichts- und Krafttraining kombinierten. Auch Tai-Chi zeigte positive Effekte. Die Dauer der Interventionen variierte zwischen 1 und 20 Monaten, wobei die meisten Programme zwischen 3 und 6 Monate dauerten. Die Reduktion der Sturzangst war sowohl bei Personen mit als auch ohne vorherige Sturzerfahrung nachweisbar.

3.6.2 Implikationen für die Hausarztpraxis

Die Evidenz unterstreicht die Bedeutung körperlicher Aktivität nicht nur für die physische, sondern auch für die psychische Gesundheit älterer Menschen. Hausärzte sollten bei der Anamnese älterer Patienten gezielt nach Sturzangst fragen, da diese oft nicht spontan geäußert wird. Bei vorhandener Sturzangst ist es wichtig, die Patienten über den positiven Effekt von körperlicher Aktivität aufzuklären und zu regelmäßiger Bewegung zu ermutigen. Dabei sollten individuelle Präferenzen und Fähigkeiten berücksichtigt werden. Eine Kombination aus Gleichgewichts- und Kraftübungen scheint besonders effektiv zu sein. Tai-Chi könnte eine gute Option für Patienten sein, die Gruppenaktivitäten bevorzugen. Die Empfehlung sollte eine regelmäßige Durchführung über mindestens 3 Monate umfassen. Eine Zusammenarbeit mit Physiotherapeuten oder Sportwissenschaftlern kann sinnvoll sein, um individuell angepasste Programme zu entwickeln. Auch die Einbeziehung von Angehörigen kann die Motivation und Adhärenz der Patienten verbessern.

3.7 Aerobe Übungen zur Verbesserung der kognitiven Funktion bei älteren Menschen ohne bekannte kognitive Beeinträchtigung

Mit zunehmendem Alter steigt das Risiko für kognitive Beeinträchtigungen. Präventive Maßnahmen gewinnen daher an Bedeutung. Cochrane untersucht, ob aerobe Übungen die kognitive Funktion bei älteren Menschen ohne bekannte kognitive Beeinträchtigung verbessern können (12).

3.7.1 Cochrane-Evidenz

Es wurden 12 Studien mit insgesamt 754 Teilnehmern in das Review eingeschlossen. Die Ergebnisse zeigen, dass aerobe Übungen bei älteren Menschen ohne bekannte kognitive Beeinträchtigung zu moderaten Verbesserungen der kognitiven Funktion führen können, insbesondere im Bereich der motorischen Funktion und der auditiven Aufmerksamkeit. Die Dauer der Interventionen variierte zwischen 8 und 26 Wochen. Es gab keine Hinweise auf unerwünschte Ereignisse durch die Übungen.

3.7.2 Implikationen für die Hausarztpraxis

Die Evidenz unterstützt die Empfehlung von aeroben Übungen zur Förderung der kognitiven Gesundheit bei älteren Menschen. Hausärzte sollten ihre älteren Patienten – auch wenn keine kognitiven Beeinträchtigungen bekannt sind – zu regelmäßiger aerober Aktivität ermutigen. Geeignete Aktivitäten können Gehen, Schwimmen oder Radfahren sein, angepasst an die individuellen Fähigkeiten und Präferenzen des Patienten. Eine Trainingsfrequenz von mindestens dreimal wöchentlich für 30–45 Minuten über einen Zeitraum von mindestens 8 Wochen sollte empfohlen werden. Die Beratung sollte auch die positiven Auswirkungen auf die allgemeine Gesundheit und das Wohlbefinden einschließen.

3.8 Fallmanagement für die integrierte Versorgung gebrechlicher älterer Menschen, die nicht in einem Pflegeheim leben

Die Versorgung gebrechlicher älterer Menschen, die zu Hause leben, stellt eine zunehmende Herausforderung für das Gesundheitssystem dar. Cochrane untersucht die Wirksamkeit von Fallmanagement-Interventionen für diese Patientengruppe (13).

3.8.1 Cochrane-Evidenz

In das Review wurden 20 Studien mit insgesamt 15.505 Teilnehmern eingeschlossen. Die Ergebnisse zeigen, dass Fallmanagement möglicherweise die Lebensqualität und die funktionelle Autonomie gebrechlicher älterer Menschen verbessert und eventuell die Anzahl der Krankenhausaufenthalte reduziert. Die Evidenz für diese Effekte war jedoch von geringer bis sehr geringer Qualität. Es gab keine klaren Hinweise auf Kosteneinsparungen oder Auswirkungen auf die Mortalität.

3.8.2 Implikationen für die Hausarztpraxis

Trotz der begrenzten Evidenzqualität deutet die Übersichtsarbeit darauf hin, dass Fallmanagement-Interventionen für gebrechliche ältere Menschen im häuslichen Umfeld potenziell nützlich sein können. Hausärzte sollten die Möglichkeit eines strukturierten Fallmanagements für ihre gebrechlichen älteren Patienten in Betracht ziehen. Dies könnte die Koordination verschiedener Gesundheitsdienstleistungen, regelmäßige Hausbesuche und eine engmaschige Überwachung des Gesundheitszustands umfassen. Eine enge Zusammenarbeit mit anderen Gesundheitsdienstleistern und sozialen Diensten ist dabei essenziell. Aufgrund der unsicheren Evidenzlage sollten die Effekte des Fallmanagements individuell überwacht und angepasst werden.

3.9 Umfassendes Geriatrisches Assessment für zu Hause lebende, gebrechliche ältere Menschen mit hohem Risiko

Das umfassende geriatrische Assessment (CGA) ist ein multidimensionales, interdisziplinäres Verfahren zur Beurteilung des Gesundheitszustands älterer Menschen. Cochrane untersucht die Wirksamkeit des CGA für zu Hause lebende, gebrechliche ältere Menschen mit hohem Risiko (14).

3.9.1 Cochrane-Evidenz

Es wurden 13 Studien mit insgesamt 8.394 Teilnehmern in das Review eingeschlossen. Die Ergebnisse zeigen, dass das CGA möglicherweise zu einer leichten Verbesserung der Lebensqualität und der funktionellen Fähigkeiten führt und eventuell die Wahrscheinlichkeit eines

Krankenhausaufenthalts oder einer Aufnahme in ein Pflegeheim reduziert. Die Evidenz für diese Effekte war jedoch von geringer bis sehr geringer Qualität. Es gab keine klaren Hinweise auf Auswirkungen auf die Mortalität oder die Inanspruchnahme von Gesundheitsleistungen.

3.9.2 Implikationen für die Hausarztpraxis

In deutschen Hausarztpraxen gibt es bereits etablierte geriatrische Assessments, die zur umfassenden Beurteilung des Gesundheitszustands älterer Patienten eingesetzt werden. Dazu gehören das Geriatrische Basis-Assessment (GBA), der Timed-up-and-go-(TUG-)Test, der Mini-Mental-Status-Test (MMST) und der Barthel-Index. Diese Instrumente ermöglichen eine strukturierte Erfassung verschiedener Bereiche wie Mobilität, kognitive Fähigkeiten, Alltagskompetenzen und psychisches Wohlbefinden.

Trotz der begrenzten Evidenzqualität des Cochrane Reviews deutet die Übersichtsarbeit darauf hin, dass ein umfassendes geriatrisches Assessment für zu Hause lebende, gebrechliche ältere Menschen mit hohem Risiko potenziell nützlich sein kann.

Die Ergebnisse dieser Assessments sollten als Grundlage für einen umfassenden Behandlungs- und Versorgungsplan dienen. Eine enge Zusammenarbeit mit Geriatern, anderen Fachärzten und nicht-ärztlichen Gesundheitsberufen ist dabei essenziell, um den Nutzen dieser Assessments zu maximieren und eine ganzheitliche Betreuung zu gewährleisten.

Aufgrund der unsicheren Evidenzlage sollten die Effekte der geriatrischen Assessments individuell überwacht und der Versorgungsplan entsprechend angepasst werden. Eine regelmäßige Evaluierung der Wirksamkeit dieser Assessments in der Praxis ist notwendig, um ihren Nutzen für die Patienten zu optimieren und eine evidenzbasierte Versorgung sicherzustellen.

Durch den gezielten Einsatz geriatrischer Assessments können Hausärzte frühzeitig Risiken erkennen, präventive Maßnahmen einleiten und den Versorgungsbedarf individuell anpassen. Dies trägt dazu bei, Lebensqualität und Selbstständigkeit älterer Patienten zu erhalten und mögliche Komplikationen oder Krankenhausaufenthalte zu reduzieren.

Für die Versorgung ist abschließend anzumerken, dass im Regelfall im Einheitlichen Bewertungsmaßstab (EBM) und der Hausarztzentrierten Versorgung (HzV) nur das GBA und ggf. Einzeltests abrechenbar sind. Ein umfassendes Assessment lässt sich in Vergütungssystem aktuell nicht abbilden.

LITERATUR

(1) https://www.who.int/news-room/fact-sheets/detail/aging-and-health.
(2) Avenell A, Mak JCS, O'Connell D. Vitamin D and vitamin D analogues for preventing fractures in post-menopausal women and older men. Cochrane Database of Systematic Reviews 2014, Issue 4. Art. No.: CD000227. DOI: 10.1002/14651858.CD000227.pub4. http://onlinelibrary.wiley.com/doi/10.1002/14651858.CD000227.pub4/pdf.
(3) Deutsche Gesellschaft für Allgemeinmedizin und Familienmedizin. S1-Leitlinie 07/2017. URL: https://register.awmf.org/de/leitlinien/detail/053-015.
(4) Ferguson MA, Kitterick PT, Chong LY, Edmondson-Jones M, Barker F, Hoare DJ. Hearing aids for mild to moderate hearing loss in adults. Cochrane Database of Systematic Reviews 2017, Issue 9. Art. No.: CD012023. DOI: 10.1002/14651858.CD012023.pub2.
(5) https://www.awmf.org/uploads/tx_szleitlinien/053-015l_S1_Geriatrisches_Assessment_in_der_Hausarztpraxis_2018-05-verlaengert.pdf.
(6) https://influenza.rki.de/Saisonberichte/2017.pdf.
(7) Thomas RE, Lorenzetti DL. Interventions to increase influenza vaccination rates of those 60 years and older in the community. Cochrane Database of Systematic Reviews 2018, Issue 5. Art. No.: CD005188. DOI: 10.1002/14651858.CD005188.pub4.
(8) Lane R, Harwood A, Watson L, Leng GC. Exercise for intermittent claudication. Cochrane Database

of Systematic Reviews 2017, Issue 12. Art. No.: CD000990. DOI: 10.1002/14651858.CD000990.pub4.

(9) Lauret GJ, Fakhry F, Fokkenrood HJP, Hunink MGM, Teijink JAW, Spronk S. Modes of exercise training for intermittent claudication. Cochrane Database of Systematic Reviews 2014, Issue 7. Art. No.: CD009638. DOI: 10.1002/14651858.CD009638.pub2.

(10) Howe TE, Rochester L, Neil F, Skelton DA, Ballinger C. Exercise for improving balance in older people. Cochrane Database of Systematic Reviews 2011, Issue 11. Art. No.: CD004963. DOI: 10.1002/14651858.CD004963.pub3.

(11) Kendrick D, Kumar A, Carpenter H, et al. Exercise for reducing fear of falling in older people living in the community. Cochrane Database of Systematic Reviews 2014, Issue 11. Art. No.: CD009848. DOI: 10.1002/14651858.CD009848.pub2.

(12) Young J, Angevaren M, Rusted J, Tabet N. Aerobic exercise to improve cognitive function in older people without known cognitive impairment. Cochrane Database of Systematic Reviews 2015, Issue 4. Art. No.: CD005381. DOI: 10.1002/14651858.CD005381.pub4.

(13) Sadler E, Khadjesari Z, Ziemann A, et al. Case management for integrated care of older people with frailty in community settings. Cochrane Database of Systematic Reviews 2023, Issue 5. Art. No.: CD013088. DOI: 10.1002/14651858.CD013088.pub2.

(14) Briggs R, McDonough A, Ellis G, Bennett K, O'Neill D, Robinson D. Comprehensive Geriatric Assessment for community-dwelling, high-risk, frail, older people. Cochrane Database of Systematic Reviews 2022, Issue 5. Art. No.: CD012705. DOI: 10.1002/14651858.CD012705.pub2.

4 Psychische Gesundheit – Beratung zur Müdigkeit und Depression

4.1 Cochrane–Evidenz zur antidepressiven Therapie bei Winterdepressionen

Müdigkeit und Depression sind in den Wintermonaten ein häufiger Vorstellungsgrund in der hausärztlichen Praxis. Ist die Diagnose einer jahreszeitlich auftretenden Winterdepression gestellt, schließt sich die Frage nach der adäquaten Therapie an. Hier hat Cochrane in einem kritischen Review die medikamentöse Therapie hinterfragt.

4.1.1 Cochrane-Evidenz

Zum Thema antidepressive Therapie bei saisonal bedingten Winterdepressionen hat Cochrane eine Übersichtsarbeit erstellt, die die Evidenzbasis der medikamentösen Therapie untersucht (1).

Dabei geht der Review auf Biasformen ein und ist in seiner Kernaussage relevant für behandelnde Hausärzte. Cochrane untersuchte dabei 91 Publikationen auf Einschluss in den Review, von denen vier Publikationen die Einschlusskriterien erfüllten. Insgesamt beurteilte Cochrane die Evidenz als von moderater Qualität. Die Evidenz weist darauf hin, dass Bupropion XL (XL steht dabei für die retadierte Form) eine wirksame Intervention zur Vorbeugung erneuter depressiver Episoden bei Patienten mit Winterdepression in der Vorgeschichte ist. Allerdings birgt Bupropion XL im Vergleich zu Placebo ein größeres Risiko für Kopfschmerzen, Schlaflosigkeit und Übelkeit. Die Schlussfolgerung der Autoren lautet, dass Bupropion XL eine wirksame Intervention zur Vorbeugung eines erneuten Auftretens von Winterdepressionen sein kann. Weiterhin konnte Cochrane anhand der Übersichtsarbeit sichtbar machen, dass selbst in einer Population mit einem erhöhten Risiko für Winterdepressionen vier von fünf Patienten nicht von einer präventiven Behandlung mit Bupropion XL profitieren und dem Risiko von Schäden ausgesetzt sind (1).

4.1.2 Implikationen für die Hausarztpraxis

Das „Handbook of Non-Drug Interventionen (HANDI)“ (2) vom Royal Australian College of General Practitioners (RACGP) macht wirksame nichtmedikamentöse Behandlungen sichtbarer. Die Interventionen sind mit Evidenzgrad belegt. Alternative nichtmedikamentöse Interventionen bei Depression sind Sportübungen in der Gruppe für 30 bis 40 Minuten dreimal pro Woche mindestens 9 Wochen lang. Jede Bewegung ist dabei besser als keine Bewegung. Jedoch haben mehr Trainingseinheiten einen größeren Einfluss auf die Stimmung als weniger Einheiten. Gruppenübungen scheinen bessere Ergebnisse zu erzielen als Soloaktivitäten. Auch hat sich eine Mischung aus Krafttraining und Ausdauertraining als vorteilhafter erwiesen als reines Ausdauertraining. Eine weitere Form der Selbsthilfe ist Bibliotherapie. Der Patient arbeitet unabhängig vom Arzt oder der Ärztin ein strukturiertes Buch durch. Die Rolle des Arztes besteht darin, den Patienten zu unterstützen und zu motivieren, während er das Buch durchgeht, und Fragen oder Bedenken zu klären. Die Interventionen werden für die milde bis moderate Form der Depression empfohlen. Dabei wurden keine schwerwiegenden Nebenwirkungen berichtet. In der S3-Leitlinie/Nationale Versorgungsleitlinie Unipolare Depression (3) wird neben der Medikation mit SSRI die Lichttherapie („Phototherapie“) als Behandlung erster Wahl bei saisonal abhängiger Depression genannt. Für die hausärztliche Praxis empfiehlt es sich somit, insbesondere bei der antidepressiven Therapie der saisonalen Winterdepression, alternative Behandlungsmöglichkeiten (beispielsweise Lichttherapie, Psychotherapie oder Lebensstiländerung) und vor allem den Patientenwunsch mit einzubeziehen, da die Evidenzlage nicht auf eine einzig wirksame medikamentöse Behandlung schlussfolgern lässt und diese teils mit relevanten Nebenwirkungen wie Kopfschmerzen, Schlaflosigkeit und Übelkeit verbunden ist.

4.2 Musiktherapie bei Depressionen

Das Management von Depressionen in der Hausarztpraxis fordert die Lotsenfunktion des Hausarztes im Gesundheitssystem heraus. Evidenz auf diesem Gebiet bleibt sowohl für den erfahrenen Hausarzt wie auch für Betroffene und deren Familien und auch für Entscheidungsträger im Gesundheitssystem von Interesse.

Cochrane hat die Wirksamkeit von Musiktherapie bei depressiven Patienten untersucht.

4.2.1 Cochrane-Evidenz

Das Review von Aalbers et al. (4) schließt neun Studien mit 421 Patienten ein und vergleicht die Wirkung von Musiktherapie mit der Standardbehandlung und mit psychologischer Behandlung. Dabei stellt sich heraus, dass Musiktherapie plus Standardtherapie wirksamer ist als Standardtherapie alleine. Musiktherapie mildert Depression und Ängste, verbessert die Funktionsfähigkeit im täglichen Leben und den Aktivitätsgrad.

4.2.2 Implikationen für die Hausarztpraxis

Hinweise, dass Musiktherapie bei Depressionen und Angststörungen in Kombination mit den üblichen therapeutischen Interventionen (Medikation, Psychotherapie, Beschäftigungstherapie) hilfreich ist, werden im o. g. Review beschrieben. Besserung der Funktionsfähigkeit im Beruf und täglichen Leben gehen damit einher. Die Motivation zur aktiven Teilnahme scheint entscheidend für den Erfolg der Musiktherapie zu sein.

Die Musiktherapie sollte mit der Standardtherapie je nach Präferenz des Patienten verbunden werden. Depressionen verursachen hohe Kosten im Gesundheitssystem. Eine breitere Implementierung von Musiktherapie mit ausgebildeten Musiktherapeuten könnte die Kosten für Gesellschaft und Gesundheitssystem langfristig senken. Gegenwärtig praktizieren rund 6.000 ausgebildete Musiktherapeuten in Europa (4). Da Musiktherapie nicht zu den Regelleistungen der Krankenkassen in Deutschland gehört, muss der Patient eine entsprechende Behandlung aktuell selbst zahlen. Aufgrund der guten Evidenzlage wäre ein Umdenken bei den Entscheidungsträgern im Gesundheitssystem von Interesse. Da es keinen etablierten Verordnungs- oder Vermittlungsweg für Hausärzte zu Musiktherapeuten gibt, wäre eine bessere Vernetzung und Publikmachung der Angebote sinnvoll.

4.3 Bewegungstherapie bei chronischem Müdigkeitssyndrom

Das chronische Müdigkeitssyndrom ist ein medizinisch nicht erklärbarer Erschöpfungszustand von mehr als sechs Monaten Dauer. Weitere Symptome können muskuloskelettaler Schmerz, Schlafstörungen, Kopfschmerzen, Konzentrationsstörungen oder Probleme mit dem Kurzzeitgedächtnis sein. Dabei ist keine kausale Therapie bekannt. Häufig wird Verhaltenstherapie empfohlen. Die Symptome können eine beträchtliche Einschränkung und Belastung darstellen. Da es keine eindeutige medizinische Ursache für das chronische Müdigkeitssyndrom gibt, stoßen Betroffene zudem bei Freunden, Familie und Ärzten häufig auf mangelndes Verständnis. Oft suchen sie zahlreiche Ärzte und andere Gesundheitsdienstleister auf, um endlich eine Erklärung für ihre Probleme zu finden. Cochrane hat die Evidenz zur therapeutischen Behandlung des chronischen Müdigkeitssyndroms untersucht. Die Ergebnisse betreffen Patienten mit chronischem Müdigkeitssyndrom, deren Familien und Freunde sowie Allgemeinmediziner.

4.3.1 Cochrane-Evidenz

Die systematische Übersichtsarbeit von Larun et al. (5) weist darauf hin, dass Bewegungstherapie einen vielversprechenden Behandlungsansatz beim chronischen Müdigkeitssyndrom darstellt und den Patienten die schrittweise Wiedereinführung körperlicher Bewegung in ihren Alltag ermöglicht. Acht Studien mit insgesamt 1.518 Teilnehmern konnten eingeschlossen werden. Die Evidenz zeigte, dass Bewegungstherapie (Gehen, Schwimmen, Radfahren, Tanzen) Erschöpfung wirkungsvoll mindert. In den meisten Studien sollten die Teilnehmer ihre Übungen zu Hause durchführen, und zwar zwischen drei- und fünfmal pro Woche mit einer Dauer von 5 bis 15 Minuten pro Einheit und unterschiedlichen Steigerungsmethoden. Bewegungstherapie hat eine positive Wirkung sowohl auf die körperliche Aktivität im täglichen Leben als auch auf den Schlaf und die Selbsteinschätzung des allgemeinen Gesundheitszustands.

4.3.2 Implikationen für die Hausarztpraxis

Patienten mit chronischem Müdigkeitssyndrom profitieren von Bewegungstherapie und fühlen sich weniger müde. Eine Verschlechterung tritt durch Bewegungstherapie nicht auf. Die Bewegungstherapie zeigt in den von Cochrane durchgeführten Reviews ein besseres Ergebnis als keine Intervention und zudem ähnliche Ergebnisse wie Verhaltenstherapie. Bewegungstherapie als nebenwirkungsfreie therapeutische Möglichkeit sollte in Hausarztpraxen als Therapiemöglichkeit bei chronischem Müdigkeitssyndrom umgesetzt bzw. vorgeschlagen werden. Die guten Erfolge, die sich in Studien zeigten, können den betroffenen Patienten auf den Weg zur Besserung führen. Es gibt Evidenz, dass Bewegungstherapie eine effektive und zugleich sichere Therapiemöglichkeit für Patienten darstellt. Laut DEGAM ist das chronische Müdigkeitssyndrom als Beratungsergebnis selten. Ihm liegen unterschiedliche Ätiologien und Verläufe zugrunde, sodass von der DEGAM keine generellen Empfehlungen ausgesprochen werden. Sinnvoll sind nach Meinung der Autorengruppe der DEGAM ein positives Akzeptieren der Person und Verständnis für die Beeinträchtigung durch das Symptom, eine integrierte psychosoziale und somatische Betreuung, körperliche Aktivität unter Vermeidung einer Überlastung der Patienten sowie kognitiv-behaviorale Verfahren und die Behandlung von weiteren Symptomen wie zum Beispiel Schlafstörungen oder Schmerzen (6). Zusammenfassend weist die Evidenz darauf hin, dass Bewegungstherapie eine effektive und sichere Intervention bei chronischem Müdigkeitssyndrom darstellt.

4.4 Antidepressiva bei Erwachsenen mit Schlafstörungen

Schlafstörungen sind ein häufiger Vorstellungsgrund in der hausärztlichen Praxis. Zahlreiche Ursachen müssen in Betracht gezogen werden, und eine ausführliche Anamnese und körperliche Untersuchung sind für den erfahrenen Hausarzt selbstverständlich. Das therapeutische Management bleibt ein spannendes Feld. Die Behandlung der medizinischen Ursachen, Handlungsempfehlungen bezüglich Schlafhygiene, medikamentöse Therapie oder Verhaltenstherapie gehören zum therapeutischen Repertoire in der Hausarztpraxis. Bezüglich der medikamentösen Therapie bei Schlafstörungen sind Nebenwirkungen wie Toleranzentwicklung gegenüber dem Wirkstoff oder Abhängigkeit bekannt. Sedierende Antidepressiva werden in der klinischen Praxis im großen Umfang off-label eingesetzt. Der Off-Label-Gebrauch mag darin begründet sein, dass ein langfristiger Gebrauch von Hypnotika bedenklich und der Zugang zu psychotherapeutischer Behandlung aufwendig ist. Dabei ist die Evidenzlage für den Off-Label-Gebrauch nicht geklärt. Cochrane hat sich mit der Frage auseinandergesetzt, welche Evidenz für diesen Off-Label-Gebrauch eigentlich vorhanden ist. Wie wirksam sind Antidepressiva bei der Behandlung von Schlafstörungen, wie sicher ist die Anwendung und welche Nebenwirkungen sind zu beachten?

4.4.1 Cochrane-Evidenz

Eingeschlossen wurden randomisierte kontrollierte Studien, die Patienten im Erwachsenenalter mit Schlafstörungen und ggf. weiteren Diagnosen untersuchten. Der Effekt von SSRIs im Vergleich zu Placebo war nicht eindeutig. Eine geringe Verbesserung zeigte sich bei niedrig dosiertem Doxepin und Trazodon im Vergleich zu Placebo. Es lässt sich keine eindeutige Aussage zu Sicherheit und Verträglichkeit für Antidepressiva bei Schlafstörungen treffen, da die Studien sehr limitiert über Nebenwirkungen berichten. Für Amitriptylin oder Langzeitverschreibungen von Antidepressiva zeigte sich keine Evidenz für den Einsatz bei Schlafstörungen (7).

4.4.2 Implikationen für die Hausarztpraxis

Trotz häufigen Gebrauchs in der Praxis zeigte sich für Amitriptylin oder die Langzeitverschreibung von Antidepressiva keine Evidenz, die für eine Wirksamkeit bei Schlafstörungen spricht. Sedierende Antidepressiva werden in Deutschland auch in der Insomniebehandlung eingesetzt (8). Doxepin ist in den USA und Deutschland in niedriger Dosierung zur Behandlung von Isomnien zugelassen. Andere Substanzen, die laut Leitlinie im großen Umfang für Insomien im Off-Label-Gebrauch eingesetzt werden, sind Agomelatin, Amitriptylin, Trazodon, Trimipramin und Mirtazapin (8). Die Dosierungsbereiche sind hierbei deutlich niedriger als in der Depressionsbehandlung. Es zeigt sich ein Unterschied zwischen dem Off-Label-Gebrauch in der Praxis und der Evidenzlage für Antidepressiva bei Schlafstörungen von Erwachsenen. Auffallend ist die Verbesserung, die sich im Cochrane Review für Doxepin zeigte, und gleichzeitig die Zulassung in niedriger Behandlung in Deutschland zur Behandlung von Insomnie. Eine Diskrepanz der Evidenzlage zu Amitriptylin laut Cochrane Review und der klinischen Praxis der häufigen Verschreibung von Amitriptylin lädt zum kritischen Überdenken der eigenen Verschreibungspraxis ein. Wenn Antidepressiva zur Behandlung von Schlafstörungen eingesetzt werden, sollten deshalb eine kritische Auswahl der Substanz und eine angepasste Dosierung erfolgen.

4.5 Interventionen bei Fatigue nach Schlaganfall

Fatigue (krankhafte und unverhältnismäßige körperliche Erschöpfung und Erschöpfung der geistigen Leistungsfähigkeit) ist ein häufiges und belastendes Symptom nach Schlaganfall, das die Rehabilitation und Lebensqualität der Patienten erheblich beeinträchtigen kann. Cochrane untersucht die Wirksamkeit verschiedener Interventionen zur Behandlung von Fatigue nach Schlaganfall.

4.5.1 Cochrane-Evidenz

In das Review wurden 12 Studien mit insgesamt 748 Teilnehmern eingeschlossen. Die Interventionen umfassten Medikamente, psychologische Therapien, Bewegungstherapie und andere Ansätze. Die Autoren fanden keine ausreichenden Beweise für die Wirksamkeit einer bestimmten Intervention. Einige Studien deuteten auf mögliche positive Effekte von Bewegungstherapie, kognitiver Verhaltenstherapie und Mindfulness-basierter Stressreduktion hin, aber die Evidenz war von geringer Qualität (9).

4.5.2 Implikationen für die Hausarztpraxis

Trotz der begrenzten Evidenz sollten Hausärzte das Thema Fatigue bei Schlaganfallpatienten aktiv ansprechen, da es oft übersehen wird. Ein multimodaler Ansatz scheint am vielversprechendsten zu sein. Dies könnte eine Kombination aus Bewegungstherapie, kognitiven Strategien und Energiemanagement umfassen. Die Patienten sollten über die Natur der Post-Stroke-Fatigue aufgeklärt und ermutigt werden, realistische Erwartungen zu entwickeln. Eine enge Zusammenarbeit mit Neurologen, Physio- und Ergotherapeuten ist empfehlenswert. Regelmäßige Verlaufskontrollen sind wichtig, um die Wirksamkeit der Interventionen zu überwachen und bei Bedarf anzupassen.

4.6 Psychosoziale Interventionen durch Allgemeinärzte

Psychische Probleme sind in der Primärversorgung häufig. Allgemeinärzte spielen eine wichtige Rolle bei der Erkennung und Behandlung dieser Probleme. Cochrane untersucht die Wirksamkeit psychosozialer Interventionen, die von Allgemeinärzten durchgeführt werden.

4.6.1 Cochrane-Evidenz

Es wurden 10 Studien mit insgesamt 3796 Teilnehmern in das Review eingeschlossen. Die Ergebnisse zeigen, dass psychosoziale Interventionen durch Allgemeinärzte möglicherweise zu einer leichten Verbesserung der psychischen Gesundheit führen können, insbesondere bei Patienten mit leichten bis mittelschweren psychischen Problemen. Die Evidenz war jedoch von geringer Qualität und die Effekte waren klein. Es gab keine klaren Hinweise auf Unterschiede zwischen verschiedenen Arten von Interventionen (10).

4.6.2 Implikationen für die Hausarztpraxis

Trotz der begrenzten Evidenz unterstützt das Review die Rolle des Hausarztes in der (bio)psychosozialen Versorgung. Allgemeinärzte sollten ermutigt werden, psychosoziale Interventionen in ihre Praxis zu integrieren, insbesondere bei Patienten mit leichten bis mittelschweren psychischen Problemen. Dies könnte kurze psychoedukative Gespräche, Problemlösungsansätze oder einfache kognitive Techniken umfassen. Die Abrechnungsziffer(n) 35100 und 35110 bilden diese Leistungen sowohl im EBM (Einheitlicher Bewertungsmaßstab) als auch in den meisten HzV-Verträgen (Hausarztzentrierte Versorgung) ab. Eine regelmäßige Schulung in diesen Techniken kann für Hausärzte hilfreich sein, auch wenn sie ja verpflichtender Anteil der Facharztweiterbildungen seit über 20 Jahren ist. Es ist wichtig, die Grenzen dieser Interventionen zu erkennen und Patienten bei Bedarf zu überweisen, was bekanntermaßen zu Problemen bei der Terminfindung führen kann. Die Integration (bio)psychosozialer Interventionen sollte nicht auf Kosten der somatischen Versorgung gehen und nicht zu einer Subspezialisierung innerhalb der Primärversorgung führen.

4.7 Psychologische Therapien für Depression bei älteren Menschen in Langzeitpflegeeinrichtungen

Depression ist bei älteren Menschen in Pflegeheimen häufig und kann die Lebensqualität erheblich beeinträchtigen. Cochrane untersucht die Wirksamkeit psychologischer Therapien für diese spezielle Patientengruppe.

4.7.1 Cochrane-Evidenz

In das Review wurden 8 Studien mit insgesamt 495 Teilnehmern eingeschlossen. Die Ergebnisse zeigen, dass psychologische Therapien möglicherweise zu einer Verbesserung der depressiven Symptome führen können (standardisierte Mittelwertdifferenz [SMD] –0,51, 95 %-Konfidenzintervall [KI] –0,97 bis –0,06). Die Evidenz war jedoch von geringer Qualität. Es gab keine klaren Hinweise auf Unterschiede zwischen verschiedenen Arten von psychologischen Therapien oder auf Auswirkungen auf die Lebensqualität (11).

4.7.2 Implikationen für die Hausarztpraxis

Trotz der begrenzten Evidenz sollten Hausärzte psychologische Therapien als Behandlungsoption für depressive ältere Menschen in Pflegeheimen in Betracht ziehen. Eine enge Zusammenarbeit mit Psychotherapeuten und dem Pflegepersonal ist dabei essenziell. Die Therapie sollte an die kognitiven Fähigkeiten und den Allgemeinzustand des Patienten angepasst werden. Regelmäßige Verlaufskontrollen sind wichtig, um die Wirksamkeit zu überwachen und die Therapie bei Bedarf anzupassen. Die größte Herausforderung stellt hier möglicherweise auch die Terminplanung mit den Psychotherapeuten dar und die Notwendigkeit, die Therapie im Pflegeheim durchzuführen.

4.8 Psychologisches Debriefing zur Prävention von posttraumatischer Belastungsstörung (PTBS)

Psychologisches Debriefing wird häufig nach traumatischen Ereignissen eingesetzt, um PTBS vorzubeugen. Cochrane untersucht die Wirksamkeit dieser Intervention.

4.8.1 Cochrane-Evidenz

Es wurden 15 mit 3134 Teilnehmern in das Review eingeschlossen. Die Ergebnisse zeigen, dass einmaliges individuelles Debriefing die Inzidenz von PTBS und psychologischem Stress nicht reduziert. In einigen Studien wurde sogar ein erhöhtes Risiko für PTBS bei Teilnehmern, die ein Debriefing erhielten, festgestellt (Relatives Risiko 1,41, 95 % KI 1,05 bis 1,88; 12].

4.8.2 Implikationen für die Hausarztpraxis

Die Evidenz spricht gegen den routinemäßigen Einsatz von einmaligem psychologischem Debriefing zur PTBS-Prävention. Hausärzte sollten stattdessen auf eine unterstützende, nicht-intrusive Betreuung von Patienten nach traumatischen Ereignissen setzen. Dies kann das Angebot von Informationen über normale Reaktionen auf Traumata und Möglichkeiten der Selbsthilfe umfassen. Bei anhaltenden oder sich verschlimmernden Symptomen sollte eine Überweisung zu spezialisierten Traumatherapeuten erwogen werden. Zukünftig könnten hier auch evidenzbasierte DIG (Digitale Gesundheitsanwendungen) evaluiert und ggf. empfohlen werden.

4.9 Escitalopram versus andere Antidepressiva bei Depression

Die Wahl des richtigen Antidepressivums kann herausfordernd sein. Cochrane vergleicht die Wirksamkeit und Verträglichkeit von Escitalopram mit anderen Antidepressiva.

4.9.1 Cochrane-Evidenz

Das Review umfasste 22 Studien mit 4422 Teilnehmern. Escitalopram zeigte eine vergleichbare Wirksamkeit wie andere Antidepressiva in Bezug auf Ansprechrate und Remissionsrate. Es wurde jedoch besser vertragen als andere Antidepressiva, mit einer geringeren Abbruchrate aufgrund von Nebenwirkungen.

4.9.2 Implikationen für die Hausarztpraxis

Escitalopram kann als wirksame und gut verträgliche Option für die Behandlung von Depressionen in der Primärversorgung in Betracht gezogen werden. Seine bessere Verträglichkeit könnte insbesondere bei Patienten von Vorteil sein, die empfindlich auf Nebenwirkungen reagieren. Die Wahl des Antidepressivums sollte jedoch immer individuell unter Berücksichtigung von Patientenpräferenzen, Komorbiditäten und möglichen Arzneimittelinteraktionen getroffen werden. Escitalopram gehört in der Primärversorgung zu den häufig verwendeten Substanzen. Laut dem Arzneiverordnungs-Report 2022 (16) war Escitalopram im Jahr 2021 das am zweithäufigsten verordnete Antidepressivum in Deutschland, mit etwa 267 Millionen definierten Tagesdosen (DDD). Es lag damit hinter Sertralin (287 Millionen DDD) und vor Citalopram (232 Millionen DDD). Libidoverlust als häufige Nebenwirkung sollte klar kommuniziert werden.

4.10 Kognitive Verhaltenstherapie für Fatigue bei Multipler Sklerose

Fatigue ist ein häufiges und belastendes Symptom bei Patienten mit Multipler Sklerose (MS). Cochrane untersucht die Wirksamkeit von kognitiver Verhaltenstherapie (KVT) zur Behandlung von Fatigue bei MS-Patienten.

4.10.1 Cochrane-Evidenz

In das Review wurden 10 Studien mit 1021 Teilnehmern eingeschlossen. Die Ergebnisse zeigen, dass KVT im Vergleich zu Standardversorgung oder Warteliste zu einer moderaten Reduktion der Fatigue führen kann. Die Evidenz war von moderater Qualität. Die Effekte waren auch bei Follow-up-Untersuchungen nach 3 bis 12 Monaten noch nachweisbar (14)

4.10.2 Implikationen für die Hausarztpraxis

KVT sollte als Behandlungsoption für MS-Patienten mit Fatigue in Betracht gezogen werden. Hausärzte können Patienten über diese Möglichkeit informieren und gegebenenfalls an entsprechend geschulte Therapeuten überweisen. Eine Zusammenarbeit mit Neurologen und Psychotherapeuten ist dabei empfehlenswert. Da die Verfügbarkeit von spezialisierten KVT-Angeboten begrenzt sein kann, sollten Hausärzte auch über grundlegende kognitive Techniken zur Fatigue-Bewältigung informiert sein, die sie in ihre Beratung integrieren können. Hilfreiche Ressourcen hierzu finden sich in der S2k-Leitlinie Diagnose und Therapie der Multiplen Sklerose, Neuromyelitis optica Spektrum Erkrankungen und MOG-IgG-assoziierten Erkrankungen (17). Diese Leitlinie enthält in Kapitel 3.4.2 „Fatigue“ spezifische Informationen zur Behandlung von Fatigue bei MS, einschließlich nicht-medikamentöser Ansätze wie kognitiver Verhaltenstherapie.

4.11 Lichttherapie für nicht-saisonale Depression

Lichttherapie wird häufig bei saisonaler Depression eingesetzt, aber ihre Wirksamkeit bei nicht-saisonaler Depression ist weniger klar. Cochrane untersucht die Evidenz für den Einsatz von Lichttherapie bei nicht-saisonaler Depression.

4.11.1 Cochrane-Evidenz

Es wurden 20 Studien mit 881 Teilnehmern in das Review eingeschlossen. Die Ergebnisse zeigen, dass Lichttherapie im Vergleich zu Placebo möglicherweise zu einer Verbesserung der depressiven Symptome führen kann. Die Evidenz war jedoch von geringer Qualität. Es gab keine klaren Hinweise auf Unterschiede in der Wirksamkeit zwischen Lichttherapie und anderen aktiven Behandlungen wie Antidepressiva (15).

4.11.2 Implikationen für die Hausarztpraxis

Lichttherapie könnte als ergänzende Behandlungsoption für Patienten mit nicht-saisonaler Depression in Betracht gezogen werden, insbesondere wenn Patienten andere Behandlungsformen ablehnen oder nicht vertragen. Hausärzte sollten Patienten über die möglichen Vorteile, aber auch über die begrenzte Evidenzlage informieren. Eine sorgfältige Überwachung der Symptome ist wichtig, und bei ausbleibender Besserung sollten alternative oder zusätzliche Behandlungen erwogen werden. Die Lichttherapie sollte nicht als vollständiger Ersatz für etablierte Behandlungen wie Psychotherapie oder Antidepressiva betrachtet werden. Neben Ergotherapie, Soziotherapie, Selbsthilfe und Bewegungs- und Sporttherapie wird sie aber in der Nationalen Versorgungsleitlinie (NVL) genannt (3).

LITERATUR

(1) Gartlehner G, Nussbaumer B, Gaynes BN, et al. Second-generation antidepressants for preventing seasonal affective disorder in adults. Cochrane Database of Systematic Reviews 2015, Issue 11. Art. No.: CD011268. DOI: 10.1002/14651858.CD011268.pub2.

(2) Handbook of Non-Drug Interventionen (HANDI). Royal Australian College of General Practitoners (RACGP) https://www.racgp.org.au/clinical-resources/clinical-guidelines/handi.

(3) Deutsche Gesellschaft für Psychiatrie und Psychotherapie, Psychosomatik und Nervenheilkunde (DGPPN) et al. S3-Leitlinie/Nationale VersorgungsLeitlinie Unipolare Depression - Langfassung, 3. Auflage, Version 1. AWMF-Register-Nr.: nvl-005. 2023. Available from: https://register.awmf.org/de/leitlinien/detail/nvl-005.

(4) Aalbers S, Fusar-Poli L, Freeman RE, et al. Music therapy for depression. Cochrane Database of Systematic Reviews 2017, Issue 11. Art. No.: CD004517. DOI: 10.1002/14651858.CD004517.pub3.

(5) Larun L, Brurberg KG, Odgaard-Jensen J, Price JR. Exercise therapy for chronic fatigue syndrome. Cochrane Database of Systematic Reviews 2017, Issue 4. Art. No.: CD003200. DOI: 10.1002/14651858.CD003200.pub7.

(6) E. Baum, P. Maisel, N. Donner-Banzhoff. Deutsche Gesellschaft für Allgemeinmedizin. S3-Leitlinie: Müdigkeit. 12/2017.

(7) Everitt H, Baldwin DS, Stuart B, Lipinska G, Mayers A, Malizia AL, Manson CCF, Wilson S. Antidepressants for insomnia in adults. Cochrane

Database of Systematic Reviews 2018, Issue 5. Art. No.: CD010753. DOI: 10.1002/14651858. CD010753.pub2.
(8) Riemann, D., Baum, E., Cohrs, S. et al. Somnologie (2017) 21: 2. https://doi.org/10.1007/s11818-016-0097-x.
(9) Wu S, Kutlubaev MA, Chun HY, Cowey E, et al. Interventions for post-stroke fatigue. Cochrane Database Syst Rev. 2015; 7:CD007030.
(10) Huibers MJ, Beurskens AJ, Bleijenberg G, van Schayck CP. Psychosocial interventions by general practitioners. Cochrane Database Syst Rev. 2007; 3:CD003494.
(11) Davison TE, You E, Doyle C, Bhar S, Wells Y, Flicker L. Psychological therapies for depression in older adults residing in long-term care settings. Cochrane Database Syst Rev. 2024; 3:CD013059.
(12) Rose SC, Bisson J, Churchill R, Wessely S. Psychological debriefing for preventing post traumatic stress disorder (PTSD). Cochrane Database Syst Rev. 2002; 2:CD000560.
(13) Cipriani A, Santilli C, Furukawa TA, Signoretti A, Nakagawa A, McGuire H, et al. Escitalopram versus other antidepressive agents for depression. Cochrane Database Syst Rev. 2009; 2:CD006532.
(14) Gingerich WJ, Kremer GA, Korstjens I, Jansen L, Beckerman H, Evers SMAA. Cognitive-Behavioural Therapy for Fatigue in Multiple Sclerosis. Cochrane Database Syst Rev. 2022; 3:CD011829.
(15) Lam RW, Teng MY, Jung YE, et al. Light Therapy for Non-Seasonal Depression. Cochrane Database Syst Rev. 2021; 1:CD011850.
(16) Schwabe U, Ludwig WD (Hrsg.). Arzneiverordnungs-Report 2022. Springer, Berlin, Heidelberg. 2022. DOI: 10.1007/978-3-662-65359-3.
(17) Deutsche Gesellschaft für Neurologie (DGN). S2k-Leitlinie Diagnose und Therapie der Multiplen Sklerose, Neuromyelitis optica Spektrum Erkrankungen und MOG-IgG-assoziierten Erkrankungen. 2021. Available from: https://dgn.org/leitlinien/ll-030-050-diagnose-und-therapie-der-multiplen-sklerose-neuromyelitis-optica-spektrum-erkrankungen-und-mog-igg-assoziierten-erkrankungen/.

5 Hautvorsorge – Dermatologie in der Hausarztpraxis

5.1 Der weibliche Haarausfall in der Hausarztpraxis

In der Hausarztpraxis gilt es häufig, zum Thema objektiver oder subjektiver Haarausfall zu beraten. In einem Gespräch klären Hausärzte zunächst die individuelle Krankengeschichte, den bisherigen Verlauf und die tatsächliche Menge des Haarverlusts (sofern realistisch feststellbar). Dazu gehören auch Fragen nach Zyklusstörungen und Hormonpräparaten. Labortests können bestimmte Vorerkrankungen, Mangelerscheinungen oder auch hormonelle Störungen (in der Regel der Schilddrüse) feststellen. Nicht alle Labortests müssen in der hausärztlichen Praxis erfolgen, viele sind auch Selbstzahlerleistungen. Sehr häufig lautet das Beratungsergebnis bei weiblichem Haarausfall androgenetische Alopezie (anlagebedingter Haarausfall). Dabei dünnt das Haar überwiegend direkt auf dem Kopf und im vorderen Bereich des Kopfs aus.

Cochrane hat unter Berücksichtigung des Risikos für Bias eine Übersichtsarbeit erstellt, die therapeutische Maßnahmen für den weiblichen Haarausfall auf die Evidenzbasis hin untersucht (1).

5.1.1 Cochrane-Evidenz

Die häufigste Art von Haarausfall bei Frauen ist FPHL, auch bekannt als androgenetische Alopezie (anlagebedingter Haarausfall). Im Gegensatz zu Männern werden Frauen nicht kahl, jedoch dünnt das Haar überwiegend direkt auf dem Kopf und im vorderen Bereich des Kopfs aus. Dies kann zu jedem Zeitpunkt im Leben auftreten, von der Pubertät bis zum späten Erwachsenenalter, jedoch gehäuft bei Frauen in der Menopause. Die Diagnose wird durch eine sorgfältige Anamnese (einschließlich Familienanamnese) gestellt. Andere Ursachen sollten berücksichtigt werden; daher können eine klinische Untersuchung und Labortests und teils auch eine Überweisung zum Spezialisten (Haut, Frauenheilkunde) erforderlich sein. FPHL kann einen erheblichen Einfluss auf das Selbstbewusstsein der Frau haben und sich auf ihre Lebensqualität (quality of life, QoL) auswirken. Die Folgen: das Gefühl von Unattraktivität, Scham, Unwohlsein, emotionaler Stress und geringes Selbstwertgefühl. Dieses Cochrane Review zeigte, dass Minoxidil wirksamer ist als Placebo. In sechs Studien war der Anteil der Frauen, die zumindest moderaten Haarnachwuchs aufwiesen, in der Minoxidil-Gruppe im Vergleich zur Placebo-Gruppe doppelt so hoch. In acht Studien gab es einen bedeutenden Anstieg der Gesamthaarzahl pro cm^2 in der Minoxidil-Gruppe im Vergleich zur Placebo-Gruppe. Die Anzahl der unerwünschten Ereignisse war in beiden Gruppen ähnlich. Diese waren meist mild, bestehend aus Juckreiz, Hautreizungen, Dermatitis und zusätzlichem Haarwachstum an anderen Stellen als der Kopfhaut (1).

5.1.2 Implikationen für die Hausarztpraxis

Haarausfall bei Frauen ist ein häufiger Beratungsanlass in der Allgemeinarztpraxis. Bis zu ein Drittel der Frauen sind im Laufe ihres Lebens davon betroffen. Neben einer familiären Disposition und bestimmten Medikamenten erfragt der Hausarzt auch Hinweise auf schwere körperliche Erkrankungen wie Fieber, Gewichtsverlust sowie Operationen in den letzten drei Monaten. Für den praktisch tätigen Hausarzt ist es eine Hilfe, den betroffenen Frauen mit Minoxidil eine medikamentöse Unterstützung anbieten zu können – wenngleich auch mit geringer Evidenz. Dabei ist Minoxidil nicht zulasten der GKV verordnungsfähig. Als sogenanntes Lifestyle-Medikament unterliegt es zudem besonders strengen Aufklärungsregeln. Die Aufklärung sollte hier schriftlich erfolgen oder gut dokumentiert werden.

5.2 Interventionen für das Handekzem

Das Handekzem ist eine chronische Entzündung der Haut der Hand, die rezidivierend und besonders in der kalten oder sehr heiß-feuchten Jahreszeit auftritt. Die Erkrankung ist häufig und geht einher mit Juckreiz und sichtbaren trockenen Arealen auf der Haut, was zu einer Einschränkung der Arbeitsfähigkeit oder sozialem Stigma führen kann. Cochrane hat untersucht, welche topischen oder systemischen Interventionen bei Ekzemen der Haut hilfreich sein können (2).

5.2.1 Cochrane-Evidenz

Relevante Studien bis April 2018 wurden in die Übersichtsarbeit mit aufgenommen. Es konnten 60 RCTs berücksichtigt werden. Verwendete Wirkstoffe bzw. Interventionen waren topische Kortikosteroide, Calcineurininhibitoren, Phototherapie, systemische Immunsuppressiva und orale Retinoide. Die meisten Studien verglichen eine aktive Behandlung mit einem Placebo über einen Zeitraum von vier Monaten. Dabei zeigten sich für unterschiedliche Wirkstoffe folgende Ergebnisse: Unter den Kortikosteroiden war Clobetasolpropionat gut wirksam, ebenso eine dreimal wöchentlich eingesetzte Mometasonfuroat-Creme. Bei der Bestrahlung mit UV-Licht zeigte eine lokale PUVA deutliche Verbesserungen im Vergleich zu UV-B. Auch topische Calcineurininhibitoren wie Tacrolimus führten bei Patienten mit Handekzem zu deutlichen Verbesserungen. In einer kleinen Studie wurde Tacrolimus mit Mometasonfuroat verglichen. Beides wurde gut vertragen. Orale Immunsuppressiva wie Ciclosporin verbessern die Symptome wahrscheinlich etwas mehr als topische Betamethason-Creme. Das orale Vitamin-A-Derivat (Retinoid) zeigte eine gute bis ausgezeichnete Symptomkontrolle. Wenn die Dosis von Alitretinoin auf 30 mg erhöht wurde, war das Risiko für Kopfschmerzen im Vergleich zu Placebo höher (2).

5.2.2 Implikationen für die Hausarztpraxis

Topische Steroide und UV-Phototherapie sind zwei der Standardtherapien. Dabei weist die Evidenz hier keine eindeutig bessere Wirksamkeit für eine der beiden Therapien auf. Bei genauer Betrachtung der Evidenz aus oben genanntem Review ist der Effekt von topischen Calcineurininhibitoren nicht gesichert. Alitretinoin ist effektiver als Placebo, aber ein Vorteil gegenüber weiteren Behandlungsmöglichkeiten ist nicht gesichert. Für die hausärztliche Praxis empfiehlt es sich, bei typischer Anamnese und gesichertem Befund oben genannte Standardtherapien zu bevorzugen. Patienten mit chronischen Befunden und rezidivierenden Verläufen sind sicherlich auch für eine gute Aufklärung des Hausarztes dankbar.

5.3 Orale antimykotische Medikamente gegen Onychomykose am Zehennagel

Pilzinfektionen am Zehennagel treten häufig auf. Sie können zu Komplikationen führen und beeinträchtigen den Alltag der Patienten. Sozialer Rückzug kann die Folge sein. Oral verabreichte Medikamente scheinen schneller und besser zu wirken als topisch angewandte. Es gibt drei antimykotische Wirkstoffgruppen: Griseofulvin, verschiedene Azole (Itraconazol, Fluconazol, Albaconazol, Posaconazol, Ravuconazol) und Terbinafin. Cochrane wollte wissen, welcher Wirkstoff zu einer klinischen Heilung führt und ob der Pilzbefall auf mikroskopischer Ebene noch nachzuweisen ist.

5.3.1 Cochrane-Evidenz

Es konnten 48 Studien in den Review aufgenommen werden. Dabei wurden die drei Medikamenten-Hauptgruppen untereinander und mit Placebo verglichen. Die Teilnehmer litten hauptsächlich unter einer Pilzinfektion unter dem Zehennagel. Evidenz von hoher Qualität zeigte, dass sowohl Terbinafin als auch Azole wirksamer als Placebo waren, wenn es darum ging, einen normal aussehenden Nagel zu erhalten und die Infektion zu heilen. Terbinafin oder Azole verhindern möglicherweise eine erneute Infektion besser als ein Placebo. Es zeigte sich kein signifikanter Unterschied zwischen Azolen oder Terbinafin und Placebo im Hinblick auf das Risiko von unerwünschten Ereignissen. Die häufigsten unerwünschten Ereignisse bei Terbinafin und Azolen waren Magenbeschwerden und Kopfschmerzen.

Terbinafin zeigte sich bei Pilzinfektionen am Zehennagel wirksamer als die Azole. Das Risiko für Nebenwirkungen war wahrscheinlich bei beiden Behandlungsmethoden gleich, die häufigsten unerwünschten Ereignisse in beiden Gruppen waren Kopfschmerzen, virale Infekte und Ausschlag. Die Wiederauftrittsrate war gleich. Eine dritte Art der Behandlung, nämlich mit Griseofulvin, erwies sich als ähnlich wirksam wie die Azole bezüglich Erscheinungsbild und Infektion, allerdings traten häufiger Nebenwirkungen auf, meist Magenbeschwerden und Übelkeit.

5.3.2 Implikationen für die Hausarztpraxis

Für die hausärztliche Entscheidungsfindung sind folgende Ergebnisse von Interesse: Die Evidenz weist darauf hin, dass orale Azol- und Terbinafin-Behandlungen im Vergleich zu Placebo wirksamer für die klinische Heilung von Onychomykose sind. Im direkten Vergleich ist Terbinafin wahrscheinlich wirksamer als die Azole. Dabei sind nur geringfügige Nebenwirkungen zu erwarten. Weiterhin gab es Hinweise darauf, dass Griseofulvin sowohl in Bezug auf die mykologische als auch die klinische Heilung weniger wirksam als Terbinafin ist. Griseofulvin und Azole weisen eine ähnliche Wirksamkeit auf. Griseofulvin war mit mehr Nebenwirkungen verbunden als Azole und Terbinafin (3). Hier unterstützt eine gute Evidenzgrundlage eine sinnvolle Entscheidungsfindung durch den Hausarzt. Teils sind unter Therapie Laborkontrollen, insbesondere in Bezug auf die Leberwerte, notwendig.

5.4 Emollienzien und Feuchtigkeitscremes bei Ekzem

Ekzeme stören durch trockene Haut, Juckreiz und Hautläsionen. Die Verwendung von „Pflege" im Schaukeltakt mit gezielt wirkstoffhaltigen Cremes wird bei Ekzemen regelmäßig und schon seit Längerem empfohlen. Cochrane wollte herausfinden, ob und wie wirksam die empfohlene Pflege ist, und die unterschiedliche Wirksamkeit von Feuchtigkeitscremes überprüfen (4).

5.4.1 Cochrane-Evidenz

Es wurden Studien bis Dezember 2015 eingeschlossen, wobei die meisten Feuchtigkeitscremes eine gute Wirksamkeit zeigten. Endpunkte waren Schwere des Ekzems, Hautbarrierefunktion, Prävention von Exazerbationen, Lebensqualität und der Gebrauch von Kortikosteroiden. Nach Angaben der Ärzte reduzierten Feuchtigkeitscremes die Schwere des Ekzems. Es gab weniger Exazerbationen und es mussten weniger topische Kortikosteroide eingesetzt werden. Atopiclair führte zu einer größeren Reduktion des Juckreizes, zu häufigerer Zufriedenheit und weniger Exazerbationen. Patienten, die Urea (Harnstoff) nutzen, berichteten häufiger über Hautverbesserungen. Der Wirkstoff Glycerol wurde von Patienten in der Wirksamkeit besser bewertet als von Ärzten. Topische Kortikosteroide waren wirksamer hinsichtlich der Verbesserung des Ekzems, wenn sie zusammen mit einer Feuchtigkeitscreme angewendet wurden, als wenn sie alleine genutzt wurden, und reduzierten auch die Anzahl der Exazerbationen (4).

5.4.2 Implikationen für die Hausarztpraxis

In der Hausarztpraxis kann bei der Behandlung von Ekzemen neben der gezielten medikamentösen Therapie gegen die aktiv entzündlichen Läsionen auch eine Aufklärung über das Management zur Minimierung von Auslösern stattfinden. Auch ergänzende Therapien zur Optimierung der Hautbarrierefunktion und zur Vorbeugung von Schüben sollten angesprochen werden. Dabei bleibt die Behandlung mit Feuchtigkeitscremes eine wichtige Grundlage. Die Evidenz weist darauf hin, dass die Anwendung von Feuchtigkeitscremes die Erkrankung positiv beeinflusst. Auch wird weiteren Schüben dadurch vorgebeugt, und der Bedarf an topischen Kortikosteroiden reduziert sich. Dabei zeigte Atopiclair eine gute Wirksamkeit bezüglich Juckreiz und Prävention von weiteren Schüben. Weitere Nachweise betrafen die Wirksamkeit von harnstoffhaltigen Cremes. Dabei konnte eine pflegende Creme mit 5 % Harnstoff die Dauer der akuten Entzündung vermindern sowie das Wiederauftreten verzögern. Die allgemeine Schlussfolgerung ist, dass Feuchtigkeitscremes eine vorteilhafte Wirkung auf den Juckreiz haben, weitere Schübe hinauszögern, die benötigte Menge an Kortikosteroiden verringern und deren Wirkung in Kombination mit Feuchtigkeitscremes zudem verbessert wird.

5.5 Maßnahmen zur Vorbeugung von Lippenherpes

Lippenherpes ist eine wiederkehrende Virusinfektion (in der Regel HSV Typ-1). Dabei bilden sich schmerzhafte Bläschen auf den Lippen, die verkrusten und zu einer Beeinträchtigung des Erscheinungsbilds und psychischem Stress, selten auch zu einer Superinfektion führen können. Cochrane hat sich mit der Frage beschäftigt, welche Maßnahmen zur Vorbeugung von Lippenherpes eine Evidenzgrundlage haben (5).

5.5.1 Cochrane-Evidenz

Es konnten 32 randomisierte kontrollierte Studien aufgenommen werden, 19 vorbeugende Maßnahmen wurden untersucht. Die langfristige Anwendung antiviraler Arzneimittel in Tablettenform beugte Lippenherpes vor, allerdings mit eher geringer Zuverlässigkeit. Die vorbeugende Wirkung einer langfristigen Anwendung von Aciclovir-Creme auf den Lippen ist ungewiss. Eine langfristige Anwendung von 1,5-Pentanediol-Gel und einem Gel mit 20 % 2-Hydroxypropyl-β-Cyclodextrin auf den Lippen beugte Lippenherpes nicht vor, ebenso wenig wie die kurzfristige Anwendung von antiviralen Arzneimitteln oder Cremes. Weder die kurzfristige noch die langfristige Anwendung dieser antiviralen Arzneimittel oder Cremes verursachte offenbar Nebenwirkungen. Die vorbeugende Wirkung von Sonnenschutzmitteln war ungewiss. Die Anwendung von Sonnenschutzmitteln beugte Lippenherpes vor, der durch ultraviolettes Licht hervorgerufen wurde, jedoch nicht dem Lippenherpes, der durch Sonneneinstrahlung verursacht wurde. Die verfügbare Evidenz zeigte keine vorbeugenden Wirkungen von Lysin, LongoVital®-Gaben, Gammaglobulin, Herpesvirus-Impfstoff oder Gelbfieber-Impfstoff. Es konnte nicht bestätigt werden, dass Levamisol und Interferon Lippenherpes vorbeugen. In keiner Studie zeigte sich eine Zunahme von unerwünschten Ereignissen im Zusammenhang mit der Anwendung topischer antiviraler Wirkstoffe (5).

5.5.2 Implikationen für die Hausarztpraxis

Die Evidenz weist darauf hin, dass eine Langzeitanwendung oraler antiviraler Mittel das Wiederauftreten von Herpes simplex labialis (HSL) verringert. Es gibt nur sehr wenige Hinweise dafür, dass Thymopentin, Lasertherapie oder Hypnotherapie einen wiederkehrenden Lippenherpes verhindern. Die Wirksamkeit der langfristigen Anwendung von topischer Aciclovir-Creme ist ungewiss. Auch eine vorbeugende Wirksamkeit von Sonnenschutzmitteln unter realistischen natürlichen Sonnenlichtbedingungen konnte nicht bestätigt werden. Es konnte keine Evidenz für eine vorbeugende Wirkung einer kurzfristigen Anwendung von oralen oder topischen antiviralen Wirkstoffen, Lysin, LongoVital®-Supplementierung, Gammaglobulin, HSV-Typ-I-Subunit-Impfstoff oder Gelbfieberimpfstoff bestätigt werden. Es zeigte sich auch keine einheitliche Evidenz für die Wirksamkeit von Levamisol und Interferon bei der Vorbeugung von HSL (1). Somit empfiehlt es sich für die hausärztliche Praxis, über realistische und evidenzbasierte Grenzen der Behandlungsmöglichkeiten des Lippenherpes aufzuklären.

5.6 Topische antientzündliche Therapie für die seborrhoische Dermatitis im Bereich des Gesichts und der Kopfhaut

Die seborrhoische Dermatitis ist eine chronisch-entzündliche Hauterkrankung, die hauptsächlich die Kopfhaut, das Gesicht, die Brust und die intertriginösen Bereiche befällt. Sie verursacht eine Schuppung und Rötungen der Haut. Die Behandlungsmöglichkeiten umfassen Antimykotika, entzündungshemmende und keratolytische Mittel sowie Phototherapie.

5.6.1 Cochrane-Evidenz

Cochrane stellte die Frage, welche Behandlungsmöglichkeiten bei seborrhoischer Dermatitis sinnvoll sind. Dabei wurde das Augenmerk auf die Auswirkung von topischen Interventionen mit entzündungshemmender Wirkung gelegt. Steroide, Calcineurininhibitoren und Lithiumsalze wurden mit anderen Interventionen verglichen. 36 randomisierte klinische Studien konnten aufgenommen werden. Endpunkte waren die Beseitigung von Symptomen, Erythemen, Juckreiz sowie Nebenwirkungen. Dabei stellte sich heraus, dass eine Steroidbehandlung eine Wirksamkeit in Bezug auf das klinische Bild als auch auf die Symptome zeigte. Auch Calcineurininhibitoren zeigten eine ähnliche Wirksamkeit. Lithium erwies sich als wirksamer als Azole (6).

5.6.2 Implikationen für die Hausarztpraxis

Bei seborrhoischer Dermatitis des Gesichtes oder der Kopfhaut sind topische Steroide und Lithiumsalze wirksamer als Placebo. Calcineurin-Hemmer zeigen gegenüber Placebo einen Vorteil bei der Verringerung von Erythem und Schuppenbildung. Azole wirken ähnlich wie Steriode, jedoch sind hochdosierte Steroide bei Symptomen wie Erythem, Schuppenbildung oder Juckreiz wirksamer. Darüber hinaus treten bei einer Nachbeobachtungszeit von vier Wochen in ähnlicher Häufigkeit Nebenwirkungen auf. Calcineurin-Hemmer scheinen hinsichtlich der Wirksamkeit mit Azolen und Steroiden vergleichbar zu sein. Lithium ist wirksamer als Azol. Milde und starke Steroide scheinen in Bezug auf Wirksamkeit und Nebenwirkungen vergleichbar zu sein. Es liegen jedoch keine Daten zur Wirksamkeit oder Sicherheit einer wiederholten, langfristigen oder kontinuierlichen Anwendung eines der bewerteten Arzneimittel vor. Die mediane Rate für das Erreichen der vollständigen klinischen Heilung bei entzündungshemmenden Behandlungen betrug in allen Studien 53 %. Somit empfiehlt sich in der Hausarztpraxis der Einsatz von Entzündungshemmern, jedoch ist in Bezug auf die klinische Heilung gegenüber dem Patienten eine faire aufklärende Haltung einzunehmen (6).

5.7 Impfstoffe gegen Herpes zoster bei älteren Erwachsenen

Das Varicella-Zoster-Virus verursacht als Erstmanifestation Windpocken und kann in Nervenzellen danach viele Jahre oder lebenslang inaktiv überleben. Das Virus kann reaktiviert werden und an die Hautoberfläche wandern. Dort entstehen Blasen entlang des Nervenwegs an der Hautoberfläche, der Herpes zoster. Betroffen sind vor allem Patienten mit geringer Immunität wie beispielsweise ältere Patienten. Bevor die Blasen auftreten, kann es zu Symptomen wie Juckreiz, Taubheitsgefühl, Kribbeln oder lokalen Schmerzen kommen. Der Herpes zoster verursacht Neuritiden und starke Schmerzen, die die Lebensqualität beeinträchtigen. Gefürchtet ist die Post-Zoster-Neuralgie (PZN), die auch lange symptomatisch bleiben kann. Die Inzidenz von Herpes zoster und der PZN nimmt mit dem steigenden Lebensalter der Bevölkerung zu (7).

5.7.1 Cochrane-Evidenz

Die Evidenz aus 24 Studien konnte von Cochrane ausgewertet werden. Der aktive Lebendimpfstoff LZV (Zostavax®) konnte Herpes zoster bis zu 50 % verhindern. Nebenwirkungen waren systemische Symptome sowie Reaktionen an der Injektionsstelle. Der Totimpfstoff RZV (Shingrix®) enthält das Varicella-Zoster-Virus plus ein Adjuvans und erfordert zwei itramuskuläre Dosen im Abstand von zwei bis sechs Monaten. Bei Personen, die das RZV erhielten, traten weniger Herpes-zoster-Episoden auf, jedoch zeigten sich systemische Symptome und Reaktionen an der Injektionsstelle.

5.7.2 Implikationen für die Hausarztpraxis

LZV und RZV verhindern wirksam einen Herpes zoster für bis zu drei Jahre. Beide Impfstoffe verursachen systemische Nebenwirkungen und Nebenwirkungen an der Injektionsstelle von leichter bis mäßiger Intensität. Aufgrund der besseren Wirksamkeit und längeren Schutzdauer hat die Ständige Impfkommission ihre Standardempfehlung ausschließlich für den Totimpfstoff gegen Herpes zoster ausgesprochen. Seit Dezember 2018 empfiehlt die Ständige Impfkommission die Impfung mit dem adjuvantierten Herpes-Impfstoff Shingrix® zur Verhinderung von Herpes zoster und postherpetischer Neuralgie (PZN) allen Personen ab einem Alter von 60 Jahren. Die Impfung wird als Indikationsimpfung ebenso Personen ab 50 Jahren mit einem erhöhten Risiko für Herpes zoster infolge einer Grundkrankheit oder Immunsuppression empfohlen. In Deutschland sind zwei Herpes-zoster-Impfstoffe zugelassen, ein attenuierter Lebendimpfstoff (Zostavax®) und ein adjuvantierter Totimpfstoff (Shingrix®). Die Anwendung des Totimpfstoffs ist bei Personen mit Grundkrankheiten und unter Immundefizienz laut Fachinformation nicht ausgeschlossen, der Lebendimpfstoff ist bei Immundefizienz oder unter immunsupprimierender Therapie kontraindiziert. In der Praxis kommt deshalb nur der Totimpfstoff zum Einsatz, da er auch vollumfänglich von den gesetzlichen Krankenkassen übernommen wird und Teil der Schutzimpfungsrichtlinie ist.

5.8 Interventionen bei chronischer palmoplantarer Pustulose

Die chronische palmoplantare Pustulose (CPP) ist eine seltene, aber belastende Hauterkrankung, die durch wiederkehrende sterile Pusteln an Handflächen und Fußsohlen gekennzeichnet ist. Die Erkrankung wird überwiegend als besondere Form der Schuppenflechte (Psoriasis) angesehen. Anderen Quellen zufolge handelt es sich um eine eigenständige, wenngleich verwandte Krankheit. Cochrane untersucht die Wirksamkeit verschiedener Behandlungsoptionen für CPP (8).

5.8.1 Cochrane-Evidenz

Es wurden 37 Studien mit insgesamt 1477 Teilnehmern in das Review eingeschlossen. Die Ergebnisse zeigen, dass topische Kortikosteroide möglicherweise zu einer Verbesserung der Symptome führen können. Auch systemische Retinoide zeigten positive Effekte. Die Evidenz für andere Behandlungen wie Phototherapie oder Biologika war begrenzt. Die meisten Studien hatten ein hohes Risiko für Bias, die Evidenzqualität war insgesamt gering.

5.8.2 Implikationen für die Hausarztpraxis

Trotz der begrenzten Evidenzqualität bleiben topische Kortikosteroide eine wichtige First-Line-Therapie für CPP. Bei schweren oder therapieresistenten Fällen können systemische Retinoide in Betracht gezogen werden, wobei die potenziellen Nebenwirkungen sorgfältig abgewogen werden müssen. Hausärzte sollten bei der Behandlung von CPP einen stufenweisen Ansatz verfolgen und bei Bedarf frühzeitig einen Dermatologen hinzuziehen. Die Patientenaufklärung über den chronischen Verlauf der Erkrankung und die Notwendigkeit einer langfristigen Behandlung ist wichtig.

5.9 Interventionen bei Melasma

Melasma (auch als Chloasma bezeichnet bei Auftreten während Schwangerschaft) ist eine häufige Pigmentstörung, die vor allem bei Frauen auftritt und zu bräunlichen Flecken im Gesicht führt. Cochrane untersucht die Wirksamkeit verschiedener Behandlungsoptionen für Melasma (9).

5.9.1 Cochrane-Evidenz

In das Review wurden 20 Studien mit insgesamt 2125 Teilnehmern eingeschlossen. Die Ergebnisse zeigen, dass die Kombination aus Hydrochinon, Tretinoin und einem Kortikosteroid (Triple-Kombination) wirksamer ist als Hydrochinon allein. Auch chemische Peelings und Laser- oder Lichttherapien zeigten positive Effekte, die Evidenz war jedoch von geringer Qualität. Die meisten Studien hatten ein hohes Risiko für Bias.

5.9.2 Implikationen für die Hausarztpraxis

Die Triple-Kombination sollte als First-Line-Therapie für Melasma in Betracht gezogen werden, wobei auf mögliche Nebenwirkungen wie Hautreizungen geachtet werden muss. Hausärzte sollten Patienten über die Bedeutung des konsequenten Sonnenschutzes als wesentlichen Teil der Behandlung aufklären. Bei therapieresistenten Fällen oder dem Wunsch nach invasiveren Behandlungen wie chemischen Peelings oder Laserbehandlungen sollte eine Überweisung an einen

Dermatologen erfolgen. Die Patientenaufklärung über den oft chronischen und rezidivierenden Verlauf des Melasmas ist wichtig, um realistische Erwartungen zu setzen.

5.10 Topische Behandlung der seborrhoischen Dermatitis im Gesichts- und Kopfhautbereich

Die seborrhoische Dermatitis ist eine häufige chronisch-entzündliche Hauterkrankung, die vor allem Gesicht und Kopfhaut betrifft. Cochrane untersucht die Wirksamkeit verschiedener topischer Behandlungen für diese Erkrankung (6).

5.10.1 Cochrane-Evidenz

Es wurden 36 Studien mit insgesamt 2706 Teilnehmern in das Review eingeschlossen. Die Ergebnisse zeigen, dass topische Antimykotika und Kortikosteroide im Vergleich zu Placebo wirksam sind. Auch Calcineurininhibitoren zeigten positive Effekte. Die Evidenzqualität war insgesamt moderat.

5.10.2 Implikationen für die Hausarztpraxis

Topische Antimykotika und Kortikosteroide sollten als First-Line-Therapie für seborrhoische Dermatitis im Gesichts- und Kopfhautbereich in Betracht gezogen werden. Bei der Anwendung von Kortikosteroiden, insbesondere im Gesichtsbereich, sollte auf mögliche Nebenwirkungen bei Langzeitanwendung geachtet werden. Calcineurininhibitoren können als Alternative oder Ergänzung, insbesondere bei empfindlichen Hautarealen, eingesetzt werden. Hausärzte sollten Patienten über den chronisch-rezidivierenden Verlauf der Erkrankung aufklären und die Bedeutung einer konsequenten Langzeitbehandlung betonen.

5.11 Interventionen bei Basalzellkarzinom der Haut

Das Basalzellkarzinom (BCC) ist die häufigste Krebsart bei hellhäutigen Menschen und wird oft durch übermäßige Sonnenexposition ausgelöst. Obwohl das BCC selten tödlich ist, kann es erhebliche Morbidität verursachen und erfordert eine sorgfältige Behandlung, um langfristige Schäden zu vermeiden. Hausärzte spielen (auch durch die Durchführung des gesetzlich verankerten Hautkrebsscreenings ab 35 Jahren) eine zentrale Rolle in der Früherkennung, Behandlung und Beratung zur Prävention von Hautkrebs (10).

5.11.1 Cochrane-Evidenz

Ein Cochrane Review untersuchte die Wirksamkeit und Sicherheit verschiedener BCC-Interventionen. Es wurden 52 Studien mit insgesamt 6690 Erwachsenen eingeschlossen. Die Ergebnisse zeigen, dass chirurgische Eingriffe die niedrigsten Rezidivraten aufweisen. Insbesondere kann die mikrografische Chirurgie nach Mohs die Rezidivrate nach drei und fünf Jahren im Vergleich zur chirurgischen Exzision leicht senken. Nicht-chirurgische Behandlungen wie Imiquimod, Strahlentherapie und photodynamische Therapie (MAL-PDT) können zwar höhere Rezidivraten aufweisen, bieten aber möglicherweise bessere kosmetische Ergebnisse (10).

5.11.2 Implikationen für die Hausarztpraxis

In der Hausarztpraxis sollten bei der Beratung von Patienten mit BCC mehrere Aspekte berücksichtigt werden. Chirurgische Eingriffe sind aufgrund ihrer niedrigen Rezidivraten die bevorzugte Behandlungsoption, insbesondere in Hochrisikobereichen wie dem Gesicht. Nicht-chirurgische Behandlungen können als Alternative in Betracht gezogen werden, vor allem wenn kosmetische Aspekte eine wichtige Rolle spielen. Es ist wichtig, zu betonen, dass eine langfristige Überwachung essenziell für die frühzeitige Erkennung von Rezidiven ist. Hausärzte sollten eine enge Zusammenarbeit mit Dermatologen pflegen, insbesondere bei komplexen Fällen. Diese evidenzbasierte Herangehensweise ermöglicht es Hausärzten, ihre Patienten umfassend zu beraten und dabei zu helfen, die bestmögliche Behandlungsstrategie zu wählen (10).

5.12 Dermatoskopie zur Diagnose von Melanomen bei Erwachsenen

Die frühzeitige Erkennung von Hautkrebs, insbesondere des aggressiven Melanoms, ist eine wichtige Aufgabe in der Hausarztpraxis. Die Dermatoskopie kann dabei eine wertvolle Unterstützung bieten (11). Im Rahmen des Hautkrebsscreenings in der vertragsärztlichen Versorgung ist die Dermatoskopie kein obligater Leistungsinhalt der standardisierten Ganzkörperuntersuchung.

5.12.1 Cochrane-Evidenz

Ein Cochrane Review untersuchte die Genauigkeit der Dermatoskopie bei der Diagnose von Melanomen im Vergleich zur visuellen Inspektion. Die Ergebnisse zeigen, dass die Dermatoskopie genauer ist als die visuelle Inspektion allein, sowohl bei der korrekten Identifizierung von Melanomen als auch beim Ausschluss von Läsionen, die keine Melanome sind. Interessanterweise ist die Genauigkeit höher, wenn die Dermatoskopie am Patienten selbst durchgeführt wird, im Vergleich zur Auswertung von dermatoskopischen Bildern. Es wurde auch festgestellt, dass die Verwendung von Checklisten zur Interpretation der Dermatoskopie keinen signifikanten Einfluss auf die diagnostische Genauigkeit hatte (11).

5.12.2 Implikationen für die Hausarztpraxis

Für Hausärzte ergeben sich aus diesen Erkenntnissen wichtige Handlungsempfehlungen. Die Integration der Dermatoskopie in die Untersuchung verdächtiger Hautveränderungen kann die diagnostische Genauigkeit erheblich verbessern. Es ist jedoch wichtig, zu betonen, dass kontinuierliche Fortbildung und Erfahrung in der Anwendung der Dermatoskopie entscheidend für optimale Ergebnisse sind. Bei unklaren Befunden oder komplexen Fällen sollte weiterhin eine Überweisung an einen Dermatologen erfolgen. Die vorliegende Evidenz spricht eindeutig für den Einsatz der Dermatoskopie auch in der Primärversorgung. Dies sollte in der Versorgungsplanung und Vergütungsstruktur berücksichtigt werden, um Hausärzten die Möglichkeit zu geben, diese wichtige diagnostische Methode routinemäßig einzusetzen (11). Zum aktuellen Zeitpunkt wird die Dermatoskopie im EBM nicht berücksichtigt.

5.13 Topische Kortikosteroide bei der Behandlung von Ekzemen

Ekzeme sind häufige, langwierige Hauterkrankungen, die sich durch entzündete, trockene und juckende Hautstellen manifestieren. Die Anwendung von Steroidcremes ist eine gängige Behandlungsmethode, deren optimale Anwendung jedoch oft unklar ist (12).

5.13.1 Cochrane-Evidenz

Ein Cochrane Review untersuchte verschiedene Anwendungsstrategien von Steroidcremes bei Ekzemen. Die Ergebnisse zeigen, dass stärkere topische Kortikosteroide wahrscheinlich wirksamer sind als schwächere Präparate. Interessanterweise ist die einmal tägliche Anwendung einer starken Steroidcreme wahrscheinlich genauso wirksam wie eine zweimal tägliche Anwendung. Zur Vorbeugung von Ekzemausbrüchen kann die wöchentliche Anwendung einer Steroidcreme an zwei aufeinander folgenden Tagen effektiv sein. Ein wichtiger Aspekt ist, dass das Auftreten von Hautausdünnung als unerwünschte Wirkung in den untersuchten Studien sehr selten war (12).

5.13.2 Implikationen für die Hausarztpraxis

Für die Behandlung von Ekzemen in der Hausarztpraxis ergeben sich aus diesen Erkenntnissen wichtige Handlungsempfehlungen. Bei mittelschwerem oder schwerem Ekzem sollten starke oder mittelstarke topische Kortikosteroide verschrieben werden. Eine einmal tägliche Anwendung ist in der Regel ausreichend, was die Compliance der Patienten verbessern kann. Es ist wichtig, Patienten über die geringe Wahrscheinlichkeit von Hautverdünnung bei kurzfristiger Anwendung aufzuklären, um unbegründete Ängste zu reduzieren. Die individuelle Anpassung der Behandlung und regelmäßige Verlaufskontrollen bleiben wesentliche Bestandteile einer erfolgreichen Therapie. Diese evidenzbasierte Herangehensweise ermöglicht es Hausärzten, ihre Patienten effektiv zu behandeln und gleichzeitig potenzielle Nebenwirkungen zu minimieren (12).

5.14 Juckreiz bei chronischen Nierenerkrankungen

Juckreiz ist ein häufiges und belastendes Symptom bei Patienten mit chronischen Nierenerkrankungen. Die Behandlung kann eine Herausforderung darstellen und führt oft zu wiederholten Vorstellungen in der Hausarztpraxis (13).

5.14.1 Cochrane-Evidenz

Ein Cochrane Review untersuchte verschiedene Interventionen gegen Juckreiz bei Menschen mit fortgeschrittener chronischer Nierenerkrankung. Die Ergebnisse zeigen, dass Gabapentin und Pregabalin (GABA-Analoga) eine signifikante Wirksamkeit bei der Reduktion des Juckreizes aufweisen. Interessanterweise zeigte Ondansetron, ein Medikament gegen Übelkeit, keinen signifikanten Effekt auf den Juckreiz, obwohl es häufig für diese Indikation verwendet wird. Kappa-Opioide wie Nalfurafine scheinen den Juckreiz leicht zu reduzieren. Für viele andere Behandlungen gibt es nicht genügend Evidenz, um ihre Wirksamkeit abschließend zu beurteilen (13).

5.14.2 Implikationen für die Hausarztpraxis

Für die Behandlung von urämisch bedingtem Juckreiz in der Hausarztpraxis ergeben sich aus diesen Erkenntnissen wichtige Handlungsempfehlungen. GABA-Analoga wie Gabapentin und Pregabalin sollten als wirksame Behandlungsoptionen in Betracht gezogen werden, insbesondere bei therapieresistentem Juckreiz. Hausärzte sollten Patienten über die möglichen Nebenwirkungen wie Schläfrigkeit oder Schwindel aufklären und die Dosierung sorgfältig anpassen.

Weitere Optionen wie Phototherapie oder topische Behandlungen sind derzeit nicht ausreichend durch Studien gestützt, weshalb deren Einsatz nur nach Rücksprache mit einem Spezialisten erfolgen sollte. Eine frühzeitige Überweisung an einen Nephrologen kann erforderlich sein, wenn der Juckreiz schwer kontrollierbar bleibt.

Es ist auch wichtig, dass Patienten über nichtmedikamentöse Ansätze informiert werden, z. B. Hautpflege und die Vermeidung von irritierenden Substanzen, um das Symptommanagement zu unterstützen.

LITERATUR

(1) van Zuuren EJ, Fedorowicz Z, Schoones J. Interventions for female pattern hair loss. Cochrane Database of Systematic Reviews 2016, Issue 5. Art. No.: CD007628. DOI: 10.1002/14651858.CD007628.pub4.
(2) Christoffers WA, Coenraads PJ, Svensson Å, et al. Interventions for hand eczema. Cochrane Database of Systematic Reviews 2019, Issue 4. Art. No.: CD004055. DOI: 10.1002/14651858.CD004055.pub2.
(3) Kreijkamp-Kaspers S, Hawke K, Guo L, et al. Oral antifungal medication for toenail onychomycosis. Cochrane Database of Systematic Reviews 2017, Issue 7. Art. No.: CD010031. DOI: 10.1002/14651858.CD010031.pub2.
(4) van Zuuren EJ, Fedorowicz Z, Christensen R, Lavrijsen APM, Arents BWM. Emollients and moisturisers for eczema. Cochrane Database of Systematic Reviews 2017, Issue 2. Art. No.: CD012119. DOI: 10.1002/14651858.CD012119.pub2.
(5) Chi CC, Wang SH, Delamere FM, Wojnarowska F, Peters MC, Kanjirath PP. Interventions for prevention of herpes simplex labialis (cold sores on the lips). Cochrane Database of Systematic Reviews 2015, Issue 8. Art. No.: CD010095. DOI: 10.1002/14651858.CD010095.pub2.
(6) Kastarinen H, Oksanen T, Okokon EO, et al. Topical anti-inflammatory agents for seborrhoeic dermatitis of the face or scalp. Cochrane Database of Systematic Reviews 2014, Issue 5. Art. No.: CD009446. DOI: 10.1002/14651858.CD009446.pub2.
(7) Gagliardi AMZ, Andriolo BNG, Torloni MR, et al. Vaccines for preventing herpes zoster in older adults. Cochrane Database of Systematic Reviews 2019, Issue 11. Art. No.: CD008858. DOI: 10.1002/14651858.CD008858.pub4.
(8) O'Donnell BF, Tilakaratne D, Statham BN. Interventions for chronic palmoplantar pustulosis. Cochrane Database of Systematic Reviews 2021, Issue 7. Art. No.: CD011628. DOI: 10.1002/14651858.CD011628.pub2.
(9) Gupta AK, Gover MD, Nouri K, Taylor S. Interventions for melasma. Cochrane Database of Systematic Reviews 2019, Issue 7. Art. No.: CD003583. DOI: 10.1002/14651858.CD003583.pub2.
(10) Thomson J, Hogan S, Leonardi-Bee J, Williams HC, Bath-Hextall FJ. Interventions for basal cell carcinoma of the skin. Cochrane Database of Systematic Reviews 2020, Issue 11. Art. No.: CD003412. DOI: 10.1002/14651858.CD003412.pub3.
(11) Dinnes J, Deeks JJ, Chuchu N, et al. Dermoscopy, with and without visual inspection, for diagnosing melanoma in adults. Cochrane Database of Systematic Reviews 2018, Issue 12. Art. No.: CD011902. DOI: 10.1002/14651858.CD011902.pub2.
(12) Lax SJ, Harvey J, Axon E, et al. Strategies for using topical corticosteroids in children and adults with eczema. Cochrane Database of Systematic Reviews 2022, Issue 3. Art. No.: CD013356. DOI: 10.1002/14651858.CD013356.pub2.
(13) Hercz D, Jiang SH, Webster AC. Interventions for itch in people with advanced chronic kidney disease. Cochrane Database of Systematic Reviews 2020, Issue 12. Art. No.: CD011393. DOI: 10.1002/14651858.CD011393.pub2.

6 Rückenschmerz und der Bewegungsapparat in der Hausarztpraxis

6.1 Red flags bei Rückenschmerzen – welche diagnostischen Tests wirklich nützen

Ein diagnostischer Test bestimmt anhand eines oder mehrerer Parameter, ob die teilnehmende Testperson an einer bestimmten Krankheit leidet oder nicht. Ein positives bzw. negatives Testergebnis bedeutet, dass die Person laut Test krank bzw. gesund ist, oder das Ergebnis fließt in einen entsprechenden klinischen Score ein. Das Testergebnis kann jedoch auch fehlerhaft sein, sodass gesunde Personen fälschlicherweise als krank und tatsächlich kranke Personen als gesund klassifiziert werden. Die Genauigkeit diagnostischer Tests ist also wesentlich für nachfolgende Therapieentscheidungen (siehe ➤ Kap. 1.4.8).

6.1.1 Cochrane-Evidenz

Am meisten verbreitet sind Cochrane Reviews zu Interventionen, in denen Therapien miteinander verglichen und untersucht werden. Es gibt aber auch Cochrane Reviews zu diagnostischen oder prognostischen Fragestellungen. Zum Thema Rückenschmerzen wurde ein Cochrane Review erstellt, der sich mit der diagnostischen Fragestellung der Wirbelsäulenfraktur beschäftigte. Hierbei wurden Studien eingeschlossen, die verschiedene klinische Tests (red flags) zum Ausschluss von Wirbelsäulenfrakturen bei Schmerzen im unteren Rücken untersucht hatten. Ergebnisse des Reviews zeigen, dass drei red flags die Genauigkeit der Diagnose von Wirbelsäulenfrakturen verbessern, vor allem wenn die einzelnen red flags in Kombination angewendet wurden.

Schmerzen im unteren Rücken sind ein weitverbreitetes Krankheitsbild in der Primärversorgung. Ein Hauptziel bei der klinischen Untersuchung ist es, Patienten mit einer schweren Pathologie, z. B. einer Wirbelsäulenfraktur, zu identifizieren, die dann zusätzliche Untersuchungen und spezifische Behandlungen erfordern kann. Alle evidenzbasierten, klinischen Leitlinien empfehlen die Verwendung von Merkmalen und Symptomen (red flags) zur Untersuchung von schwerwiegenden Ursachen von Rückenschmerzen. Es bleibt jedoch unklar, ob die diagnostische Genauigkeit der Merkmale und Symptome ausreicht, um diese Empfehlung zu unterstützen. Ziel ist es, die Genauigkeit der Diagnostik von Merkmalen und Symptomen, die in der Anamnese oder der klinischen Untersuchung erhoben wurden, zur Untersuchung von Wirbelsäulenfrakturen bei Patienten mit Schmerzen im unteren Rücken kritisch zu überprüfen.

Die deskriptiven Analysen zeigten, dass drei Merkmale in der Primärversorgung potenziell nützlich sein können:

- Signifikantes Trauma in der Vergangenheit
- Höheres Alter
- Gebrauch von Kortikosteroiden

Die verfügbare Evidenz weist nicht darauf hin, dass es sinnvoll ist, möglichst viele Merkmale und Symptome zur Untersuchung von Wirbelsäulenfrakturen bei Patienten mit Schmerzen im unteren Rücken anzuwenden. Basierend auf der Evidenz von einzelnen Studien erscheinen damit wenige, aber zuverlässige Merkmale und Symptome sinnvoller (1).

6.1.2 Implikationen für die Hausarztpraxis

Kommen Patienten mit Rückenschmerzen in die Hausarztpraxis, so erheben Ärzte eine Anamnese und untersuchen den Rücken, um unter anderem eine Wirbelsäulenfraktur auszuschließen. Der Grund für diese Überprüfung auf Frakturen ist, dass sich die Behandlung einer Fraktur von der Behandlung von gewöhnlichen Rückenschmerzen erheblich unterscheidet. Frakturen sind selten, sie sind nur in 1 % bis 4,5 %

der Fälle die Ursache von Rückenschmerzen. Die vorgestellte Studie hebt die Kombination aus folgenden Fragen/Themen besonders hervor: Verwendung von Steroiden, das Alter der Patienten sowie die Frage nach vorausgegangenen Traumata. Diese Fragen verbessern evidenzbasiert die Diagnostik. Wenn Tests nicht genau sind, erhalten Patienten ohne Bruch eine Röntgen- oder CT-Aufnahme, die sie nicht benötigen, und werden unnötigen Belastungen durch Röntgenstrahlen ausgesetzt. Weiterhin bedeutet das möglicherweise eine unnötige Verunsicherung für den Patienten sowie insgesamt höhere Kosten. Das Cochrane Review weist auf diagnostische Möglichkeiten durch gezielte anamnestische Fragen hin und ist in Bezug auf die Lotsenfunktion der Hausärzte wertvollstes evidenzbasiertes Wissen.

6.2 Pharmakologische Behandlungen für Rückenschmerzen bei Erwachsenen: Ein Überblick über Cochrane Reviews

Rückenschmerzen sind ein häufiger Grund für Arztbesuche und können die Lebensqualität erheblich beeinträchtigen. Es gibt neben den Allgemeinmaßnahmen und anderen Therapieansätzen eine Vielzahl von pharmakologischen Behandlungsmöglichkeiten, deren relative Wirksamkeit jedoch oft unklar ist. Cochrane hat einen Überblick über die verfügbaren Reviews zu diesem Thema erstellt (6).

6.2.1 Cochrane-Evidenz

In diesen Überblick wurden 7 Cochrane Reviews, 103 Studien und 22.238 Teilnehmer einbezogen. Die Ergebnisse zeigen, dass nichtsteroidale Antirheumatika (NSAID) möglicherweise leicht wirksamer sind als Placebo bei akuten Rückenschmerzen (niedrige Qualität der Evidenz). Bei chronischen Rückenschmerzen könnten NSAID wirksamer sein als Placebo (moderate Qualität der Evidenz). Antidepressiva haben keine signifikante Wirkung auf die Reduzierung von Schmerzen oder Behinderungen bei Rückenschmerzen im Vergleich zu Placebo. Für die meisten anderen Medikamente, einschließlich Opioide, war die Evidenz für ihre Wirksamkeit begrenzt oder von sehr niedriger Qualität.

6.2.2 Implikationen für die Hausarztpraxis

NSAID sollten als First-Line-Therapie für akute und chronische Rückenschmerzen in Betracht gezogen werden, wobei die potenziellen Nebenwirkungen, insbesondere bei älteren Patienten oder bei Patienten mit Komorbiditäten, sorgfältig abgewogen werden müssen. In vielen Fällen ist der Einsatz von NSAID dadurch deutlich limitiert oder ausgeschlossen. Bei chronischen Rückenschmerzen könnten Antidepressiva eine Alternative darstellen, insbesondere wenn eine begleitende Depression vorliegt. Die Verschreibung von Opioiden sollte aufgrund der begrenzten Evidenz und des hohen Risikos für Nebenwirkungen und Abhängigkeit zurückhaltend erfolgen. Hausärzte sollten ihre Patienten über die begrenzte Wirksamkeit der meisten Medikamente bei Rückenschmerzen aufklären und nichtpharmakologische Behandlungsoptionen wie Bewegungstherapie in den Vordergrund stellen. Hier sollten die bestehenden Leitlinien (NVL und/oder DEGAM) zu Kreuzschmerz, Nackenschmerz und chronischen Schmerzen beachten werden.

6.3 Nichtsteroidale Antirheumatika (NSAID) bei Rückenschmerzen

NSAID werden häufig zur Behandlung von Rückenschmerzen eingesetzt. Cochrane untersucht die Wirksamkeit und Sicherheit von

NSAID bei akuten und chronischen Rückenschmerzen (9).

6.3.1 Cochrane-Evidenz

In das Review wurden 65 Studien mit 11.237 Teilnehmern eingeschlossen. Bei akuten Rückenschmerzen zeigten NSAID eine kleine, aber statistisch signifikante Verbesserung der Schmerzen im Vergleich zu Placebo. Bei chronischen Rückenschmerzen war der Effekt ähnlich. Es gab keine klaren Hinweise auf Unterschiede in der Wirksamkeit zwischen verschiedenen NSAID. NSAID waren mit einem erhöhten Risiko für gastrointestinale Nebenwirkungen verbunden.

6.3.2 Implikationen für die Hausarztpraxis

NSAID können als wirksame Kurzzeitbehandlung für akute und chronische Rückenschmerzen in Betracht gezogen werden. Der Nutzen muss jedoch gegen das Risiko von Nebenwirkungen, insbesondere bei älteren Patienten oder Patienten mit Komorbiditäten, abgewogen werden (➤ Kap. 6.5). Hausärzte sollten die niedrigste wirksame Dosis für die kürzest mögliche Zeit verschreiben (in vielen Fällen ohnehin nur auf einem „grünen Rezept" möglich) und die Patienten über mögliche Nebenwirkungen aufklären. Bei längerfristiger Anwendung sollten regelmäßige Kontrollen durchgeführt werden. NSAID sollten als Teil eines multimodalen Behandlungsansatzes betrachtet werden, der auch nicht-pharmakologische Optionen wie Bewegungstherapie einschließt.

6.4 Paracetamol ist nicht besser als Placebo für akute Schmerzen im unteren Rücken

Welches Schmerzmittel hilft wem? Welches Schmerzmittel hilft wann? Der Umgang mit Schmerzmitteln sagt in der heutigen Gesellschaft viel über den jeweiligen Lebensstil aus. Es existieren diverse Vorurteile gegen Schmerzmittel, welche z. B. auch am Lebensende auf einer Palliativstation für Patienten, Angehörige oder Pflegende nachteilige Auswirkungen haben können. Weiterhin verhindern diverse Glaubensrichtungen mit Bezug auf alternative Behandlungsmöglichkeiten – neben den tatsächlich wirksamen alternativen Möglichkeiten der Prävention von Schmerzzuständen – eine adäquate Behandlung. Insbesondere bei Schmerzen des Bewegungsapparats sind präventive Maßnahmen wie sportliche Betätigung und das grundsätzliche Konzept der Salutogenese eine sinnvolle Alternative zu Schmerzmitteln. In Anbetracht der vielen unterschiedlichen Vorstellungen aufseiten der Mediziner sowie der Patienten ist ein Blick auf die Cochrane-Evidenz hilfreich. Ganz konkret hat sich Cochrane mit der Frage beschäftigt, wie effektiv und sicher Paracetamol bei nicht spezifischen Schmerzen im unteren Rücken wirkt (2).

6.4.1 Cochrane-Evidenz

Die qualitativ hochwertige Evidenz weist darauf hin, dass es keinen Unterschied zwischen Paracetamol und Placebo bei akuten Schmerzen im unteren Rücken gibt. Auch Bewegungseinschränkung, Lebens- und Schlafqualität waren gleich. In Bezug auf chronische Schmerzen im unteren Rücken zeigten sich ähnliche Ergebnisse, jedoch mit qualitativ geringerer Evidenz. Bezüglich Nebenwirkungen war kein Unterschied zwischen Paracetamol und Placebo feststellbar (2).

6.4.2 Implikationen für die Hausarztpraxis

Rückenschmerzen gehören zu den häufigsten Beschwerden in der Bevölkerung. Mit zunehmendem Lebensalter steigt ihre Häufigkeit. Auch sozioökonomische Faktoren spielen eine wichtige Rolle. Rückenschmerzen führen seit Jahren die Statistiken der Anlässe für Arbeitsunfähigkeit und medizinische Rehabilitation an. Als Ursache vorzeitiger Berentung wegen verminderter Erwerbsfähigkeit stehen Erkrankungen des muskuloskelettalen Systems in den letzten Jahren an zweiter Stelle nach psychischen Erkrankungen und Verhaltensstörungen (3).

Analgetika werden in der Hausarztpraxis bei Schmerzen im unteren Rücken gerne verschrieben, weiterhin leider auch Paracetamol. Die Ergebnisse des Reviews sprechen klar gegen die Verwendung von Paracetamol bei der Behandlung von akuten Schmerzen im unteren Rücken. Die hohe Evidenzqualität legt nahe, dass auch keine zusätzlichen Studien mit Paracetamol erforderlich sind. Die S3-Leitlinie der AWMF weist darauf hin, dass Paracetamol nicht zur Behandlung nicht spezifischer Kreuzschmerzen angewendet werden sollte (3). Bezüglich Rückenschmerzen kann auf die Sinnhaftigkeit von Prävention nicht oft genug hingewiesen werden.

6.5 Behandlungsmöglichkeiten zur Verhinderung und Therapie von Schmerzen im unteren Rücken und Becken während der Schwangerschaft

Schmerzen im unteren Rückenbereich und im Beckenbereich sind während der Schwangerschaft häufig und nehmen mit fortschreitender Dauer der Schwangerschaft zu. Bei vielen Frauen können die Schmerzen so stark sein, dass sie die normalen täglichen Aktivitäten beeinträchtigen, den Schlaf stören und zu einem hohen Krankenstand beitragen. Trotz des Leidens wird geschätzt, dass viele Frauen hier kaum oder gar keine Intervention von Gesundheitsdienstleistern erhalten. Gegenwärtige Theorien gehen davon aus, dass eine veränderte Körperhaltung mit erhöhter Lordose der Lendenwirbelsäule zu den Schmerzen führen kann. Ein weiterer Risikofaktor ist die teilweise unverhältnismäßige Gewichtszunahme während der Schwangerschaft (4).

6.5.1 Cochrane-Evidenz

Cochrane hat sich auf die Suche gemacht, die Wirksamkeit jeglicher Behandlung von Schmerzen im unteren Rücken bzw. im Beckenbereich während der Schwangerschaft zu überprüfen. Weiterhin wurde untersucht, ob die jeweilige Behandlung Berufsunfähigkeit oder Krankschreibungen verringerte und ob bei den Schwangeren Nebenwirkungen auftraten.

Ergebnisse aus 7 Studien mit 645 Frauen mit Schmerzen im unteren Rücken zeigten, dass Übungseinheiten über 5 bis 20 Wochen den Grad der Schmerzen im unteren Rücken sowie den Grad der Einschränkung im Alltag verbessern können. Für Behandlungen von Beckenschmerzen liegt weniger Evidenz vor. Zwei Studien kamen zu dem Schluss, dass Frauen, die an Gruppenübungen teilnahmen und Informationen zum Umgang mit ihren Schmerzen erhielten, im Vergleich zu Frauen in der üblichen Schwangerschaftsvorsorge keinen Unterschied bei ihren Beckenschmerzen angaben.

Die kombinierten Ergebnisse aus 4 Studien zeigten, dass ein 8- bis 12-wöchiges Übungsprogramm die Anzahl der Frauen verringerte, die über Schmerzen im unteren Rücken und im Becken berichteten. In mehreren Einzelstudien wurden verschiedene Behandlungen geprüft. Die Ergebnisse deuten darauf hin, dass Kraniosakraltherapie, Osteopathie oder eine multimodale Maßnahme (manuelle Therapie, Übungen und Information der Patientinnen) einen Nutzen bringen können. Nebenwirkungen traten nicht auf (4).

6.5.2 Implikationen für die Hausarztpraxis

Die Evidenz deutet darauf hin, dass körperliches Training und Übungen Schmerzen und Behinderungen im Alltag bei schwangeren Frauen mit Schmerzen im unteren Rücken verbessern können. Weiterhin führen sie zu weniger Krankschreibungen und weniger Schmerzen insgesamt.

Die Beobachtungen legen nahe, dass die Ermittlung der anatomischen Ursache der Symptome für die entsprechende Anpassung der Behandlung von größter Bedeutung ist.

Ganz konkret werden in dem Cochrane Review TENS, progressive Muskelentspannung, Akupunktur und Physiotherapie empfohlen. Dabei scheint Akupunktur eine bessere Wirksamkeit als Physiotherapie bei der Behandlung von abendlichen Schmerzen im unteren Rücken zu zeigen. Weiterhin war ein stabilisierender Beckengürtel hilfreich. Für den Hausarzt ist es wichtig, Schwangere in erster Linie über die Wirksamkeit von Übungen zu informieren und ggf. auch Verschreibungen vorzunehmen. Anleitung zur PMR und weitere o. g. Maßnahmen können daraufhin auch eingeleitet werden.

6.6 Körperliche Aktivität und Training gegen chronische Schmerzen bei Erwachsenen

Schmerz wird häufig als chronischer Schmerz definiert, wenn er über drei Monate hinausgeht und die übliche Zeit der Regeneration überschreitet. Müdigkeit, Angst, Depressionen sowie Einschränkung der Lebensqualität gehen häufig mit chronischem Schmerz einher. Auch die Arbeitsfähigkeit kann hochgradig eingeschränkt sein bis hin zur (frühen) Berentung.

Empfehlungen bei chronischen Schmerzen reichen von Verordnung von Ruhe und Schonung bis hin zu Aktivität und körperlicher Betätigung. Cochrane wollte wissen, ob körperliche Aktivität bei Patienten mit chronischem Schmerz hilfreich ist. Das Review analysierte alle von Cochrane veröffentlichten Reviews, in denen körperliche Aktivität oder ein gezieltes Training bei chronischen Schmerzzuständen untersucht worden waren (5).

6.6.1 Cochrane-Evidenz

Es wurden 21 Cochrane Reviews in die Übersicht aufgenommen. Neben chronischen Rückenschmerzen wurden weitere Diagnosen wie Arthrose, rheumatoide Arthritis, Fibromyalgie, Rückenschmerzen, Claudicatio intermittens, Dysmenorrhö, Nackenschmerzen sowie weitere chronische Schmerzen des Bewegungsapparats berücksichtigt. Körperliche Aktivitäten und Trainingsprogramme, die in den Studien angewendet wurden, variierten in Häufigkeit und Intensität, wobei sie sich auf den Aufbau von Kraft, Ausdauer, Flexibilität und Bewegungsumfang sowie die allgemeine Aktivierung der Muskeln konzentrierten.

Es zeigte sich, dass körperliche Aktivität die Intensität der Schmerzen verringert, die körperliche Funktionsfähigkeit verbessert und auch Einfluss auf die Psyche und die Lebensqualität hat. Nebenwirkungen traten nicht auf. Muskelkater, der gelegentlich zu Beginn einer neuen Übung auftrat, ließ nach, als die Teilnehmer sich an die neue Aktivität gewöhnt hatten. Dies ist wichtig, da es zeigt, dass körperliche Aktivität im Allgemeinen akzeptabel und eine dadurch verursachte Schädigung bei Menschen mit chronischen Schmerzen unwahrscheinlich ist, obwohl viele Teilnehmer vorher befürchtet hatten, Training werde den Schmerz steigern (5).

6.6.2 Implikationen für die Hausarztpraxis

Die Evidenz in dieser Übersicht legt nahe, dass das breite Spektrum der hier untersuchten körperlichen Aktivitäten und Bewegungsprogramme bei chronischen Schmerzen nützlich sein kann. Die am häufigsten berichteten unerwünschten Ereignisse waren zunehmende Schmerzen oder Muskelschmerzen, die nach einigen Wochen abklangen.

Körperliche Aktivität und Bewegung können Schmerzintensität sowie Lebensqualität verbessern.

Die Evidenz legt nahe, dass körperliche Aktivität oder Bewegung bei Patienten mit chronischen Schmerzen eine akzeptable Intervention darstellt. Dabei sind die Nebenwirkungen minimal. Dem Hausarzt ermöglicht die beschriebene Evidenz, Patienten mit chronischen Schmerzen darüber aufzuklären, dass körperliche Aktivität bei chronischen Schmerzen unterstützend wirkt und Nebenwirkungen wie Muskelkater vernachlässigt werden können. Der Hausarzt kann Patienten mit chronischen Schmerzen Ängste bezüglich körperlicher Aktivität nehmen und auf die positive Wirkung für die allgemeine Gesundheit hinweisen.

6.7 Bewegungstherapie bei chronischen Rückenschmerzen

Chronische Rückenschmerzen sind ein weitverbreitetes Problem, das oft schwierig zu behandeln ist. Bewegungstherapie wird häufig empfohlen, aber ihre Wirksamkeit ist umstritten. Cochrane untersucht die Evidenz für den Einsatz von Bewegungstherapie bei chronischen Rückenschmerzen (7).

6.7.1 Cochrane-Evidenz

In das Review wurden 249 Studien mit 24.486 Teilnehmern eingeschlossen. Die Ergebnisse zeigen, dass Bewegungstherapie im Vergleich zu keiner Behandlung oder typischer Versorgung zu einer moderaten Schmerzreduktion und einer leichten Verbesserung der Funktion führen kann. Die Evidenz war von moderater Qualität. Es gab keine klaren Hinweise darauf, dass eine bestimmte Art von Bewegungstherapie anderen überlegen ist.

6.7.2 Implikationen für die Hausarztpraxis

Bewegungstherapie sollte als wichtiger Bestandteil der Behandlung von chronischen Rückenschmerzen empfohlen werden. Hausärzte sollten ihre Patienten ermutigen, regelmäßig körperlich aktiv zu sein, und können spezifische Übungsprogramme empfehlen oder zu einem Physiotherapeuten überweisen. Da keine bestimmte Art von Bewegungstherapie anderen klar überlegen ist, sollten die Präferenzen und Möglichkeiten des Patienten bei der Auswahl berücksichtigt werden. Es ist wichtig, den Patienten zu erklären, dass eine Verbesserung der Symptome Zeit braucht und dass kurzfristige Schmerzzunahmen normal sein können. Auch Angehörige sollten – falls möglich – aufgeklärt und beraten werden.

6.8 Yoga bei chronischen nicht-spezifischen Rückenschmerzen

Yoga wird zunehmend als alternative Behandlungsmöglichkeit für chronische Rückenschmerzen eingesetzt. Cochrane untersucht die Wirksamkeit und Sicherheit von Yoga bei chronischen nicht-spezifischen Rückenschmerzen (8).

6.8.1 Cochrane-Evidenz

Es wurden 21 Studien mit 2223 Teilnehmern in das Review eingeschlossen. Die Ergebnisse zeigen, dass Yoga im Vergleich zu keiner Behandlung zu einer moderaten Verbesserung der Schmerzen und einer leichten Verbesserung der Funktion führen kann. Die Evidenz war von geringer bis moderater Qualität. Es gab keine Hinweise auf schwerwiegende unerwünschte Ereignisse durch Yoga.

6.8.2 Implikationen für die Hausarztpraxis

Yoga kann als sichere und potenziell wirksame Behandlungsoption für Patienten mit chronischen nicht-spezifischen Rückenschmerzen in Betracht gezogen werden. Hausärzte können Patienten, die an alternativen Behandlungsmöglichkeiten interessiert sind, über die möglichen Vorteile von Yoga informieren. Es ist wichtig, dass die Patienten einen qualifizierten Yoga-Lehrer aufsuchen und dass die Übungen an ihre individuellen Bedürfnisse und Einschränkungen angepasst werden. Yoga sollte als Ergänzung zu, nicht als Ersatz für, etablierte Behandlungen wie Bewegungstherapie betrachtet werden. Es ist zu beachten, dass sehr unterschiedliche Yoga-Schulen und Yoga-Techniken angeboten werden.

LITERATUR

(1) Williams CM, Henschke N, Maher CG, et al. Red flags to screen for vertebral fracture in patients presenting with low-back pain. Cochrane Database of Systematic Reviews 2013, Issue 1. Art. No.: CD008643. DOI: 10.1002/14651858. CD008643.pub2.

(2) Saragiotto BT, Machado GC, Ferreira ML, Pinheiro MB, Abdel Shaheed C, Maher CG. Paracetamol for low back pain. Cochrane Database of Systematic Reviews 2016, Issue 6. Art. No.: CD012230. DOI: 10.1002/14651858.CD012230.

(3) https://register.awmf.org/de/leitlinien/detail/nvl-007.

(4) Liddle SD, Pennick V. Interventions for preventing and treating low-back and pelvic pain during pregnancy. Cochrane Database of Systematic Reviews 2015, Issue 9. Art. No.: CD001139. DOI: 10.1002/14651858.CD001139.pub4.

(5) Geneen LJ, Moore RA, Clarke C, Martin D, Colvin LA, Smith BH. Physical activity and exercise for chronic pain in adults: an overview of Cochrane Reviews. Cochrane Database of Systematic Reviews 2017, Issue 4. Art. No.: CD011279. DOI: 10.1002/14651858.CD011279.pub3.

(6) Cashin AG, Wand BM, O'Connell NE, et al. Pharmacological treatments for low back pain in adults: an overview of Cochrane Reviews. Cochrane Database of Systematic Reviews 2023, Issue 4. Art. No.: CD013815. DOI: 10.1002/14651858. CD013815.pub2.

(7) Hayden JA, Ellis J, Ogilvie R, Malmivaara A, van Tulder MW. Exercise therapy for chronic low back pain. Cochrane Database of Systematic Reviews 2021, Issue 9. Art. No.: CD009790. DOI: 10.1002/14651858.CD009790.pub2.

(8) Wieland LS, Skoetz N, Pilkington K, Harbin S, Vempati R, Berman BM. Yoga for chronic non-specific low back pain. Cochrane Database of Systematic Reviews 2022, Issue 11. Art. No.: CD010671. DOI: 10.1002/14651858.CD010671.pub3.

(9) Roelofs PDDM, Deyo RA, Koes BW, Scholten RJPM, van Tulder MW. Non-steroidal anti-inflammatory drugs for low back pain. Cochrane Database of Systematic Reviews 2008, Issue 1. Art. No.: CD000396. DOI: 10.1002/14651858. CD000396.pub3.

7 Kinder und Jugendliche in der Hausarztpraxis

7.1 Otitis media und Antibiotika

Eine Otitis media ist in deutschen Hausarztpraxen bei Kindern im Alter von 0–14 Jahren ein häufiger Beratungsanlass. Die schmerzhafte Entzündung der Schleimhäute des Mittelohrs kann mit plötzlich einsetzenden Ohrenschmerzen, Fieber, Schwindel, Hörstörungen und vorgewölbtem Trommelfell einhergehen. Für den praktisch tätigen Hausarzt stellt sich bei der Diagnose Otitis media die Frage, ob eine Antibiotika-Gabe wirklich Komplikationen verhindern kann. Folgendes Cochrane Review (1) geht ausführlich auf diese Frage ein und klärt über den aktuellen Wissensstand auf.

7.1.1 Cochrane-Evidenz

In diesem Review wurden erstens die klinische Wirksamkeit und Sicherheit von Antibiotika bei Kindern mit akuter Mittelohrentzündung im Vergleich zu einem Placebo und zweitens die klinische Wirksamkeit und Sicherheit von Antibiotika mit abwartender Beobachtung bei Kindern mit akuter Mittelohrentzündung verglichen. Die akute Mittelohrentzündung ist eine der am weitesten verbreiteten Infektionen im Säuglings- und Kindesalter. Sie verursacht Schmerzen und allgemeine Krankheitssymptome wie Fieber, Reizbarkeit sowie Ess- und Schlafprobleme. Zudem kann sie in seltenen Fällen auch aszendieren und zur Bakteriämie oder Mastoiditis und Meningitis führen. Im Alter von drei Jahren haben die meisten Kinder mindestens eine akute Mittelohrentzündung hinter sich. Eine frühe Influenza-Impfung kann hier einen positiven protektiven Effekt haben. Obgleich die akute Mittelohrentzündung in der Regel ohne Behandlung ausheilt, wird sie oft mit Antibiotika behandelt. Das Review weist darauf hin, dass Antibiotika bei den meisten Kindern mit akuter Mittelohrentzündung nicht sehr nützlich sind. Mit Antibiotika konnte die Anzahl der Kinder mit Schmerzen nach 24 Stunden nicht verringert werden. Im Vergleich zu Placebo verringerte sich durch den Einsatz von Antibiotika auch nicht die Anzahl der Kinder nach drei Monaten mit Hörverlust und mit einem späten Rezidiv der Mittelohrentzündung. Allerdings konnte durch Antibiotika im Vergleich zu Placebo die Anzahl der Kinder mit Trommelfellperforation und Episoden von Mittelohrentzündungen in dem ursprünglich nicht betroffenen Ohr leicht verringert werden. Die Ergebnisse aus einer Metaanalyse zeigten, dass Antibiotika für Kinder unter zwei Jahren mit Infektionen in beiden Ohren und für Kinder mit Mittelohrentzündung und Otorrhö am vorteilhaftesten sind. Es konnte kein Unterschied zwischen sofortiger Gabe von Antibiotika und abwartender Beobachtung in Bezug auf die Anzahl der Kinder festgestellt werden, die 3 bis 7 Tage bzw. 11 bis 14 Tage nach der Diagnose Schmerzen hatten. Ferner wurden keine Unterschiede bei der Anzahl der Kinder mit Hörverlust nach vier Wochen, Trommelfellperforationen und späten Rückfällen zwischen den Gruppen beobachtet.

Es lagen keine ausreichenden Angaben für die Erkenntnis vor, dass Antibiotika seltene Komplikationen wie Mastoiditis (Infektion der Knochen rund um das Ohr) verringern. Alle in diesen Review eingeschlossenen Studien stammten aus einkommensstarken Ländern. Antibiotika können unerwünschte Wirkungen wie Durchfall, Erbrechen und Hautausschlag verursachen und auch die Antibiotikaresistenz in der Gemeinschaft erhöhen. Es ist schwierig, den geringen Nutzen gegen die geringe Schädlichkeit von Antibiotika bei Kindern mit akuter Mittelohrentzündung gegeneinander aufzuwiegen. Für die meisten Kinder mit einer milden Krankheitsform in einkommensstarken Ländern erscheint eine abwartende Beobachtung jedoch gerechtfertigt (1).

7.1.2 Implikationen für die Hausarztpraxis

Die Übersichtsarbeit weist darauf hin, dass Antibiotika keine direkte Wirkung auf akute Schmerzen haben, dafür eine geringfügige Wirkung auf Schmerzen in den folgenden Tagen und nur eine mäßige Wirkung auf die Anzahl der Trommelfellperforationen, kontralaterale Otitiden und pathologische tympanometrische Befunde nach zwei bis vier Wochen.

In Ländern mit hohem Einkommen heilen die meisten Fälle spontan ohne Komplikationen ab. Vorteile von Antibiotika müssen gegen mögliche Schäden abgewogen werden. Antibiotika sind am nützlichsten bei Kindern unter zwei Jahren mit bilateraler akuter Otitis media oder mit akuter Otitis media und Otorrhö.

Die Empfehlung der DEGAM für die Praxis lautet: Bei Patienten ohne Risikofaktoren mit einer unkomplizierten akuten Otitis media sollte zunächst eine symptomatische Behandlung mit systemischer Analgetikagabe durchgeführt und auf die sofortige antibiotische Therapie verzichtet werden. Bei Kleinkindern ist die Indikationsstellung je nach Alter und Diagnosesicherheit spezifisch zu stellen (2).

7.2 Vergleich der Behandlung einer nicht schweren Lungenentzündung bei Kindern im Alter von 2 bis 59 Monaten mit und ohne Antibiotika

Bei Kindern ist Lungenentzündung eine der häufigsten Todesursachen weltweit. Die Lungenentzündung wird nach Richtlinien der WHO klassifiziert in unterschiedliche Schweregrade der Erkrankung. Die jeweilige Behandlung entspricht dem Schweregrad. Bei der nicht schweren Lungenentzündung empfiehlt die WHO die Verwendung von oralen Antibiotika zur Behandlung. Eine Lungenentzündung wird jedoch weitaus häufiger durch Viren verursacht. Die durch Bakterien verursachte Lungenentzündung muss mit Antibiotika behandelt werden, um Komplikationen zu vermeiden. Da es keine klare Möglichkeit gibt, schnell zu unterscheiden, ob Viren oder Bakterien die Lungenentzündung verursacht haben, gilt es als sicher, Antibiotika zu verabreichen. Es kann jedoch zur Entwicklung einer Antibiotikaresistenz führen und somit deren Verwendung bei zukünftigen Infektionen einschränken. Somit stellt sich die Frage, ob der Einsatz von Antibiotika bei der nicht schweren Lungenentzündung gerechtfertigt ist. Cochrane hat sich in einem Review dieser Frage angenommen (3).

7.2.1 Cochrane-Evidenz

Cochrane hat untersucht, ob es einen Unterschied in den Behandlungsergebnissen mit oder ohne Antibiotika bei nicht schwerer Lungenentzündung bei Kindern im Alter von 2 bis 59 Monaten gibt. Dabei wurde eine Suche nach klinischen Studien durchgeführt, die bis März 2014 veröffentlicht wurden und die diese Frage bewerteten. Es konnten keine Studien identifiziert werden, die zur Überprüfung der Frage durchgeführt wurden. Die Autoren weisen darauf hin, dass RCTs sich eindeutig mit dieser Frage in repräsentativen Bevölkerungsgruppen befassen müssen. Derzeit (Stand 2014) liegt keine Evidenz dafür vor, die die fortgesetzte Anwendung von Antibiotika zur Behandlung der nicht schweren Lungenentzündung gemäß den Leitlinien der WHO unterstützt oder infrage stellt (3).

7.2.2 Implikationen für die Hausarztpraxis

Auf keinen Fall sollte man aus dem Cochrane Review schließen, dass die Empfehlung der WHO infrage zu stellen ist. Für die Hausarztpraxis zeigt sich ein weiteres Mal, dass es wichtig ist, offen und kritisch bezüglich vermeintlich sicheren Wissens zu bleiben, auch dem eigenen Wissen gegenüber. Im Patientengespräch ehrlich und authentisch über Unsicherheiten zu berichten und aufzuklären, bleibt dabei eine wichtige Eigenschaft für den Hausarzt 2.0.

7.3 Probiotika zur Prävention von Antibiotika-assoziierter Diarrhö bei Kindern

In der Hausarztpraxis fragen Patienten häufig nach, wie der Darm während einer notwendigen Antibiotikabehandlung geschützt werden kann. Die Frage stellt sich auch bei kleinen Patienten, deren Elektrolyt- und Wasserhaushalt besonders geschützt sein wollen.

Die Antibiotika-assoziierte Diarrhö (AAD) tritt auf, wenn Antibiotika das natürliche Gleichgewicht der Bakterien im Verdauungstrakt verändern und sich schädliche Bakterien vermehren. Zu den Symptomen einer AAD gehören häufige wässrige Durchfälle und Bauchkrämpfe. Neben dem Ausgleich durch Flüssigkeit und Elektrolyte wäre eine gute Prävention besonders bei kleinen Kindern sinnvoll. Probiotika sind in Nahrungsergänzungsmitteln oder Joghurt zu finden und enthalten potenziell nützliche Bakterien oder Hefen. Sie können das natürliche Bakteriengleichgewicht im Verdauungstrakt möglicherweise wiederherstellen. Cochrane interessiert sich hier für die Sinnhaftigkeit, insbesondere bei der Anwendung bei Kindern (4).

7.3.1 Cochrane-Evidenz

Die Review-Autoren untersuchten, ob Probiotika die Antibiotika-assoziierte Diarrhö bei Kindern während einer Antibiotikabehandlung verhindern können. Auch mögliche Nebenwirkungen wurden von den Autoren bewertet. Medizinische Literatur bis Juli 2018 konnte in das Review mit aufgenommen werden. und 23 Studien lieferten die beste verfügbare Evidenz.

Das Review konnte zeigten, dass Probiotika wirksam Antibiotika-assoziierte Diarrhöen verhindern können. Die Inzidenz von Antibiotika-assoziierten Diarrhöen in der probiotischen Gruppe betrug 8 % im Vergleich zu 19 % in der Kontrollgruppe, 11 % weniger Personen hatten Durchfall. Pro neun behandelter Kinder (NNT = 9) verhindern Probiotika also einen Fall von Durchfall. Weiterhin deutet die Evidenz darauf hin, dass eine höhere Dosierung der Evidenz auch das Auftreten von AAD reduziert. Probiotika wurden im Allgemeinen gut vertragen, und kleinere Nebenwirkungen (z. B. Ausschlag, Übelkeit, Blähungen, aufgeblähter Bauch, Verstopfung) traten nur selten auf. Die Evidenz deutet darauf hin, dass Probiotika für eine mäßige Verkürzung der Dauer von Durchfall wirksam sind. Von den verschiedenen untersuchten Probiotika scheinen *Lactobacillus rhamnosus* oder *Saccharomyces boulardii* bei 5 bis 40 Milliarden KBEs/Tag am besten geeignet zu sein, Antibiotika-assoziierte Diarrhöen bei Kindern während einer Antibiotikabehandlung zu verhindern (4).

Zwar wurden keine ernsten Nebenwirkungen im Zusammenhang mit Probiotika bei ansonsten gesunden Kindern beobachtet, die an den Studien teilnahmen, jedoch traten bei stark geschwächten oder immunschwachen Kindern mit zugrunde liegenden Risikofaktoren schwere Nebenwirkungen auf (4).

7.3.2 Implikationen für die Hausarztpraxis

Die verfügbare Evidenz weist auf einen protektiven Effekt von Probiotika zur Prävention von Antibiotika-assoziierten Diarrhöen bei ansonsten gesunden Kindern hin. Aufgrund der im Vergleich vorteilhaften NNT und der im Vergleich geringen

Nebenwirkungen bei ansonsten gesunden Kindern stellt sich die Frage, ob Probiotika zur Prävention von Antibiotika-assoziierten Diarrhöen bei Kindern in Leitlinien übergehen und als Kassenleistung erhältlich sein können. Aktuell sind Probiotika in Kinderarztpraxen und Apotheken für Kinder tendenziell als Privatleistung erhältlich. Für die Hausarztpraxis lohnt es sich, speziell in dem Review genannte Probiotika, für die der Effekt nachgewiesen werden konnte, für Kinder mit Antibiotika-assoziierten Diarrhöen zu verordnen. Zumindest aber sollte man für die Nachfragen der Eltern entsprechend vorbereitet sein.

7.4 Interventionen zur Prävention von Fettleibigkeit bei Kindern

Prävention von Adipositas bei Kindern ist international ein zentrales Thema im Bereich der öffentlichen Gesundheit. Adipositas hat erhebliche Auswirkungen auf akute und chronische Krankheiten und den allgemeinen Gesundheitszustand. Auch die seelische Gesundheit und das Sozialleben können betroffen sein. International liegt bereits viel Evidenz zu dem Thema vor. Cochrane hat es sich zur Aufgabe gemacht, ein Review der bisher verfügbaren Evidenz zu erstellen (5).

7.4.1 Cochrane-Evidenz

Cochrane hat wissenschaftliche Datenbanken nach Studien durchsucht, die sich mit Prävention von Fettleibigkeit bei Kindern befassen. 153 RCTs konnten eingeschlossen werden, die eine Änderung des Ernährungs- oder Aktivitätsniveaus bei Kindern untersuchten. Es zeigte sich, dass sich der BMI bei Kindern im Alter von 0 bis 5 Jahren und im Alter von 6 bis 12 Jahren durch eine Intervention signifikant ändern lässt. Diese Kinder konnten ihr Gewicht reduzieren. Interventionen in der Altersgruppe der 13- bis 18-jährigen Kinder waren weniger erfolgreich. Auch eine aktualisierte Überprüfung des Reviews zeigt, dass Interventionen zur Vorbeugung von Fettleibigkeit bei Kindern keine Nebenwirkungen haben (5).

7.4.2 Implikationen für die Hausarztpraxis

Prävention von kindlichem Übergewicht und Adipositas ist international ein Thema der öffentlichen Gesundheit. Der Einfluss von Adipositas auf akute und chronische Erkrankungen, Allgemeinzustand, Entwicklung und seelische Gesundheit ist bekannt. Im Hinblick auf die Menge an verfügbarer Evidenz zu dem Thema ist eine Zusammenfassung der verfügbaren Evidenz durch Cochrane ein wichtiger Schritt.

Interventionen zur Änderung des Ernährungs- oder Aktivitätsniveaus von Kindern können den BMI-Score bei Kindern im Alter von 0 bis 5 Jahren und bei Kindern im Alter von 6 bis 12 Jahren geringfügig senken. Interventionen für Jugendliche im Alter von 13 bis 18 Jahren konnten den BMI nicht signifikant senken. Für die Praxis zeigt sich, dass Interventionen am ehesten in der jüngeren Altersgruppe sinnvoll sind. Diät in Kombination mit körperlicher Aktivität sowie auch diätetische Interventionen alleine können in dieser Altersgruppe das Risiko von Fettleibigkeit senken. Für die Hausarztpraxis empfiehlt es sich, besorgte Eltern auf die Sinnhaftigkeit einer frühzeitigen Intervention hinzuweisen. Auch für das öffentliche Gesundheitssystem ist es sinnvoll, o. g. Cochrane Review bei der Planung von Interventionen bezüglich der Prävention von Übergewicht und Adipositas bei Kindern mit einzubeziehen. Schwierig erscheint der Zugang zu strukturierten Programmen und Angeboten – hier sollten sich die Familien gezielt an die Krankenkasse wenden, ggf. mit einer Präventionsverordnung aus der Praxis.

7.5 Auf Eltern beschränkte Interventionen bei übergewichtigen oder adipösen Kindern im Alter von 5 bis 11 Jahren

Eine der vielen Besonderheiten in der Pädiatrie ist die Kommunikation und Beratung der Eltern. Bei Klagen der Eltern über Medienkonsum oder Essverhalten der Kinder gilt es, Eltern über die eigene Einflussnahme auf das Verhalten kleiner Kinder aufzuklären. Kleine Kinder treffen selten bewusst eine eigene Entscheidung, und das Verhalten wird im großen Maße durch Bildung und Vorgaben der Eltern beeinflusst.

Auf der ganzen Welt leiden immer mehr Kinder an Übergewicht und Adipositas. Das Risiko für eine Vielzahl von Erkrankungen steigt damit auch für das Erwachsenenalter. Eltern können die Ernährungsgewohnheiten ihrer Kinder beeinflussen. Um herauszufinden, ob die Beratung der Eltern bezüglich der familiären Ernährungsgewohnheiten und des Lebensstils wirksam sein kann, hat Cochrane ein Review erstellt (6).

7.5.1 Cochrane-Evidenz

Cochrane stellt die Frage, wie wirksam Interventionen bezüglich Ernährung, körperlicher Betätigung und Verhalten sind, wenn diese lediglich den Eltern vermittelt werden, um das Gewicht übergewichtiger Kinder zu reduzieren. Die Interventionen bezogen sich auf Eltern von insgesamt 3.057 Kindern im Alter von 5 bis 11 Jahren. Der am häufigsten berichtete Endpunkt betraf den Body-Mass-Index (BMI). Im Vergleich zur Kontrollgruppe bestand nur eingeschränkte Evidenz dafür, dass eine elterliche Intervention zur Senkung des BMI führte. Im Rahmen des Reviews konnten nur sehr wenige Angaben darüber gefunden werden, wie sich die verschiedenen Arten elterlicher Interventionen zueinander verhalten. Zwei Studien erläuterten, dass keine schwerwiegenden Nebenwirkungen auftraten, während die übrigen Studien keine Aussage über das Auftreten von Nebenwirkungen machten. Nur selten wurde über das Verhältnis zwischen Eltern und Kind oder die gesundheitsbezogene Lebensqualität berichtet. Interventionen, die sich direkt an Eltern richten, können eine wirksame Behandlungsoption für übergewichtige oder fettleibige Kinder im Alter von 5 bis 11 Jahren sein. Sie hatten ähnliche Auswirkungen wie Interventionen, die sowohl Kinder als auch Eltern ansprachen. Die Evidenzlage für Interventionen, die sich nur an Eltern richten, ist derzeit dünn, und viele Studien weisen ein hohes Risiko für Bias auf (6).

7.5.2 Implikationen für die Hausarztpraxis

Erfahrungen von Kinderärzten kann sich auch der Hausarzt zu eigen machen und bezüglich gesundheitlicher und seelischer Leiden von kleinen Patienten auch Eltern mit einbeziehen. Eine hausärztliche Einflussmöglichkeit auf Eltern ist nicht zu unterschätzen und möglicherweise können Hausärzte auch eine Zusammenarbeit mit Kinderärzten unterstützen und den Part der Einflussnahme auf Eltern verstärkt übernehmen. Eine fundierte Aufklärung von Eltern über gesunde Ernährung in der Hausarztpraxis ist Hausärzten möglich.

7.6 Glukokortikoide bei Pseudokrupp bei Kindern

Pseudokrupp ist eine häufige und oft beängstigende Atemwegserkrankung bei Kleinkindern und jungen Kindern. Charakterisiert durch einen bellenden Husten, Heiserkeit und inspiratorischen Stridor, kann diese Erkrankung besonders nachts zu akuter Atemnot führen und sowohl für die betroffenen Kinder als auch für ihre Eltern äußerst beunruhigend sein. In der pädiatrischen Notfallmedizin spielt die effektive Behandlung von Pseudokrupp eine wichtige

Rolle, wobei Glukokortikoide seit langem als Therapie der Wahl gelten. Diese entzündungshemmenden Medikamente zielen darauf ab, die Schwellung der oberen Atemwege zu reduzieren und damit die Atmung zu erleichtern. Angesichts der Häufigkeit dieser Erkrankung und der weit verbreiteten Anwendung von Glukokortikoiden ist es von entscheidender Bedeutung, ihre Wirksamkeit und Sicherheit gründlich zu evaluieren. Cochrane hat sich dieser wichtigen Aufgabe angenommen und die verfügbare Evidenz zur Anwendung von Glukokortikoiden bei Pseudokrupp umfassend analysiert (7).

7.6.1 Cochrane-Evidenz

In das Review wurden 45 Studien mit 5888 Kindern eingeschlossen. Die Ergebnisse zeigen, dass Glukokortikoide im Vergleich zu Placebo die Schwere der Kruppbeschwerden nach 2 Stunden nach 6 Stunden (SMD −0,76; 95 %-KI −0,88 bis −0,64) und nach 12 Stunden signifikant verbessern. Die Zahl der Krankenhausaufenthalte war in der Glukokortikoid-Gruppe geringer. Es gab keine signifikanten Unterschiede in der Wirksamkeit zwischen oralen und inhalativen Glukokortikoiden.

7.6.2 Implikationen für die Hausarztpraxis

Glukokortikoide sollten als First-Line-Therapie bei Kindern mit Pseudokrupp in Betracht gezogen werden. Hausärzte können sowohl orale als auch inhalative Formulierungen verschreiben, wobei die Wahl von der Verfügbarkeit und den Präferenzen des Patienten abhängen kann. Eine einmalige Dosis kann ausreichend sein. Die Eltern sollten über den zu erwartenden Verlauf aufgeklärt werden, einschließlich der Tatsache, dass eine Verbesserung oft erst nach einigen Stunden eintritt. Wichtig ist auch die Aufklärung über Warnsymptome, die eine sofortige ärztliche Beurteilung erfordern. Hausärzte können erwägen, Eltern von Kindern mit rezidivierendem Krupp ein Rezept für Glukokortikoide für den Notfall mitzugeben, zusammen mit klaren Anweisungen zur Anwendung. Dies wird in der Praxis bereits vielerorts umsetzt. Eltern sollten dann aber das Verfallsdatum notieren und rechtzeitig ein erneutes Notfallrezept anfordern. Insbesondere in Familien mit mehreren (Klein-)Kindern kommt es nach praktischer Erfahrung regelhaft zum Einsatz.

7.7 HPV-Impfung zur Prävention von Gebärmutterhalskrebs und präkanzerösen Veränderungen

Die Einführung der HPV-Impfung markiert einen Meilenstein in der Prävention von Gebärmutterhalskrebs und anderen HPV-assoziierten Erkrankungen. Humane Papillomviren (HPV) sind für eine Vielzahl von Krebserkrankungen verantwortlich, wobei Gebärmutterhalskrebs die bekannteste und häufigste Form darstellt. In den letzten Jahren sind neben Anal-, Vaginal- und Peniskarzinomen auch die Hals-Nacken-Karzinome in den Fokus der Forschung getreten. Als erste Impfung, die gezielt zur Krebsprävention entwickelt wurde, hat die HPV-Vakzine das Potenzial, die globale Krankheitslast durch HPV-bedingte Malignome erheblich zu reduzieren. Seit ihrer Einführung hat die Impfung weltweit Eingang in nationale Impfprogramme gefunden, wobei sich Empfehlungen und Zielgruppen im Laufe der Zeit erweitert haben. Angesichts der weitreichenden Implikationen für die öffentliche Gesundheit und der teilweise kontroversen öffentlichen Diskussion ist eine gründliche Bewertung der Wirksamkeit und Sicherheit der HPV-Impfung von Bedeutung. Cochrane hat sich dieser Aufgabe angenommen und eine umfassende Analyse der verfügbaren Evidenz durchgeführt, um Klarheit in dieses wichtige Thema der präventiven Medizin zu bringen (8).

7.7.1 Cochrane-Evidenz

Es wurden 26 Studien mit 73.428 Teilnehmerinnen in das Review eingeschlossen. Bei jungen Frauen im Alter von 15 bis 26 Jahren, die zu Studienbeginn HPV-16/18-negativ waren, reduzierte die HPV-Impfung das Risiko für CIN2+ (zervikale intraepitheliale Neoplasie Grad 2 oder schwerer) von 164 pro 10.000 auf 2 pro 10.000. Bei Frauen im Alter von 24 bis 45 Jahren reduzierte die Impfung das Risiko für CIN2+ von 145 pro 10.000 auf 107 pro 10.000. Das Risiko schwerwiegender unerwünschter Ereignisse war in der Impfgruppe nicht erhöht.

7.7.2 Implikationen für die Hausarztpraxis

Hausärzte sollten die HPV-Impfung aktiv für Mädchen, Jungen und junge Frauen und Männer, die Sex mit Männern haben (MSM), empfehlen, idealerweise vor dem ersten Sexualkontakt. Die STIKO empfiehlt die Impfung bereits ab dem 9. Geburtstag, und hier sollte auch mit der Aufklärung begonnen werden. Die Impfung ist auch für ältere Frauen bis 45 Jahre sinnvoll, wenn auch mit geringerem Nutzen. Insbesondere nach Eingriffen wie Konisationen oder anderen Eingriffen an den Schleimhäuten im Unterleib oder Halsbereich. Es ist wichtig, Patienten und Eltern über den hohen Schutz vor präkanzerösen Veränderungen und das gute Sicherheitsprofil der Impfung aufzuklären. Hausärzte sollten betonen, dass die Impfung die regelmäßige Teilnahme an Früherkennungsuntersuchungen nicht ersetzt. Die Integration der HPV-Impfung in Routineuntersuchungen für Kinder und Jugendliche kann die Impfquoten verbessern. Auch die Impfung von Jungen sollte regelmäßig angesprochen werden, da sie zur Herdenimmunität beiträgt und vor HPV-assoziierten Krebsarten bei Männern schützt. Die STIKO formuliert die Bedeutung für die impfenden Ärzte wie folgt: „Es liegt in der ärztlichen Verantwortung, nach individueller Prüfung der Impfindikation PatientInnen auf der Basis der Impfstoffzulassung darauf hinzuweisen." Die Zulassung hat keine Altersobergrenze.

LITERATUR

(1) Venekamp RP, Sanders SL, Glasziou PP, Del Mar CB, Rovers MM. Antibiotics for acute otitis media in children. Cochrane Database of Systematic Reviews 2015, Issue 6. Art. No.: CD000219. DOI: 10.1002/14651858.CD000219.pub4.

(2) Ohrenschmerzen Aktualisierte Fassung 2014 S2k-Leitlinie AWMF-Registernr. 053/009 Deutsche Gesellschaft für Allgemeinmedizin und Familienmedizin http://www.degam.de/files/Inhalte/Leitlinien-Inhalte/Dokumente/DEGAM-S3-Leitlinien/Leitlinien-Entwuerfe/053-009 %20 Ohrenschmerzen/LL-07_Ohrenschmerzen_Langfassung_20141222.pdf.

(3) Lassi ZS, Kumar R, Das JK, Salam RA, Bhutta ZA. Antibiotic therapy versus no antibiotic therapy for children aged two to 59 months with WHO-defined non-severe pneumonia and wheeze. Cochrane Database of Systematic Reviews 2014, Issue 5. Art. No.: CD009576. DOI: 10.1002/14651858.CD009576.pub2.

(4) Guo Q, Goldenberg JZ, Humphrey C, El Dib R, Johnston BC. Probiotics for the prevention of pediatric antibiotic-associated diarrhea. Cochrane Database of Systematic Reviews 2019, Issue 4. Art. No.: CD004827. DOI: 10.1002/14651858.CD004827.pub5.

(5) Waters E, de Silva-Sanigorski A, Burford BJ, et al. Interventions for preventing obesity in children. Cochrane Database of Systematic Reviews 2011, Issue 12. Art. No.: CD001871. DOI: 10.1002/14651858.CD001871.pub3.

(6) Loveman E, Al-Khudairy L, Johnson RE, et al. Parent-only interventions for childhood overweight or obesity in children aged 5 to 11 years. Cochrane Database of Systematic Reviews 2015, Issue 12. Art. No.: CD012008. DOI: 10.1002/14651858.CD012008.

(7) Russell KF, Liang Y, O'Gorman K, et al. Glucocorticoids for croup in children. Cochrane Database of Systematic Reviews 2020, Issue 4. Art. No.: CD001955. DOI: 10.1002/14651858.CD001955.pub5.

(8) Arbyn M, Xu L, Simoens C, Martin-Hirsch PP. HPV vaccination to prevent cancer and pre-cancerous changes of the cervix. Cochrane Database of Systematic Reviews 2018, Issue 5. Art. No.: CD009069. DOI: 10.1002/14651858.CD009069.pub3.

8 Brustschmerz in der Hausarztpraxis

8.1 Evidenzlage zur Behandlung von Hypertonie in der Altersgruppe 18 bis 59 Jahre

Hypertonie ist ein wichtiger Risikofaktor für kardiovaskuläre Ereignisse wie Schlaganfall, Herzinfarkt, Herzversagen und Nierenversagen. Das Hauptziel der Behandlung ist es, diese Ereignisse zu reduzieren. Systematische Reviews haben gezeigt, dass eine blutdrucksenkende medikamentöse Therapie bei der Senkung der kardiovaskulären Morbidität und Mortalität von Nutzen ist. Der Großteil an Evidenz liegt jedoch nur für Personen einer umschriebenen Altersklasse vor. Cochrane wollte wissen, welche Auswirkungen die Therapie bei Menschen zwischen 18 und 59 Jahren hat. Damit wird die Evidenz für die Behandlung jüngerer Patienten hinterfragt, und der Hausarzt kann die Ergebnisse bei seiner Entscheidungsfindung hinsichtlich medikamentöser Therapie mit einbeziehen.

8.1.1 Cochrane-Evidenz

Cochrane hat den Nutzen und Schaden der Verwendung von antihypertensiven Arzneimitteln bei Erwachsenen im Alter von 18 bis 59 Jahre mit Hypertonie untersucht (1).

Dabei wurden Studien zu dieser Fragestellung, die bis Januar 2017 veröffentlicht wurden, in einer Übersichtsarbeit zusammengefasst. Es zeigte sich, dass überwiegend Evidenz aus Studien für Personen über 60 Jahre zur Verfügung steht. Nur sieben Placebo-kontrollierte Studien, die 17.327 Personen im Alter von 18 bis 59 Jahre mit Hypertonie untersuchten, konnten in die Übersichtsarbeit aufgenommen werden. Überraschend zeigte sich, dass die Behandlung wenig oder keinen Einfluss in Bezug auf den Tod jeglicher Ursache hatte. Die Anzahl der Patienten mit Herzerkrankung oder Tod aufgrund von Herzerkrankung konnte von 4,1 % auf 3,2 % verringert werden. Zusammenfassend stellte sich heraus, dass blutdrucksenkende Arzneimittel für Erwachsene im Alter von 18 bis 59 Jahre mit Hypertonie eine geringe positive Wirkung auf die Reduzierung von Schlaganfall zeigten. Tod aufgrund jeglicher Ursache und Herzinfarkte nahmen jedoch nicht ab und Studienabbrüche aufgrund von Nebenwirkungen nahmen zu. Die Evidenzlage für die Altersgruppe 18 bis 59 Jahre wurde als von geringer bis sehr geringer Qualität eingestuft.

8.1.2 Implikationen für die Hausarztpraxis

Antihypertensive Medikamente zur Behandlung vorwiegend gesunder Erwachsener im Alter von 18 bis 59 Jahre mit leichter bis mittelschwerer primärer Hypertonie haben einen geringen absoluten Effekt zur Verringerung der kardiovaskulären Mortalität und Morbidität. Sie wirken hauptsächlich aufgrund einer Verringerung der zerebrovaskulären Mortalität und der Morbidität. Gesamtmortalität sowie KHK wurden nicht reduziert. Als Implikation für die Praxis könnte dies hinweisend auf die Empfehlung der DEGAM zu blutdrucksenkenden Maßnahmen bei jüngeren Patienten sein. Hier wird auf Lebensstilmodifikation als Basis der antihypertensiven Therapie bei allen Patienten mit arterieller Hypertonie hingewiesen (2).

Die DEGAM sieht eine Evidenzgrundlage für Personen in einem Alter von 40 bis 80 Jahre und vermutet eine unzureichende Datenlage zur antihypertensiven Therapie bei älteren Patienten. Cochrane untersuchte die geringe Evidenz für jüngere Patienten im Alter von 18 bis 59. Für die Praxis weist somit auch die aktuelle Evidenzlage darauf hin, dass über den Beginn einer antihypertensiven Therapie individuell entschieden werden sollte. Dabei sollte die unsichere Evidenzlage bezüglich der Behandlung von sehr jungen oder hochbetagten Patienten als Faktor bei der Entscheidungsfindung einbezogen werden. Auch bei über 80-Jährigen sollte die Blutdruckmedikation immer wieder kritisch hinterfragt werden.

8.2 Screening auf Vorhofflimmern

Fragen der Prävention innerhalb der Gesundheitsversorgung sind nicht statisch, sondern stetig einem Wandel unterworfen. Statistische Auswertungen zu Fragen der Prävention können immer nur einen Ausschnitt einer Population abbilden. Dabei ist es wichtig, konkreten und sinnvollen Fragestellungen nachzugehen. Auch ökonomische Aspekte können eine Rolle spielen. Zudem ist ein Wandel der Wahrnehmung von Prävention und Gesundheitsförderung auch in der Primärversorgung notwendig. Cochrane hat zu der Fragestellung Screening auf Vorhofflimmern eine Übersichtsarbeit veröffentlicht und stellt u. a. den Kosten-Nutzen-Effekt zur Diskussion.

8.2.1 Cochrane-Evidenz

Symptome von Vorhofflimmern können Herzstolpern, Schmerzen in der Brust, Kurzatmigkeit sowie Anzeichen von Benommenheit oder Erschöpfung sein. Mit zunehmendem Alter steigt das Risiko für die Erkrankung. Auch asymptomatische Patienten können ein Vorhofflimmern entwickeln und einem erhöhten Risiko für einen Schlaganfall ausgesetzt sein. Cochrane hat es sich in dem Review zum Ziel gesetzt herauszufinden, ob Vorsorgeuntersuchungen die Zahl der Diagnosen steigern können.

Es wurde zum einen allen Personen über 65 Jahre die Teilnahme an einer EKG-Untersuchung angeboten. Weiterhin wurde Personen über 65 Jahre, bei denen ein unregelmäßiger Puls festgestellt werden konnte, eine EKG-Untersuchung angeboten. Beide Früherkennungsuntersuchungen konnten eine Steigerung der Entdeckung von Vorhofflimmern nachweisen (3).

8.2.2 Implikationen für die Hausarztpraxis

In der Primärversorgung könnte das Screening auf Vorhofflimmern bei Patienten über 65 Jahre die Rate der Früherkennung von Vorhofflimmern erhöhen. Das Screening auf Vorhofflimmern bei asymptomatischen Patienten könnte Hinweise auf eine vorliegende Erkrankung geben und im Bereich Prävention hilfreich sein, um das Risiko für einen Schlaganfall zu reduzieren. Allerdings werden Ruhe-EKG-Aufzeichnungen in der gesetzlichen Krankenversicherung nicht als Einzelleistung vergütet (Stand 2019). Patienten, die von einer prophylaktischen Antikoagulation profitieren, würden vor Beginn von Symptomen der Arrhythmie behandelt werden. Dann können auch die Empfehlungen der DEGAM bezüglich VHF im Sinne der kardiovaskulären Prävention (4) umgesetzt werden. Bei Vorhofflimmern sollen mit dem Patienten das Schlaganfall-Risiko und das Risiko einer die Blutgerinnung hemmenden Therapie anhand eines validierten Risiko-Scores (Chabds-Vasc2 vs. Hasbled) besprochen und auf dieser Grundlage gemeinsam über eine Behandlung entschieden werden (4). Bei einer Antikoagulation mit Vitamin-K-Antagonisten aufgrund von Vorhofflimmern sollte laut DEGAM in der Regel eine Ziel-INR von 2–3 angestrebt werden (2).

8.3 Evidenzlage zu Atorvastatin und Cholesterinwert

Statine sind die am häufigsten verschriebene Medikamentenklasse, Tendenz immer noch steigend. Atorvastatin, das erst seit 2012 generisch verfügbar ist, gehört zu den am häufigsten verschriebenen Statinen. Der HMG-CoA-Reduktasehemmer soll das Gesamtcholesterin im Blut senken und unerwünschte kardiovaskuläre Ereignisse verhindern.

Eine systematische Bewertung der Dosis-Wirkungs-Beziehung der Statine wurde erstmalig im Rahmen der Übersichtsarbeit von Cochrane veröffentlicht.

8.3.1 Cochrane-Evidenz

Cochrane untersuchte in einer großen Metaanalyse den Effekt von Atorvastatin auf das Cholesterin (4),

Cochrane hat seine Metaanalyse aus mehreren Studien zusammengestellt. Atorvastatin zeigte eine konstante Wirkung bei der Senkung des Blutcholesterins, LDL-Cholesterins und HDL-Cholesterins sowie der Triglyzeride.

Die vom Hersteller empfohlene Dosierung zwischen 10 bis 80 mg/d führte zu einer 37,1- bis 51,7-prozentigen Reduktion des LDL-Cholesterins. Für jede Verdoppelung der Dosierung zeigte sich eine 3,6-prozentige sowie 4,9-prozentige Reduktion des Gesamtcholesterins sowie des LDL-Cholesterins.

Der Effekt war bei höheren Dosen größer als bei niedrigeren Dosen, stärker bei Frauen als bei Männern sowie stärker für die nicht familiäre als für die familiäre Hypercholesterinämie. In einem Update mit noch größerer Datenlage wurden die Kernaussagen der Studie wiederholt belegt.

8.3.2 Implikationen für die Hausarztpraxis

Das Review erhöht die Evidenzlage für die Wirksamkeit von Atorvastatin.

Atorvastatin senkt das Gesamtcholesterin sowie das LDL-Cholesterin. Für den praktisch tätigen Hausarzt ist es interessant zu wissen, dass Atorvastatin von 2,5 bis 80 mg/d eine lineare Dosisreduktion bewirkt. Aus der Steigung ist ersichtlich, dass bei jedem zweifachen Anstieg der Dosierung eine Abnahme des Gesamtcholesterins im Blut von 3,6 % bzw. des LDL-Cholesterins um 4,9 % festgestellt werden kann. Somit ist für den Hausarzt eine entsprechende Dosisanpassung leicht möglich.

Weiterhin weisen Subgruppenanalysen darauf hin, dass die LDL-Cholesterin-senkende Wirkung von Atorvastatin bei Frauen stärker ist als bei Männern und bei Patienten mit familiärer Hypercholesterinämie geringer ausfällt als bei Patienten mit nicht familiärer Hypercholesterinämie. Diese Hinweise können die Auswahl des richtigen Statins in der Hausarztpraxis unterstützen. Allerdings müssen auch wirtschaftliche Vorgaben (Leitsubstanz ist aktuell Simvastatin) berücksichtigt werden.

Bezüglich der Dosierung von Statinen sind laut DEGAM (4) zwei verschiedene Strategien etabliert, nämlich einerseits eine LDL-Cholesterinsenkung auf Zielwert, andererseits die Strategie der festen Dosis. Die DEGAM empfiehlt in ihrer Leitlinie zur Hausärztlichen Risikoberatung zur kardiovaskulären Prävention (2) eine Fixdosistherapie in einer Standarddosierung und keine Laborkontrollen unter Therapie. Allerdings besteht bei dieser Empfehlung kein Konsens. Für die zielwertorientierte Therapie ist das Wissen um die lineare Dosisreduktion für die Anwendung in der Hausarztpraxis sicherlich von Vorteil. Im teilgebietsärztlichen Bereich findet im Regelfall eine Zielwerttherapie statt. Hier kann der Patient „zwischen die Fronten" der Diskussion geraten.

8.4 Management von nicht spezifischem Brustschmerz ohne Hinweis auf eine koronare oder organische Herzerkrankung

Brustschmerz ist ein häufiger Vorstellungsgrund in der hausärztlichen Praxis, in der kardiologischen Teilgebietsarztpraxis oder in der Bereitschaftspraxis bzw. Notaufnahme. Verschiedene, auch lebensbedrohliche Ursachen sind als Differenzialdiagnosen bekannt, aber in der hausärztlichen Praxis wesentlich seltener als im Spezialistenbereich. Dies ist durch die unterschiedliche Vortestwahrscheinlichkeit begründet.

Patienten mit Brustschmerz leiden oft unter einer persistierenden Symptomatik und damit einhergehend häufigen Arztbesuchen, wiederholten diagnostischen Maßnahmen und Überweisungen zum Kardiologen oder stationären Aufnahmen.

Dabei bleibt ein Teil dieser Brustschmerzen im Spektrum der medizinisch nicht erklärbaren Symptome. So wie das Reizdarmsyndrom in der Gastroenterologie oder die Fibromyalgie der Schmerztherapeuten und Rheumatologen ist der nicht spezifische Brustschmerz ohne Hinweis auf eine koronare oder organische Herzerkrankung nicht monokausal und eine Therapie dementsprechend erschwert. Panik- und Angststörungen als psychogene Ursache bei Patienten mit Brustschmerz können als somatoforme autonome Funktionsstörungen („Herzneurose") auftreten. Psychologische Interventionen werden grundsätzlich als sinnvoll angesehen – die Evidenzlage dazu hat Cochrane untersucht.

8.4.1 Cochrane-Evidenz

Das Review beschreibt den Effekt von psychologischen Interventionen bei Patienten mit unspezifischem Brustschmerz. Es wurden RCTs eingeschlossen, die jegliche Form der Psychotherapie bei Brustschmerz ohne Hinweis für eine koronare Herzerkrankung oder anderweitige organische Erkrankung untersuchten (5),

Es zeigte sich eine signifikante Abnahme der Brustschmerzfrequenz in den ersten drei Monaten nach Beginn der Intervention. Auch in den folgenden drei bis neun Monaten wurde seltener über Brustschmerz geklagt. Insgesamt zeigte sich, dass psychologische Interventionen, v. a. Verhaltenstherapie, effektiv sind, um den Brustschmerz ohne Hinweis auf eine kardiale oder organische Ursache zu limitieren.

8.4.2 Implikationen für die Hausarztpraxis

Brustschmerz und psychogene Ursachen von Brustschmerz werden in der Leitlinie zu Brustschmerz der DEGAM detailliert aufgegriffen (6). Vor allem die Diagnostik mit Einschätzung der Wahrscheinlichkeit einer Angststörung sowie einer depressiven Störung, Hinweise auf somatoforme Störung oder psychosoziale Faktoren werden ausführlich besprochen. Ergänzend kann hier das Cochrane Review über Evidenz bezüglich Therapiemöglichkeiten berichten. Die passende Cochrane-Evidenz unterstützt den aufklärenden Hausarzt im Umgang mit einem medizinisch nicht evidenten Symptom. Eine Überweisung zum Facharzt für Psychotherapie nach entsprechender Diagnostik wird von der DEGAM ebenfalls empfohlen. Die meisten Patienten verbleiben jedoch in hausärztlicher (Mit)Behandlung.

8.5 Kardiale Rehabilitation bei koronarer Herzkrankheit

Die koronare Herzkrankheit (KHK) stellt nach wie vor eine der größten Herausforderungen für das Gesundheitssystem dar. Als eine der Hauptursachen für Brustschmerzen und kardiovaskuläre Mortalität weltweit erfordert sie nicht nur eine akute Behandlung, sondern auch effektive Strategien zur Sekundärprävention. In diesem Kontext hat sich die kardiale Rehabilitation als ein Schlüsselelement herauskristallisiert. Sie umfasst ein multidisziplinäres Programm, das darauf abzielt, die physische und psychische Gesundheit von Patienten nach einem kardialen Ereignis zu verbessern und das Risiko zukünftiger kardiovaskulärer Ereignisse zu reduzieren. Ein zentraler Bestandteil dieser Rehabilitation ist die bewegungsbasierte Intervention, deren Wirksamkeit in den letzten

Jahren zunehmend in den Fokus der Forschung gerückt ist. Ein aktuelles Cochrane Review untersucht die Evidenz für diese Form der Intervention und liefert Erkenntnisse für die klinische Praxis.

8.5.1 Cochrane-Evidenz

In das Review wurden 85 Studien mit 23.430 Teilnehmern eingeschlossen. Die Ergebnisse zeigen, dass körperliches Training im Rahmen der Rehabilitation im Vergleich zur Standardversorgung die kardiovaskuläre Mortalität reduziert. Die Risiko-Ratio (RR), also das relative Risiko, lag bei 0,74 (95 %-KI 0,64 bis 0,86). Auch das Risiko für Krankenhauseinweisungen war in der Interventionsgruppe geringer (RR 0,70; 95 %-KI 0,60 bis 0,83). Die gesundheitsbezogene Lebensqualität verbesserte sich ebenfalls. Die Evidenz war von moderater bis hoher Qualität (7).

8.5.2 Implikationen für die Hausarztpraxis

Die vorliegende Evidenz unterstützt nachdrücklich den Einsatz von Rehabilitationsprogrammen mit Bewegungsschwerpunkt bei Patienten mit KHK. Dies steht im Einklang mit der Nationalen Versorgungsleitlinie (NVL) Chronische KHK, die eine Teilnahme an strukturierten Bewegungsprogrammen empfiehlt (8).

Hausärzte sollten proaktiv mit ihren Patienten über die Vorteile der kardialen Rehabilitation sprechen, insbesondere nach einem kardialen Ereignis oder einer Intervention. Dabei ist es wichtig, potenzielle Barrieren wie Transportprobleme oder Ängste frühzeitig zu adressieren. Auch für Patienten mit stabiler KHK sollte regelmäßige körperliche Aktivität empfohlen werden. In vielen Fällen wird eine Rehabilitationsmaßnahme bereits von der stationären Ebene beantragt. Wenn dies nicht der Fall ist, können Hausärzte hier aktiv werden und den Patienten auch nach der Entlassung aus der Akutversorgung ein entsprechendes Programm empfehlen.

Die NVL (8) betont, dass eine Anpassung (Pacing) der Aktivität an die individuelle Leistungsfähigkeit essenziell ist. Bei Patienten mit Angina pectoris sollte die Belastung unterhalb der Angina-Schwelle bleiben. Eine interdisziplinäre Zusammenarbeit mit Kardiologen, Ergo- und Physiotherapeuten kann die Umsetzung dieser Empfehlungen maßgeblich unterstützen.

8.6 Vergleich häuslicher und zentrumsbasierter kardialer Rehabilitation

Die kardiale Rehabilitation hat sich als ein wesentlicher Bestandteil der Versorgung von Patienten mit koronarer Herzkrankheit etabliert. Trotz ihrer nachgewiesenen Wirksamkeit bleibt die Teilnahmerate an solchen Programmen oft hinter den Erwartungen zurück. Verschiedene Faktoren wie logistische Herausforderungen, zeitliche Einschränkungen oder persönliche Präferenzen können Patienten davon abhalten, an zentrumsbasierten (auch bezeichnet als „stationäre" Rehabilitationsprogrammen teilzunehmen. In diesem Zusammenhang hat sich in den letzten Jahren zunehmend die Frage nach alternativen Versorgungsmodellen gestellt. Häusliche (auch bezeichnet als „ambulante") Rehabilitationsprogramme könnten eine vielversprechende Option darstellen, um die Zugänglichkeit und Akzeptanz der kardialen Rehabilitation zu verbessern. Ein aktuelles Cochrane Review (9) widmet sich dem Vergleich dieser beiden Ansätze und liefert wertvolle Erkenntnisse für die Gestaltung zukünftiger Versorgungskonzepte.

8.6.1 Cochrane-Evidenz

Das Review umfasste 27 Studien mit 3300 Teilnehmern. Die Ergebnisse zeigen keine signifikanten Unterschiede zwischen häuslicher und zentrumsbasierter Rehabilitation in Bezug auf Mortalität, kardiale Ereignisse oder gesundheitsbezogene Lebensqualität. Interessanterweise war die Adhärenz bei häuslichen Programmen tendenziell besser.

8.6.2 Implikationen für die Hausarztpraxis

Die vorliegende Evidenz legt nahe, dass häusliche und zentrumsbasierte kardiale Rehabilitationsmaßnahmen ähnlich wirksam sind. Dies eröffnet neue Möglichkeiten für eine individualisierte Versorgung. In der Praxis sollten Hausärzte ihre Patienten über beide Optionen informieren und bei der Entscheidungsfindung unterstützen. Faktoren wie Patientenpräferenzen, Transportmöglichkeiten und Komorbiditäten sollten dabei berücksichtigt werden. Bei häuslichen Programmen ist eine fundierte Schulung der Patienten bezüglich Sicherheitsaspekten und Selbstüberwachung unerlässlich. Regelmäßige Verlaufskontrollen in der Hausarztpraxis können die Adhärenz und Sicherheit zusätzlich unterstützen. Die Vergütungsstruktur für hausärztliche Anträge für ambulante oder stationäre Rehabilitation (aktuell EBM 01611) unterscheidet sich nicht wesentlich.

8.7 Konsultationsschreiben bei medizinisch unerklärten körperlichen Symptomen

In der Primärversorgung stellen medizinisch unerklärte körperliche Symptome, zu denen auch nicht-kardiale Brustschmerzen zählen, eine häufige und oft herausfordernde Problematik dar. Diese Symptome, die sich einer eindeutigen organischen Ursache entziehen, können für Patienten sehr belastend sein und führen oft zu wiederholten Arztbesuchen, umfangreichen diagnostischen Untersuchungen und einer erhöhten Inanspruchnahme des Gesundheitssystems. Die adäquate Versorgung dieser Patientengruppe erfordert einen ganzheitlichen Ansatz, der sowohl die körperlichen Beschwerden als auch die biopsychosozialen Aspekte berücksichtigt. In diesem Kontext haben sich Konsultationsschreiben (im Sinne einer strukturierten Kommunikation) zwischen Hausärzten und Teilgebietsärzten als ein möglicher Ansatz herauskristallisiert, um die Kommunikation und Koordination in der Versorgung zu verbessern. Ein Cochrane Review (10) untersucht nun die Wirksamkeit dieser Intervention und liefert wichtige Hinweise für die Optimierung der Versorgung von Patienten mit medizinisch unerklärten Symptomen.

8.7.1 Cochrane-Evidenz

Das Review umfasste 6 Studien mit 449 Teilnehmern. Die Ergebnisse deuten darauf hin, dass Konsultationsschreiben möglicherweise zu einer Verbesserung der körperlichen Symptome führen und eine Reduktion der Gesundheitskosten bewirken könnten. Es ist jedoch zu beachten, dass die Evidenz von geringer Qualität war (10).

8.7.2 Implikationen für die Hausarztpraxis

Obwohl die Evidenz für die Wirksamkeit von Konsultationsschreiben bei medizinisch unerklärten Symptomen begrenzt ist, könnte diese Intervention dennoch in komplexen Fällen hilfreich sein, insbesondere bei Patienten, die häufig wegen unspezifischer Symptome vorstellig werden. Die Evidenz unterstreicht die Bedeutung einer effektiven und soweit möglich strukturierten Kommunikation zwischen Hausärzten und Teilgebietsärzten, besonders bei Patienten mit nicht-kardialen Brustschmerzen.

In der Praxis sollten Hausärzte erwägen, bei komplexen Fällen detaillierte Konsultationsschreiben an Spezialisten zu verfassen und umgekehrt solche Schreiben einzufordern. Diese sollten neben medizinischen Informationen auch biopsychosoziale Aspekte und konkrete Behandlungsempfehlungen enthalten. Zudem könnten bei Patienten mit nicht-kardialen Brustschmerzen eine psychosomatische Grundversorgung angeboten werden und bei Bedarf eine psychotherapeutische Unterstützung vermittelt werden. Die gut koordinierte interdisziplinäre Zusammenarbeit kann dazu beitragen, unnötige Untersuchungen zu vermeiden und die Patientenzufriedenheit zu verbessern. Auch in Selektivverträgen, die auf der HzV (Hausarztzentrierte Versorgung) aufbauen und Teilgebietsärzte integrieren, ist eine strukturierte Kommunikation in diesen Fällen denkbar.

LITERATUR

(1) Musini VM, Gueyffier F, Puil L, Salzwedel DM, Wright JM. Pharmacotherapy for hypertension in adults aged 18 to 59 years. Cochrane Database of Systematic Reviews 2017, Issue 8. Art. No.: CD008276. DOI: 10.1002/14651858.CD008276.pub2.

(2) Ludt S, Popert U, Baum E, et al. Hausärztliche Risikoberatung zur kardiovaskulären Prävention S3 053–024 31.01.2022.

(3) Moran PS, Teljeur C, Ryan M, Smith SM. Systematic screening for the detection of atrial fibrillation. Cochrane Database of Systematic Reviews 2016, Issue 6. Art. No.: CD009586. DOI: 10.1002/14651858.CD009586.pub3.

(4) Adams SP, Tsang M, Wright JM. Lipid-lowering efficacy of atorvastatin. Cochrane Database of Systematic Reviews 2015, Issue 3. Art. No.: CD008226. DOI: 10.1002/14651858.CD008226.pub3.

(5) Kisely SR, Campbell LA, Yelland MJ, Paydar A. Psychological interventions for symptomatic management of non-specific chest pain in patients with normal coronary anatomy. Cochrane Database of Systematic Reviews 2015, Issue 6. Art. No.: CD004101. DOI: 10.1002/14651858.CD004101.pub5.

(6) Deutsche Gesellschaft für Allgemeinmedizin und Familienmedizin (DEGAM), Haasenritter J, Bösner S, et al. Brustschmerz. DEGAM-Leitlinie Nr. 15. Düsseldorf: Omikron Publ.; 2011.

(7) Dibben G, Faulkner J, Oldridge N, et al. Exercise-based cardiac rehabilitation for coronary heart disease. Cochrane Database of Systematic Reviews 2021, Issue 11. Art. No.: CD001800. DOI: 10.1002/14651858.CD001800.pub4.

(8) Nationale VersorgungsLeitlinie (NVL) Chronische KHK. 7. Auflage. Online verfügbar unter: https://www.leitlinien.de/themen/khk. Gültig bis: 14. August 2029. Abgerufen am 11. Oktober 2024.

(9) McDonagh STJ, Dalal H, Moore S, et al. Home-based versus centre-based cardiac rehabilitation. Cochrane Database of Systematic Reviews 2023, Issue 10. Art. No.: CD007130. DOI: 10.1002/14651858.CD007130.pub5.

(10) Hoedeman R, Blankenstein AH, van der Feltz-Cornelis CM, Krol B, Stewart R, Groothoff JW. Consultation letters for medically unexplained physical symptoms in primary care. Cochrane Database of Systematic Reviews 2010, Issue 12. Art. No.: CD006524. DOI: 10.1002/14651858.CD006524.pub2.

9 Bauchschmerz in der Hausarztpraxis

9.1 Probiotika zur Vorbeugung von Clostridioides-difficile-assoziierten Durchfallerkrankungen

Antibiotika werden häufig verschrieben und können durch ihren Einfluss auf die Darmflora zu Durchfällen führen. Clostridioides-difficile-Infektionen sind differenzialdiagnostisch eine gefährliche Variante bei Durchfall nach Antibiotikaeinnahme. Es kann zu Kolitiden sowie dem toxischen Megakolon kommen – gefährliche Verläufe bei Durchfällen nach Antibiotikaeinnahme, die aber verhindert werden können. Probiotika sind lebende Organismen, von denen angenommen wird, dass sie das Gleichgewicht von Mikroorganismen im Darm verbessern. Es wird davon ausgegangen, dass Probiotika das Risiko für eine Besiedlung mit pathogenen Bakterien reduzieren. Sie werden sowohl zur Prävention als auch zur Behandlung von Clostridioides-difficile-assoziiertem Durchfall empfohlen. Cochrane wollte wissen, ob es Evidenz für diese Empfehlung gibt (1).

9.1.1 Cochrane-Evidenz

Es konnten 39 randomisierte Studien in die Untersuchung aufgenommen werden. Die Evidenz weist darauf hin, dass Probiotika während einer Antibiotikatherapie das Risiko für Clostridioides-difficile-assoziierte Durchfallerkrankungen im Durchschnitt um 60 % reduzieren. Häufigste Nebenwirkungen, die in den Studien berichtet wurden, waren Bauchkrämpfe, Übelkeit, Fieber, weicher Stuhl, Blähungen und Geschmacksstörungen. Der kurzzeitige Einsatz von Probiotika bei nicht immungeschwächten Patienten während einer Antibiotikatherapie erscheint wirksam und sicher (1).

9.1.2 Implikationen für die Hausarztpraxis

Diarrhöen nach Antibiotikaeinnahme sind eine häufige Sorge von Patienten in der hausärztlichen Praxis. Daher wird häufig die Frage nach Möglichkeiten der Prävention gestellt. Die verfügbare Evidenz weist auf einen protektiven Effekt von Probiotika zur Prävention von Antibiotika-assoziierten Clostridioides-difficile-Infektionen hin. Aufgrund der im Vergleich geringen Nebenwirkungen bei ansonsten gesunden und immunkompetenten Patienten stellt sich die Frage, ob Probiotika zur Prävention von Antibiotika-assoziierten Clostridioides-difficile-Infektionen in Leitlinien übergehen oder als Kassenleistung erhältlich sein können. Aktuell sind Probiotika in Apotheken als Privatleistung erhältlich bzw. werden nicht auf einem Kassenrezept verschrieben. Der Hausarzt kann sich bei der Empfehlung von Probiotika zur Prävention von Clostridioides-difficile-Infektionen aber auf eine gute Evidenzlage stützen und bei Nachfrage der Patienten klare Informationen geben. Die Evidenz im oben genannten Review zeigt, dass Probiotika das Risiko für eine Clostridioides-difficile-Erkrankung deutlich senken können.

9.2 Antibiotische Behandlung von asymptomatischer Bakteriurie

Die asymptomatische Bakteriurie betrifft hauptsächlich ältere und damit einen Großteil der hausärztlichen Patienten. Auch im Pflegeheim ist ein wiederholt positiver Urin-Stix ein häufiges Problem. Bei Patienten mit Diabetes, älteren Patienten oder Frauen über 60 Jahre ohne Symptomatik führen diese wiederholt positiven Urin-Untersuchungen häufig zu einer umstrittenen und teils überflüssigen Antibiotikabehandlung oder zumindest dem Wunsch danach durch die betroffenen Patienten (oder Angehörigen). Die

Verwirrung ist groß, wenn ein positives Testergebnis vorliegt, jedoch von einer Behandlung abgeraten wird. Ob eine Antibiotikabehandlung bei nicht schwangeren Erwachsenen mit asymptomatischer Bakteriurie sinnvoll ist, wird unterschiedlich entschieden. Cochrane stellt die Frage nach einem klinischen Nutzen der Behandlung von asymptomatischer Bakteriurie. Von Interesse war bei Erstellung des Reviews auch die Bewertung der Wirksamkeit von Antibiotika zur Verhinderung der Entwicklung symptomatischer Harnwegsinfekte. Weitere Endpunkte waren Harnwegsinfekt-bedingte Komplikationen sowie die Gesamtmortalität und die Harnwegsinfekt-bedingte Mortalität. Auch eine Auflösung der Bakteriurie wurde von den Autoren mit in die Bewertung einbezogen. Weiterhin interessierte die Autoren, ob sich eine Antibiotikaresistenz entwickelt, sowie die Häufigkeit von unerwünschten Ereignissen (2).

9.2.1 Cochrane-Evidenz

Neun Studien von mittlerer bis hoher Qualität wurden in diese Überprüfung einbezogen. Die Evidenz ist allerdings nur bis Februar 2015 aktuell. Für die Behandlung mit Antibiotika wurde kein klinischer Nutzen festgestellt. Antibiotika haben das Wachstum von Bakterien bei mehr Teilnehmern beseitigt, jedoch auf Kosten von mehr unerwünschten Ereignissen als in den Gruppen ohne Behandlung (2). Die Evidenz spricht gegen eine antibiotische Behandlung der asymptomatischen Bakteriurie.

9.2.2 Implikationen für die Hausarztpraxis

Es wurden keine Unterschiede zwischen einer Antibiotikabehandlung und keiner Behandlung für die Entwicklung von symptomatischen Harnwegsinfekten beobachtet. Auch weitere Komplikationen oder Todesfälle konnten nicht signifikant durch eine Antibiotikabehandlung verhindert werden. Antibiotika waren im Vergleich zu keiner Behandlung in Bezug auf die bakteriologische Heilung überlegen. Dabei traten jedoch signifikant mehr unerwünschte Ereignisse auf. Es zeigte sich, dass eine antibiotische Behandlung der asymptomatischen Bakteriurie keinen klinischen Nutzen hat. Entsprechende Empfehlungen spiegeln sich bereits seit Längerem in den Leitlinien der DEGAM zum Harnwegsinfekt wider. Die Behandlung einer asymptomatischen Bakteriurie sollte nur in Ausnahmefällen (Schwangerschaft oder vor urologischen Operationen) erfolgen. Nach klinisch erfolgreicher Therapie eines unkomplizierten Harnweginfekts sind Wiedervorstellung und Urinkontrolle nicht erforderlich, da eine asymptomatische Bakteriurie laut DEGAM nicht behandlungsbedürftig ist (3). Die Evidenz aus oben genanntem Cochrane Review unterstützt die Empfehlung der DEGAM und sollte in der hausärztlichen Praxis dem Arzt oder der Ärztin die Entscheidungsfindung erleichtern und den Patienten mögliche Sorgen nehmen.

9.3 CT-Abdomen für die Diagnose einer akuten Appendizitis bei Erwachsenen

Eine akute Appendizitis zu diagnostizieren ist nicht nur im ambulanten Bereich eine Herausforderung. Auch in der Notaufnahme oder auf Station im Klinikum führen die üblichen klinischen Untersuchungen nicht immer zu einer eindeutigen Diagnose. So wird die Diagnose einer akuten Appendizitis häufig erst postoperativ durch eine histologische Untersuchung bestätigt oder verworfen. Auch im ambulanten Bereich stehen klinische Untersuchungen, Sonografie, Laboruntersuchung und Urinanalyse zur Verfügung und führen nicht immer sicher zu einer Diagnose. Bei Patienten mit Verdacht auf Appendizitis kann ein Abdomen-CT als

Ergänzung zur klinischen Untersuchung und Laboruntersuchung verwendet werden, um bei unklarem Sonografie-Befund die verbleibende diagnostische Unsicherheit zu minimieren. Cochrane stellt die Frage nach der Genauigkeit einer CT-Untersuchung für die Diagnosestellung einer Appendizitis. Ebenfalls untersucht wurden die Genauigkeit unterschiedlicher methodischer Qualitäten der CT-Untersuchung. Auch Kontrastmittelgabe und weitere methodische Unterschiede der CT-Untersuchung wurde verglichen.

9.3.1 Cochrane-Evidenz

Es konnten 64 Studien in das Review aufgenommen werden. Die Wahrscheinlichkeit einer Appendizitis nach einem positiven CT-Ergebnis betrug 0,92 (95 %-Konfidenzintervall 0,90 bis 0,94) und die Wahrscheinlichkeit einer Appendizitis nach einem negativen CT-Ergebnis 0,04 (95 %-Konfidenzintervall 0,03 bis 0,04). Dabei zeigte der Vergleich von intravenösem, rektalem oder oralem Kontrastmittel keine Unterschiede. Eine Untersuchung mit Kontrastmittel zeigte eine gleiche oder bessere Genauigkeit als eine Untersuchung ohne Kontrastmittel. Das Niedrigdosis-CT schien für die Diagnose einer Blinddarmentzündung genauso präzise zu sein wie das Standarddosis-CT (4).

9.3.2 Implikationen für die Hausarztpraxis

Die Abklärung von Schmerzen im Unterbauch ist in der hausärztlichen Praxis ein häufiger Vorstellungsgrund. Neben gynäkologischen Differenzialdiagnosen muss auch eine Appendizitis als abwendbar gefährlicher Verlauf in Betracht gezogen werden. Klinische Untersuchung, Laboruntersuchung und die Sonografie gehören zum Standard. Eine CT-Untersuchung kann Ärzte bei der Behandlung von Patienten mit Verdacht auf Appendizitis unterstützen. Die Evidenz aus oben genanntem Review von Cochrane zeigt, dass die Wahrscheinlichkeit, eine akute Blinddarmentzündung anhand eines Abdomen-CTs falsch zu diagnostizieren, gering ist. Nur 8 % derer, deren CT-Ergebnisse auf eine Blinddarmentzündung hinweisen, erhalten eine falsch positive Diagnose. Die Wahrscheinlichkeit, eine Appendizitis zu übersehen, ist ebenfalls gering. Sensitivität und Spezifität der CT-Untersuchung für die Diagnose einer Appendizitis bei Erwachsenen sind hoch. In der Hausarztpraxis wie in der Notaufnahme ist die sichere Diagnose einer Appendizitis eine Herausforderung. Wahrscheinlich muss der Hausarzt häufiger eine Appendizitis als Differenzialdiagnose mit einbeziehen, als diese tatsächlich vorliegt. Auch eine auf langjähriger Erfahrung basierende Vermutung einer Appendizitis kann falsch sein. Bei Unsicherheiten im ambulanten Bereich und bei Nichtverfügbarkeit eines Ultraschallgeräts oder mangelnder Beurteilungsfähigkeit der Appendix in der Sonografie kann eine CT-Untersuchung, je nachdem wie akut das Geschehen ist und je nach Möglichkeiten der direkten Anbindung an eine Radiologie, dem Hausarzt bei der Diagnosestellung eine Hilfe sein und im prästationären Bereich die Diagnosesicherheit verbessern.

9.4 Medikamentöse Therapie von rezidivierenden Bauchschmerzen bei Kindern

Kinder im schulpflichtigen Alter klagen häufig über Bauchschmerzen. Oft fehlt eine klare organische Ursache. Rezidivierende Bauchschmerzen sind definiert als Schmerzen, die über einen Zeitraum von drei Monaten drei oder mehrmals aufgetreten sind und die normalen Aktivitäten des Kindes beeinträchtigen. Die Beschwerden können verschiedene psychische oder organische Ursachen haben. Häufig stehen jedoch psychosomatische Beschwerden im Vordergrund. Die Diagnose setzt voraus, dass das Vorliegen einer organischen Erkrankung ausgeschlossen wurde. Sobald organische Ursachen ausgeschlossen worden sind, wird auch der Begriff funktioneller Bauchschmerz verwendet. Die Episoden von Bauchschmerzen gehen einher mit Diarrhöen oder Blässe. Trotz diverser Genese der Beschwerden gibt es eine Reihe von medikamentösen Interventionen, deren Anwendung bei Kindern mit rezidivierenden Bauchschmerzen empfohlen wird.

Cochrane stellt die Frage nach Wirksamkeit der pharmakologischen Interventionen bei Kindern mit rezidivierenden Bauchschmerzen (5).

9.4.1 Cochrane-Evidenz

Es konnten 16 Studien eingeschlossen werden, die Antidepressiva, Antibiotika, Antihistaminika, Spasmolytika, Dopaminantagonisten und eine Hormonbehandlung untersuchten. Die primären Endpunkte waren Schmerzintensität, Schmerzdauer oder -häufigkeit und Schmerzverbesserung. Die sekundären Zielgrößen waren schulische Leistungen, soziale oder psychologische Funktionen und die Qualität des täglichen Lebens.

Es zeigte sich, dass es keine Evidenz für die Verwendung von Medikamenten zur Verbesserung der Symptome oder der Lebensqualität der Kinder gibt (5).

9.4.2 Implikationen für die Hausarztpraxis

Derzeit gibt es keine Evidenz für die Verwendung von Arzneimitteln zur Behandlung von rezidivierenden Bauchschmerzen ohne organische Ursache bei Kindern. In der Praxis müssen Ärzte und Patienten sich darüber bewusst sein, dass es sich bei den rezidivierenden Bauchschmerzen bei Kindern um einen Symptomenkomplex handelt und eine gezielte medikamentöse Therapie bei den diversen Ursachen der Beschwerden häufig nicht möglich ist. Aufgrund der häufig psychosomatischen Ursache ist ein Placeboeffekt bei Linderung der Beschwerden durch Arzneimittel denkbar. Hier besteht die Gefahr, dass die Alternativmedizin oder Homöopathie diesen Effekt nutzt und die Kinder früh medikalisiert werden. Insgesamt liefert das Cochrane Review nur eine schwache Evidenz für die Wirksamkeit einiger pharmakologischer Wirkstoffe bei Kindern mit rezidivierenden Bauchschmerzen. Das Fehlen eindeutiger Evidenz für die Wirksamkeit eines Arzneimittels deutet darauf hin, dass eine medikamentöse Therapie nicht indiziert ist. Ärzte können sich dafür entscheiden, Kindern Medikamente zu verschreiben, wenn die Symptome schwerwiegend sind und Hausmittel sowie beruhigende Maßnahmen nicht geholfen haben (5). Kinder sollten so normal wie möglich aufwachsen und an allen Aktivitäten, die für Kinder typisch sind, teilnehmen. Dies führt nicht zu einer Häufung der Schmerzattacken (5).

Sollte der Arzt oder die Ärztin eine organische Erkrankung feststellen, ist diese natürlich zu behandeln. Kann er organische Erkrankungen ausschließen und diagnostiziert er funktionelle Beschwerden, sollte das Kind auf jeden Fall ernst genommen werden. Ein eingehendes Gespräch mit dem Arzt oder der Ärztin, eine ärztliche Untersuchung, in deren Verlauf der Bauch abgetastet wird, und die mögliche Durchführung einiger einfacher Tests können eine organische Erkrankung ausschließen. In den meisten Fällen ist diese Art der Betreuung schon ausreichend. Rezidivierende Bauchschmerzen sind dann nicht medikamentös zu behandeln.

9.5 Psychosoziale Therapie bei wiederkehrenden Bauchschmerzen im Kindesalter

In der Hausarztpraxis stellen sich viele Kinder mit rezidivierenden Bauchschmerzen vor. Besonders im Schulkindalter tritt das Beschwerdebild häufig auf. Eine organische Ursache der Beschwerden liegt meistens nicht vor. Cochrane stellt die Frage, ob psychosoziale Interventionen mit kognitiven oder verhaltenstherapeutischen Maßnahmen rezidivierende Bauchschmerzen bei Kindern und Jugendlichen reduzieren können.

9.5.1 Cochrane-Evidenz

Es konnten 18 RCTs aufgenommen werden. Kognitive Verhaltenstherapie, Hypnotherapie, Yoga und schriftliche Selbstoffenlegung waren unterschiedliche Interventionen, die untersucht wurden. Die Ergebnisse zeigten, dass kognitive Verhaltenstherapie und Hypnotherapie wirksam hinsichtlich der kurzfristigen Schmerzreduktion sein können. Yoga und Schreibtherapie hatten keine Wirkung auf Schmerzen, Lebensqualität oder Alltagsaktivitäten. Es wurden keine unerwünschten Wirkungen dieser Therapien berichtet (6).

9.5.2 Implikationen für die Hausarztpraxis

Das Review liefert die Evidenz dafür, dass kognitive Verhaltenstherapie und Hypnotherapie bei Kindern und Jugendlichen mit rezidivierenden Bauchschmerzen kurzfristig Schmerzen lindern können. Es zeigte sich keine Evidenz für Yoga oder schriftliche Selbstoffenbarung als Therapie bei rezidivierenden Bauchschmerzen ohne organische Ursache. Die Evidenz kann Ärzte unterstützen, die kognitive Verhaltenstherapie oder Hypnotherapie als Teile der Behandlung für Kinder und Jugendliche in Betracht ziehen möchten. Auch in der Hausarztpraxis können nach eingehender körperlicher und labortechnischer Untersuchung Maßnahmen im Rahmen der psychosomatischen Grundversorgung überlegt werden. Auch eine Abklärung beim Kinderarzt oder die Überweisung zum Kinder- und Jugendtherapeuten kann im Einzelfall hausärztlich eingeleitet werden und Eltern und Kinder auf einen guten Weg zur Behandlung der Beschwerden führen.

9.6 Nichtsteroidale entzündungshemmende Medikamente bei Dysmenorrhö

Dysmenorrhö ist ein häufiges Leiden von Frauen im gebärfähigen Alter und wird in der Hausarztpraxis von jungen Frauen auch als Beratungsanlass gewählt oder von älteren Patientinnen oft nebenbei erwähnt. Da zur Diagnose der Dysmenorrhö die Abwesenheit einer zugrunde liegenden Anomalie gehört, werden die Beschwerden sowohl von Ärzten als auch Patientinnen unterschiedlich bewertet und wahrgenommen. Untersuchungen haben gezeigt, dass Frauen mit Dysmenorrhö einen hohen Prostaglandinspiegel haben. Von Prostaglandinen ist bekannt, dass sie krampfhafte Bauchschmerzen verursachen. NSAR blockieren die Prostaglandinproduktion. Selektivere NSAR, die ausschließlich auf COX-2-Enzyme abzielen, wurden eingeführt, um Nebenwirkungen wie Verdauungsstörungen, Kopfschmerzen und Schläfrigkeit zu reduzieren. Cochrane-Review-Autoren haben die Evidenz zur Wirksamkeit von NSAR bei Dysmenorrhö bewertet. Sie haben untersucht, ob nichtsteroidale entzündungshemmende Medikamente sicher und wirksam zur Linderung von Dysmenorrhö sind, und bewertet, wie diese im Vergleich zueinander und im Vergleich mit Paracetamol wirken (7).

9.6.1 Cochrane-Evidenz

Es konnten 80 randomisierte kontrollierte Studien in die Übersichtsarbeit aufgenommen werden. Zwanzig verschiedene NSAR wurden verglichen. NSAR waren wirksamer als Placebo, jedoch mit Nebenwirkungen verbunden. Beim Vergleich von NSAR untereinander gab es kaum

Hinweise auf die Überlegenheit einzelner NSAR hinsichtlich Schmerzlinderung oder Sicherheit. Es gab keine Hinweise darauf, dass COX-2-spezifische Inhibitoren bei der Behandlung von Dysmenorrhö wirksamer oder verträglicher sind als herkömmliche NSAR.

NSAR scheinen bei der Schmerzlinderung wirksamer zu sein als Paracetamol. Es gab keine Hinweise auf einen Unterschied in Bezug auf Nebenwirkungen.

9.6.2 Implikationen für die Hausarztpraxis

Die Evidenz aus dem Cochrane Review weist darauf hin, dass NSAR eine sehr wirksame Behandlung für Dysmenorrhö sein können. Dabei sollten die zahlreichen Nebenwirkungen auch den Patientinnen bekannt sein oder bekannt gemacht werden. Es gibt nicht genügend Evidenz, um festzustellen, welches einzelne NSAR das sicherste und wirksamste Mittel zur Behandlung von Dysmenorrhö ist, aber es scheint, dass NSAR wirksamer sind als Paracetamol. Darüber kann der Hausarzt Patientinnen aufklären und beraten. In der Hausarztpraxis ist sicherlich in erster Linie eine Einleitung der Abklärung von unklaren Unterbauchbeschwerden notwendig. Sollten dann Anamnese und klinischer Befund sowie weitere Konzile zur Diagnose Dysmenorrhö führen, so hat der Hausarzt mit oben berichteter Evidenz eine gute Grundlage, eine sinnvolle, kausale Schmerztherapie zu empfehlen.

9.7 Antidepressiva bei funktionellen Bauchschmerzen bei Kindern und Jugendlichen

Funktionelle Bauchschmerzen sind ein häufiger Vorstellungsgrund bei Kindern und Jugendlichen in der Hausarztpraxis. Diese Beschwerden können erhebliche Auswirkungen auf die Lebensqualität der Betroffenen haben und zu Schulversäumnissen führen. Die Pathophysiologie ist komplex und umfasst u. a. Faktoren wie Darmmotilitätsstörungen oder viszerale Hypersensitivität. Die Behandlung ist oft herausfordernd und umfasst sowohl nichtmedikamentöse als auch medikamentöse Ansätze. In Nordamerika verschreiben bis zu 62 % der pädiatrischen Gastroenterologen trizyklische Antidepressiva und bis zu 20 % selektive Serotonin-Wiederaufnahmehemmer (SSRIs) zur Behandlung funktioneller Bauchschmerzen. Cochrane untersucht nun die Evidenz für den Einsatz von Antidepressiva bei dieser Patientengruppe (8).

9.7.1 Cochrane-Evidenz

In das Review wurden 6 Studien mit insgesamt 388 Teilnehmern eingeschlossen. Die Studien umfassten Kinder im Alter von 4 bis 18 Jahren, die in pädiatrischen gastroenterologischen Kliniken rekrutiert wurden. Die Ergebnisse zeigen, dass Antidepressiva im Vergleich zu Placebo möglicherweise zu einer Verbesserung der Schmerzen führen.

Die Autoren bewerten die Qualität der Evidenz jedoch als sehr gering, hauptsächlich aufgrund von Limitationen in den Studienmethoden und der geringen Anzahl von Teilnehmern. Es gab keine klaren Hinweise auf eine Verbesserung der Lebensqualität oder eine Reduktion der Fehlzeiten in der Schule. Die Studien berichteten über keine schwerwiegenden unerwünschten Ereignisse, aber einige Teilnehmer erlebten Nebenwirkungen wie Müdigkeit, Schläfrigkeit oder Kopfschmerzen.

9.7.2 Implikationen für die Hausarztpraxis

In der Hausarztpraxis sollte der Einsatz von Antidepressiva bei funktionellen Bauchschmerzen bei Kindern und Jugendlichen sehr zurückhaltend erfolgen. Angesichts der sehr geringen

Evidenzqualität empfiehlt es sich, zunächst nicht-medikamentöse Ansätze zu verfolgen.

Hausärzte sollten eine ausführliche Anamnese erheben und mögliche psychosoziale Faktoren berücksichtigen. Dabei ist es wichtig, eine vertrauensvolle Beziehung zum Patienten und dessen Familie aufzubauen und die Beschwerden ernst zu nehmen. Allgemeine Maßnahmen wie eine ausgewogene Ernährung, regelmäßige körperliche Aktivität und Stressreduktion sollten empfohlen werden.

Eine enge Zusammenarbeit mit Kinder- und Jugendpsychiatern oder pädiatrischen Gastroenterologen kann bei komplexen Fällen hilfreich sein. Die Aufklärung der Eltern und Patienten über die begrenzte Evidenzlage ist wesentlich. Es sollte betont werden, dass die vorhandenen Studien keine eindeutigen Schlussfolgerungen zulassen und aufgrund des Nebenwirkungsspektrums von Antidepressiva nicht-medikamentöse Ansätze ausgeschöpft werden sollten.

Bei einer Verordnung von Antidepressiva ist eine engmaschige Verlaufskontrolle wichtig, um die Wirksamkeit zu überprüfen und mögliche Nebenwirkungen frühzeitig zu erkennen. Dabei sollte auch beachtet werden, dass die Wirkung oft erst nach einigen Wochen eintritt. Die Entscheidung für oder gegen eine medikamentöse Therapie sollte individuell und unter sorgfältiger Abwägung von potenziellem Nutzen und möglichen Risiken getroffen werden. Nach unserem Wissensstand findet die antidepressive Therapie in Hausarztpraxen in Deutschland praktisch nicht statt. Es erscheint jedoch sinnvoll, auch über entsprechende internationale Trends und Vorgehensweisen informiert zu sein, um auf Basis von Evidenz beraten zu können.

9.8 Diätetische Interventionen bei wiederkehrenden Bauchschmerzen im Kindesalter

Neben medikamentösen Ansätzen spielen auch diätetische Interventionen eine wichtige Rolle in der Behandlung wiederkehrender Bauchschmerzen im Kindesalter. Cochrane untersucht die Wirksamkeit verschiedener diätetischer Interventionen bei dieser Patientengruppe (9).

9.8.1 Cochrane-Evidenz

In das Review wurden 19 Studien mit insgesamt 1453 Teilnehmern eingeschlossen. Die Studien untersuchten verschiedene diätetische Interventionen, darunter ballaststoffreiche Ernährung, probiotische Nahrungsergänzungsmittel und laktosefreie Diät.

Die Ergebnisse zeigen, dass eine ballaststoffreiche Ernährung möglicherweise zu einer Verbesserung der Schmerzen führt. Für probiotische Nahrungsergänzungsmittel fanden die Autoren eine geringe Evidenz in Bezug auf eine Verbesserung der Schmerzen.

Für eine laktosefreie Diät war die Evidenz begrenzt und von geringer Qualität. Die Autoren betonen, dass die Qualität der Evidenz für alle untersuchten Interventionen als niedrig bis sehr niedrig eingestuft wurde, hauptsächlich aufgrund von methodischen Einschränkungen in den Studien und der geringen Teilnehmerzahlen.

9.8.2 Implikationen für die Hausarztpraxis

Trotz der begrenzten Evidenzlage können Hausärzte bei wiederkehrenden Bauchschmerzen im Kindesalter diätetische Interventionen in Betracht ziehen. Eine ballaststoffreiche Ernährung kann als erste Maßnahme empfohlen werden. Dabei ist es sinnvoll, die Familien zu einer schrittweisen Umstellung der Ernährung zu ermutigen und praktische Tipps zur Umsetzung zu geben. Dies könnte die Empfehlung bestimmter ballaststoffreicher Lebensmittel umfassen.

Probiotika können als ergänzende Option in Betracht gezogen werden, wobei die begrenzte Evidenz zu beachten ist. Es ist wichtig, die Patienten und Eltern darüber aufzuklären, dass die Wirksamkeit individuell unterschiedlich sein kann und dass die Effektivität variieren kann.

Eine laktosefreie Diät sollte nur bei konkretem Verdacht auf eine Laktoseintoleranz und nach entsprechender Diagnostik empfohlen werden. Hier ist eine differenzierte Betrachtung notwendig, da nicht jede Unverträglichkeit von Milchprodukten auf eine Laktoseintoleranz zurückzuführen ist. Von einer Überdiagnostik und entsprechendem Labeling ist abzuraten.

Bei allen diätetischen Interventionen ist eine Verlaufskontrolle nach etwa 4–6 Wochen sinnvoll, um die Wirksamkeit zu beurteilen und gegebenenfalls Anpassungen vorzunehmen. Die Hausarztpraxis bietet den Vorteil einer kontinuierlichen Betreuung, die es ermöglicht, die Wirksamkeit der Interventionen über einen längeren Zeitraum zu beobachten und bei Bedarf anzupassen.

Es ist wichtig, zu betonen, dass diätetische Maßnahmen nur ein Teil eines umfassenden Behandlungskonzepts sein sollten, das auch psychosoziale Aspekte und gegebenenfalls andere therapeutische Ansätze berücksichtigt. Eine interdisziplinäre Zusammenarbeit mit Ernährungsberatern, Kinderpsychologen und Gastroenterologen kann in komplexeren Fällen sinnvoll sein.

Insgesamt unterstreicht die begrenzte Evidenzlage die Notwendigkeit weiterer hochwertiger Studien zur Wirksamkeit diätetischer Interventionen bei wiederkehrenden Bauchschmerzen im Kindesalter. Bis dahin sollten Hausärzte einen individualisierten Ansatz verfolgen und die Präferenzen und Bedürfnisse des Kindes und seiner Familie bei der Behandlungsentscheidung berücksichtigen.

LITERATUR

(1) Goldenberg JZ, Yap C, Lytvyn L, et al. Probiotics for the prevention of Clostridium difficile-associated diarrhea in adults and children. Cochrane Database of Systematic Reviews 2017, Issue 12. Art. No.: CD006095. DOI: 10.1002/14651858.CD006095.pub4.

(2) Zalmanovici Trestioreanu A, Lador A, Sauerbrun-Cutler MT, Leibovici L. Antibiotics for asymptomatic bacteriuria. Cochrane Database of Systematic Reviews 2015, Issue 4. Art. No.: CD009534. DOI: 10.1002/14651858.CD009534.pub2.

(3) https://www.degam.de/files/Inhalte/Leitlinien-Inhalte/Dokumente/DEGAM-S3-053-001_Brennen%20beim%20Wasserlassen/053-001l_Brennen %20Wasserlassen_Langversion_29-08-18.pdf.

(4) Rud B, Vejborg TS, Rappeport ED, Reitsma JB, Wille-Jørgensen P. Computed tomography for diagnosis of acute appendicitis in adults. Cochrane Database of Systematic Reviews 2019, Issue 11. Art. No.: CD009977. DOI: 10.1002/14651858.CD009977.pub2.

(5) Martin AE, Newlove-Delgado TV, Abbott RA, et al. Pharmacological interventions for recurrent abdominal pain in childhood. Cochrane Database of Systematic Reviews 2017, Issue 3. Art. No.: CD010973. DOI: 10.1002/14651858.CD010973.pub2.

(6) Abbott RA, Martin AE, Newlove-Delgado TV, et al. Psychosocial interventions for recurrent abdominal pain in childhood. Cochrane Database of Systematic Reviews 2017, Issue 1. Art. No.: CD010971. DOI: 10.1002/14651858.CD010971.pub2.

(7) Marjoribanks J, Ayeleke RO, Farquhar C, Proctor M. Nonsteroidal anti-inflammatory drugs for dysmenorrhoea. Cochrane Database of Systematic Reviews 2015, Issue 7. Art. No.: CD001751. DOI: 10.1002/14651858.CD001751.pub3.
(8) de Bruijn CM, Rexwinkel R, Gordon M, Benninga M, Tabbers MM. Antidepressants for functional abdominal pain disorders in children and adolescents. Cochrane Database of Systematic Reviews 2021, Issue 2. Art. No.: CD008013. DOI: 10.1002/14651858.CD008013.pub3.
(9) Newlove-Delgado TV, Martin AE, Abbott RA, et al. Dietary interventions for recurrent abdominal pain in childhood. Cochrane Database of Systematic Reviews 2017, Issue 3. Art. No.: CD010972. DOI: 10.1002/14651858.CD010972.pub2.

10 Der banale Infekt in der Hausarztpraxis

10.1 Antibiotikabehandlung von Patienten mit akuter Bronchitis

Die akute Bronchitis ist eine Diagnose, die klinisch gestellt wird, und eine der häufigsten Erkrankungen in der Hausarztpraxis. Die Abgrenzung einerseits zur Pneumonie und andererseits zum „normalen" Infekt ist teilweise schwierig. Klinisch führen akuter Husten mit Auswurf, ein entsprechender auskultatorischer Befund und gegebenenfalls weitere Untersuchungen zur (Verdachts-)Diagnose. Dabei kann die akute Bronchitis viraler oder bakterieller Genese sein. Einen praktischen Test, der zwischen Viren und Bakterien unterscheidet, gibt es nicht. Bakterien, die häufig eine akute Bronchitis auslösen, sind Pneumokokken, Haemophilus influenzae, Moraxella catarrhalis, hämolysierende Streptokokken und Staphylococcus aureus. In der hausärztlichen Praxis wird jedoch kein Erregernachweis angestrebt und ist auch organisatorisch schwierig. Cochrane hat die Evidenz für und gegen eine antibiotische Behandlung bei akuter Bronchitis untersucht.

10.1.1 Cochrane-Evidenz

In dem Review vergleicht Cochrane bei Patienten mit akuter Bronchitis Antibiotikatherapie mit Placebo oder keiner Behandlung. Die Evidenz weist darauf hin, dass die Anwendung von Antibiotika bei akuter Bronchitis bei Patienten, die ansonsten gesund sind, nur von eingeschränktem Nutzen ist. Es zeigte sich ein geringfügiger, jedoch signifikanter Anstieg an unerwünschten Wirkungen bei den Patienten, die mit Antibiotika behandelt wurden. Husten und Krankheitsdauer verbesserten sich höchstens um einen halben Tag (1).

10.1.2 Implikationen für die Hausarztpraxis

Die Evidenz weist darauf hin, dass Antibiotika bei akuter Bronchitis nur begrenzte – wenn überhaupt – vorteilhafte Wirkungen haben. Zu diskutieren ist ein fraglicher Vorteil bezüglich der Verbesserung der Hustendauer von weniger als einem Tag. Hier stellt sich die Frage, ob dieser geringe Effekt eine Antibiotikatherapie überhaupt gerechtfertigt. Weiterhin sprechen die Nebenwirkungsprofile vieler Antibiotika dagegen. Ein weiterer Faktor, der zur Entscheidungsfindung beiträgt, ist der Public-Health-Aspekt einer zunehmenden Antibiotikaresistenz (ARE). Patienten, die mit den typischen Symptomen einer akuten Bronchitis mit Antibiotika behandelt werden, profitieren davon nicht, vor allem wenn diese akute Bronchitis viraler Genese ist. Zu beachten bleibt allerdings, dass das Risiko einer Lungenentzündung als Komplikation einer Infektion der unteren Atemwege sich reduziert, wenn sofort Antibiotika verschrieben werden. Dies betrifft insbesonders ältere Patienten.

Bisher gibt es keine klare Methode zur Unterscheidung von Patienten mit akuter Bronchitis, die von einer Antibiotikatherapie profitieren könnten, von solchen, bei denen dies möglicherweise nicht der Fall ist. Angesichts dieser Unsicherheit ist es für den Hausarzt besonders wichtig, die Entscheidung über die Einnahme von Antibiotika mit seinen Patienten zu besprechen. Empfehlungen der DEGAM stimmen mit den Ergebnissen des Cochrane Reviews überein. Neben den allgemeinen medikamentösen und nichtmedikamentösen Maßnahmen ist bei der unkomplizierten akuten Bronchitis laut DEGAM keine antibiotische Therapie erforderlich (2).

Das Review untersucht zusätzlich mögliche Interventionen zur Reduktion unnötiger Antibiotika-Verschreibungen. Dabei stellt sich die Strategie der verzögerten Verschreibung von Antibiotika als sinnvoll dar. Für die Hausarztpraxis bedeutet dies, entweder Patienten wieder einzubestellen oder vorsorglich ein Rezept mit Anweisungen zur verzögerten Einnahme zur Abholung von Antibiotika zu hinterlegen (1). Auch Aufklärungsarbeit über Resistenzentwicklung ist eine sinnvolle Intervention, die beispielsweise auch als interne Fortbildung in der Hausarztpraxis organisiert werden kann. In den letzten Jahren sind dazu mehrere Forschungsprojekte, auch im ambulanten Setting, durchgeführt worden.

10.2 Azithromycin bei akuten Infektionen der unteren Atemwege

Akute Infektionen der unteren Atemwege sind ein häufiger Vorstellungsgrund in der Hausarztpraxis. Diagnostisch finden neben Anamnese und körperlicher Untersuchung auch Laboruntersuchungen statt. Letztlich dienen klinischer Befund und Bestimmung von Entzündungsparametern auch dazu, über eine antibiotische Therapie zu entscheiden.

Aktuell bietet es sich aus Gründen der öffentlichen Gesundheitsversorgung an, restriktiv mit Antibiotika umzugehen. Das Schlagwort Antibiotikaresistenzen bleibt ein großes Thema von internationaler Bedeutung. Weiterhin ist ein Großteil der akuten Bronchitiden viraler Genese und bedarf keinerlei antibiotischer Behandlung. Im Rahmen dessen fällt der Hausarzt im Einzelfall die Entscheidung darüber, ob und welche Antibiotikatherapie notwendig ist. Azithromycin ist ein Makrolid und wird zur Behandlung von gramnegativen Bakterien verwendet. Es findet seinen Einsatz bei Infekten der unteren Atemwege. Cochrane vergleicht die Effektivität von Azithromycin mit Amoxicillin und Amoxicillin/Clavulansäure bei der Behandlung von Infektionen der unteren Atemwege. Amoxicillin ist ein Breitbandantibiotikum aus der Gruppe der Aminopenicilline und gehört zur Wirkstoffgruppe der β-Lactam-Antibiotika. Amoxicillin/Clavulansäure ist eine Kombination aus Amoxicillin und Clavulansäure, einem β-Lactamasehemmer.

10.2.1 Cochrane-Evidenz

Es konnten 16 randomisierte klinische Studien eingeschlossen werden. Die Sammlung der Studien hat bis 2014 stattgefunden. In Bezug auf die akute Bronchitis bakterieller Genese zeigte sich eine bessere Wirksamkeit für Azithromyzin im Vergleich zu Amoxicillin oder Amoxicillin/Clavulansäure. Auch traten weniger Nebenwirkungen unter der Therapie mit Azithromycin auf (3).

10.2.2 Implikationen für die Hausarztpraxis

Neben der Evidenz aus dem Cochrane Review spielen bei der Entscheidung in der Hausarztpraxis weitere Faktoren wie Kosten, Erfahrung mit dem jeweiligen Patienten, Grunderkrankungen und Begleiterkrankungen sowie aktuelle Empfehlungen zum Thema Resistenzenzwicklung eine wichtige Rolle. Die DEGAM empfiehlt neben den allgemeinen medikamentösen und nichtmedikamentösen Maßnahmen bei der unkomplizierten akuten Bronchitis keine antibiotische Therapie (2). Evidenz aus dem Cochrane Review kann dem Hausarzt jedoch als wissenschaftliche Basis bei der Entscheidungsfindung helfen. Dabei zeigt sich eine unklare Evidenzlage, ob Azithromycin bei der Behandlung von Infektionen der unteren Atemwege der Behandlung mit Amoxicillin oder Amoxicillin/Clavulansäure grundsätzlich überlegen ist. Bei Patienten mit einer akuten Bronchitis mit bakterieller Ursache ist Azithromycin wirksamer als Amoxicillin oder Amoxicillin/Clavulansäure. Azithromycin scheint auch eine geringere Inzidenz von unerwünschten Ereignissen zu haben als Amoxicillin oder Amoxicillin/Clavulansäure. Somit kann der Hausarzt bei Verdacht auf eine akute bakterielle

Bronchitis überlegen, ob er Azithromycin bevorzugt verwenden möchte.

10.3 Beta-2-Agonisten zur Behandlung von Husten oder zur klinischen Diagnose einer akuten Bronchitis

Die akute Bronchitis geht einher mit Husten und Auswurf. Brustschmerzen und Fieber können begleitend auftreten. Die meisten akuten Bronchitiden sind viraler Genese, sodass bei fehlenden Vorerkrankungen unterschiedliche Behandlungsmöglichkeiten existieren. Beta-2-Agonisten (SABA, LABA) sind aus der Asthmatherapie bekannt. Sie wirken bronchienerweiternd und können in der Asthmatherapie Husten lindern und die Atmung erleichtern.

Cochrane stellt die Frage nach Vor- und Nachteilen von Beta-2-Agonisten bei Kindern und Erwachsenen mit Husten aufgrund einer akuten Bronchitis, wenn keine Asthmaerkrankung und keine andere Grunderkrankung vorliegt (4).

10.3.1 Cochrane-Evidenz

Es konnten 9 Studien mit 134 Kindern und 418 Erwachsenen in die Übersichtsarbeit aufgenommen werden. Die täglichen Hustenwerte unterschieden sich nicht zwischen Kindern, denen orale Beta-2-Agonisten verabreicht wurden, und Kindern in den Placebo-Kontrollgruppen. Die täglichen Hustenwerte oder die Anzahl der Personen, die nach sieben Tagen noch husteten, änderten sich auch in den Studien mit Erwachsenen nicht. Nebenwirkungen waren Zittern, Wackeln oder Nervosität (4).

10.3.2 Implikationen für die Hausarztpraxis

Es gibt keine klare Evidenz dafür, dass Beta-2-Agonisten bei gesunden Kindern mit akutem Husten nützlich sind, insbesondere bei unauffälligem Auskultationsbefund. Für diese Kinder haben Beta-2-Agonisten eher nachteilige Auswirkungen wie Zittern oder Nervosität. Insgesamt zeigen sich auch für Erwachsene keine klaren Vorteile. Eine Tendenz zur Verbesserung des Hustens ist zu verzeichnen, insbesondere bei Patienten mit obstruktiver Ventilationsstörung. Für diesen Vorteil ist die Evidenzlage dünn und muss gegen Nebenwirkungen abgewogen werden. Als Fazit kann die Möglichkeit einer klinisch signifikanten positiven Wirkung von Beta-2-Agonisten anhand der vorliegenden Evidenz nicht vollständig ausgeschlossen werden. Für die hausärztliche Praxis empfiehlt sich ein abwägender Umgang mit Beta-2-Agonisten. Je nach Klinik und Patientenwunsch kann eine Beta-2-Agonisten-Gabe überlegt werden. Auch die DEGAM nimmt die Beta-2-Agonisten-Gabe in ihre Empfehlung mit auf. Sie lautet, dass bei bestehender bronchialer Obstruktion bei Patienten, die nicht an Asthma leiden, Beta-Sympathomimetika wie Salbutamol oder Fenoterol über ein bis zwei Wochen den Husten deutlich lindern und dafür auch verschrieben werden können (2).

10.4 Klinische Symptome und Anzeichen für die Diagnose von Mycoplasma pneumoniae bei Kindern und Jugendlichen mit ambulant erworbener Lungenentzündung

Im ambulanten Bereich werden Pneumonien bei Erwachsenen, aber auch bei Kindern und Jugendlichen diagnostiziert. Je nach Verlauf kann eine stationäre Einweisung notwendig werden, kleine Kinder unter vier Jahren mit Pneumonie sind häufig sehr krank und werden stationär behandelt. Mycoplasma pneumoniae ist der Erreger der Mykoplasmen-Pneumonie und die häufigste Ursache für eine atypische Pneumonie. Mykoplasmen sind Bakterien ohne Zellwände, sodass eine ausgewählte antibiotische Therapie indiziert ist.

Die Mykoplasmen-Pneumonie wird mit Makrolid-Antibiotika behandelt und tritt als ambulant erworbene Pneumonie auch bei Kindern und Jugendlichen auf. Mycoplasma pneumoniae ist jedoch anhand klinischer Symptome schwer zu diagnostizieren. Die diagnostische Unsicherheit kann zur Verschreibung von Antibiotika führen, die nicht wirken. Dadurch wird die Prognose verschlechtert und Antibiotikaresistenzen nehmen zu. Cochrane setzte sich zum Ziel, Symptome und Anzeichen bei der Diagnostik von Mycoplasma pneumoniae bei Kindern und Jugendlichen mit ambulant erworbener Lungenentzündung zu bewerten.

10.4.1 Cochrane-Evidenz

Es konnten sieben Studien mit 1.491 Kindern in die Untersuchung mit aufgenommen werden.

Klinische Symptome, die von Cochrane untersucht wurden, waren Husten, Keuchen, Schnupfen, Krepitationen, Fieber, Kurzatmigkeit, Brustschmerz, Durchfall, Myalgie und Kopfschmerzen. Dabei wurden Sensitivität und Spezifität der Symptome berechnet.

Die Wahrscheinlichkeit für eine Mykoplasmen-Pneumonie wurde basierend auf Fehlen oder Vorhandensein von klinischen Symptomen bewertet. In zwei Studien hat das Vorhandensein von Brustschmerzen die Wahrscheinlichkeit von Mycoplasma pneumoniae mehr als verdoppelt. Das Vorhandensein von Krepitationen zeigte eine Assoziation mit Mycoplasma pneumoniae, jedoch war dieser Befund von grenzwertiger statistischer Signifikanz (5).

10.4.2 Implikationen für die Hausarztpraxis

Mycoplasma pneumoniae kann bei Kindern und Jugendlichen mit ambulant erworbener Lungenentzündung aufgrund klinischer Symptome und Anzeichen nicht zuverlässig diagnostiziert werden. Klinische Symptome haben keine ausreichende diagnostische Aussagekraft, um direkt zu einer Makrolidbehandlung zu führen. Daten aus zwei Studien legen nahe, dass das Vorhandensein von Brustschmerzen die Wahrscheinlichkeit von Mycoplasma pneumoniae mehr als verdoppelt, sodass die Frage nach Brustschmerz in die Anamnese aufgenommen werden kann. Auch Krepitationen zeigen eine Assoziation mit Mycoplasma pneumoniae, diese ist jedoch nicht signifikant. In der hausärztlichen Praxis sollte sich der Hausarzt darüber bewusst sein, dass es fast nicht möglich ist, eine Mykoplasmen-Pneumonie anhand klinischer Symptome bei Kindern und Jugendlichen zu diagnostizieren.

10.5 Antibiotika bei ambulant erworbenen Infektionen der unteren Atemwege infolge von Mycoplasma pneumoniae bei Kindern

Mycoplasma pneumoniae ist eine wichtige Ursache für ambulant erworbene Infektionen der unteren Atemwege bei Kindern. Lungenmanifestationen sind typischerweise Tracheobronchitiden oder Pneumonien. Cochrane hat die antibiotische Therapie bei der Mykoplasmen-Pneumonie untersucht, um festzustellen, ob Antibiotika bei der Behandlung von Pneumonien im Kindesalter infolge von ambulant erworbenen Mycoplasma-pneumoniae-Infektionen wirksam sind.

10.5.1 Cochrane-Evidenz

Es konnten 1.912 Kinder aus sieben Studien aufgenommen werden. Dabei wurden randomisierte kontrollierte Studien, in denen Antibiotika, die üblicherweise zur Behandlung von Mycoplasma pneumoniae verwendet werden, mit Placebo oder anderen Antibiotika verglichen. In den meisten Studien unterschied sich das klinische Ansprechen nicht zwischen Kindern, die zu einem Makrolid-Antibiotikum randomisiert wurden, und Kindern, die zu einem Nicht-Makrolid-Antibiotikum randomisiert wurden (6).

10.5.2 Implikationen für die Hausarztpraxis

Es gibt nicht genügend Evidenz, um spezifische Schlussfolgerungen über die Wirksamkeit von Antibiotika bei dieser Erkrankung bei Kindern zu ziehen. Der Einsatz von Antibiotika muss gegen mögliche unerwünschte Nebenwirkungen abgewogen werden. Für die hausärztliche Praxis empfiehlt es sich, die leitliniengerechte Therapie mit Makroliden zu wählen. Ein Bewusstsein über die geringe Verfügbarkeit von Evidenz für eine adäquate Therapie kann helfen, den klinischen Verlauf zu begleiten und gegebenenfalls die antibiotische Therapie in Rücksprache mit anderen Fachärzten zu erweitern oder offen für eine Umstellung zu bleiben.

10.6 Neuraminidase-Hemmer zur Prävention und Behandlung der Influenza bei Erwachsenen und Kindern

Oseltamivir (Tamiflu®) und Zanamivir (Relenza®) werden für die saisonale Grippe bei Kindern und Erwachsenen präventiv eingenommen. In vielen Ländern wurden Oseltamivir und Zanamivir zu präventiven Zwecken als Public-Health-Intervention vorbeugend für neue fremde Virustypen als Vorrat angelegt. Die Weltgesundheitsorganisation WHO hat das Virusgrippemittel Oseltamivir 2017 aus der Liste der unentbehrlichen Arzneimittel (Model List of Essential Medicines) herausgenommen und in die Ergänzungsliste zurückgestuft. Cochrane stellte 2014 die Frage, wie effektiv Neuraminidase-Inhibitoren in der Prävention und Behandlung von Influenza bei Kindern und Erwachsenen sind (7).

10.6.1 Cochrane-Evidenz

Cochrane hat in vorherigen Versionen des Reviews einen erheblichen Publikationsbias entdeckt und wählte für die Aktualisierung Zulassungsdokumente zu den antiviralen Medikamenten Zanamivir und Oseltamivir. Daten von 46 Studien konnten berücksichtigt werden. Zanamivir und Oseltamivir verkürzen die Dauer von Symptomen einer Grippe um weniger als einen Tag. Eine Aufnahme in die Klinik konnte durch die Einnahme nicht verhindert werden. In Studien zur Grippevorbeugung verminderten Oseltamivir und Zanamivir das Risiko einer symptomatischen Grippe sowohl bei Einzelpersonen als auch in Haushalten. Eine Wirksamkeit bezüglich einer Grippeinfektion ohne Symptome oder grippeähnlicher Erkrankungen ohne Influenza-Infektion konnte nicht nachgewiesen werden. Die Einnahme von Oseltamivir ging sowohl mit Übelkeit als auch Erbrechen einher. Wenn es prophylaktisch eingesetzt wurde, traten auch Kopfschmerzen, Nierenprobleme und psychiatrische Symptome als Nebenwirkungen auf (7).

10.6.2 Implikationen für die Hausarztpraxis

Tamiflu® wurde zur Behandlung der unkomplizierten Influenza innerhalb von 48 Stunden nach Auftreten der Symptome zugelassen und 2010 nach der weltweiten H1N1-Pandemie in die

Liste der wichtigsten Medikamente der WHO aufgenommen. Eine Analyse des BMJ sowie das Cochrane Review anhand unveröffentlichter Studien zeigten Schwächen der Wirksamkeit sowie Nebenwirkungen auf. Für die Wissenschaft zeigte sich einmal mehr, dass alle Studien veröffentlicht werden sollten, um die statistischen Möglichkeiten der Auswertung zu optimieren. Die Empfehlungen für die Verwendung von Neuraminidase-Hemmern wurden überarbeitet. Der Hausarzt kann sich darüber bewusst sein, dass sowohl Oseltamivir als auch Zanamivir die Zeit bis zur symptomatischen Besserung bei Erwachsenen mit Influenza-ähnlichen Erkrankungen nur um ungefähr einen halben Tag verkürzen. Es zeigte sich auch keine gute Evidenz dafür, dass entweder Oseltamivir oder Zanamivir das Risiko von Influenza-Komplikationen, insbesondere Lungenentzündung, verringern oder das Risiko eines Krankenhausaufenthalts oder Todes verringern. Es gibt keine Evidenz dafür, das Medikament zu verwenden, um Folgen der jährlichen Influenza zu verhindern. Eine Verordnung kann im Einzelfall auf ausdrücklichen Patientenwunsch hin und nach ausführlicher Aufklärung erfolgen, sollte aber vom Hausarzt nicht unterstützt werden. Bei fehlendem oder noch ausstehendem Influenza-Nachweis ist eine Verordnung nur auf Privatrezept möglich.

10.7 Verbesserung der Adhärenz zu Standardvorsichtsmaßnahmen zur Kontrolle von im Gesundheitswesen erworbenen Infektionen

Standardvorsichtsmaßnahmen sind ein fundamentaler Bestandteil der Infektionsprävention im Gesundheitswesen. Sie dienen dem Schutz sowohl des medizinischen Personals als auch der Patienten. Trotz ihrer erwiesenen Wirksamkeit ist die Adhärenz zu diesen Maßnahmen oft suboptimal (8). Dies gilt besonders für Settings mit hohem Arbeitsaufkommen wie der hausärztlichen Praxis. Die konsequente Umsetzung von Standardvorsichtsmaßnahmen könnte einen wichtigen Beitrag zur Reduktion von im Gesundheitswesen erworbenen Infektionen leisten. Eine systematische Cochrane-Übersichtsarbeit untersucht die Wirksamkeit verschiedener Interventionen zur Verbesserung der Adhärenz zu diesen Maßnahmen (8).

10.7.1 Cochrane-Evidenz

Es wurden 5 Studien mit insgesamt 4577 Teilnehmern in das Review eingeschlossen. Die Analyse zeigt, dass Bildungs- und Trainingsinterventionen möglicherweise zu einer Verbesserung der Adhärenz zu Standardvorsichtsmaßnahmen führen (8). Die untersuchten Interventionen umfassten verschiedene Ansätze wie strukturierte Schulungsprogramme, praktische Übungen und regelmäßige Auffrischungseinheiten. Besonders effektiv waren Maßnahmen, die theoretisches Wissen mit praktischer Anwendung verbanden. Die Qualität der Evidenz wurde allerdings als niedrig eingestuft, was auf methodische Limitationen der eingeschlossenen Studien und eine gewisse Heterogenität der Ergebnisse zurückzuführen ist (8). Langzeiteffekte der Interventionen konnten aufgrund der begrenzten Nachbeobachtungszeit nicht ausreichend beurteilt werden.

10.7.2 Implikationen für die Hausarztpraxis

In der Hausarztpraxis sollten regelmäßige Schulungen und Trainings zu Standardvorsichtsmaßnahmen als fester Bestandteil des Qualitätsmanagements etabliert werden. Der Fokus sollte dabei auf praktischen Aspekten wie korrekter Händehygiene, sachgerechtem Gebrauch von persönlicher Schutzausrüstung und adäquatem Umgang mit potenziell infektiösem Material liegen (8). Besonders wichtig ist die Integration dieser Schulungen in den Praxisalltag, um eine nachhaltige Verhaltensänderung zu erreichen. Die Implementierung sollte dabei die spezifischen Bedingungen und Abläufe der jeweiligen Praxis berücksichtigen. Ein regelmäßiges Monitoring der Umsetzung und Feedback an das Praxisteam können die Effektivität der Maßnahmen zusätzlich verbessern (8). Die verfügbare Evidenz legt nahe, dass insbesondere praxisnahe, interaktive Schulungsformate erfolgversprechend sind.

10.8 Interventionen zur Förderung gemeinsamer Entscheidungsfindung bei Antibiotikaverordnungen für akute Atemwegsinfekte in der Primärversorgung

Die gemeinsame Entscheidungsfindung (auch SDM – shared decision making) gewinnt in der Primärversorgung zunehmend an Bedeutung, besonders im Kontext der Antibiotikaverordnung bei akuten Atemwegsinfekten. Dieser Ansatz zielt darauf ab, Patienten aktiv in therapeutische Entscheidungen einzubinden und damit unnötige Antibiotikaverordnungen zu reduzieren (9). Die Überverordnung von Antibiotika bei viralen Infekten stellt weiterhin ein bedeutendes Problem dar, das zur Entwicklung von Antibiotikaresistenzen beiträgt. Häufig spielen dabei Patientenerwartungen und Kommunikationsbarrieren zwischen Ärzten und Patienten eine wichtige Rolle (9). Eine Cochrane-Übersichtsarbeit untersucht die Wirksamkeit verschiedener Interventionen zur Förderung der gemeinsamen Entscheidungsfindung in diesem Kontext.

10.8.1 Cochrane-Evidenz

Die systematische Analyse umfasste 10 Studien mit 1100 Ärzten und 492.000 Patienten. Die Ergebnisse zeigen eine deutliche Wirksamkeit von Interventionen zur Förderung gemeinsamer Entscheidungsfindung bei der Reduktion von Antibiotikaverordnungen für akute Atemwegsinfekte (9). Besonders effektiv waren Interventionen, die mehrere Komponenten kombinierten: strukturiertes Ärztetraining in Kommunikationstechniken, den Einsatz von Entscheidungshilfen und interaktive Informationsmaterialien für Patienten. Die Analyse zeigte auch, dass diese Reduktion der Verschreibungen ohne negative Auswirkungen auf die klinischen Outcomes erreicht wurde (9). Die Patientenzufriedenheit blieb unverändert hoch, und es wurde keine Zunahme von Komplikationen oder Wiedervorstellungen beobachtet. Die moderate Qualität der Evidenz weist darauf hin, dass die Ergebnisse zwar verlässlich, aber noch durch weitere Forschung zu bestätigen sind.

10.8.2 Implikationen für die Hausarztpraxis

Hausärzte sollten die Integration von Techniken der gemeinsamen Entscheidungsfindung in ihre tägliche Praxis als wichtiges Instrument zur Optimierung der Antibiotikaverschreibung betrachten. Dies erfordert die systematische Implementierung mehrerer Komponenten: Zum einen die Schulung des ärztlichen Personals in spezifischen Kommunikationstechniken, zum anderen die Bereitstellung und den routinierten Einsatz von analogen und digitalen Entscheidungshilfen (9). Besonders wichtig ist dabei die Fähigkeit, Patientenerwartungen und -bedenken zu erfassen und evidenzbasierte Informationen patientengerecht zu vermitteln. Die Evidenz zeigt, dass dieser Ansatz nicht nur die Antibiotikaverordnungen reduziert, sondern auch die Arzt-Patienten-Beziehung stärken kann.

10.9 Auf Kliniker ausgerichtete Interventionen zur Beeinflussung des Antibiotika-Verschreibungsverhaltens bei akuten Atemwegsinfekten in der Primärversorgung

Das Verschreibungsverhalten von Ärzten bei akuten Atemwegsinfekten stellt einen Schlüsselfaktor im Kampf gegen Antibiotikaresistenzen dar. Trotz klarer Evidenz, dass Antibiotika bei den meisten akuten Atemwegsinfekten nur einen begrenzten Nutzen haben, bleiben die Verschreibungsraten in vielen Ländern hoch (10). Dies liegt an verschiedenen Faktoren wie diagnostischer Unsicherheit, Zeitdruck in der Konsultation und wahrgenommenen Patientenerwartungen. Eine aktuelle Cochrane-Übersichtsarbeit analysiert die Wirksamkeit verschiedener Interventionsstrategien zur Beeinflussung des ärztlichen Verschreibungsverhaltens (10).

10.9.1 Cochrane-Evidenz

Der systematische Review umfasste 8 hochwertige systematische Übersichtsarbeiten, die verschiedene Interventionsansätze untersuchten. Die Evidenz zeigt, dass multifaktorielle Interventionen, die verschiedene Strategien kombinieren, die größte Wirksamkeit aufweisen. Die Analyse der Point-of-Care-Tests ergab eine signifikante Reduktion der Antibiotikaverschreibungen (10). Noch deutlicher war der Effekt bei der Procalcitonin-gesteuerten Therapie (10). Strukturierte Schulungsprogramme für Ärzte in Kombination mit Audit- und Feedback-Systemen sowie der Einsatz von Patienteninformationsmaterialien verstärkten diese Effekte zusätzlich. Die Analyse zeigte auch, dass die Implementierung dieser Maßnahmen ohne negative Auswirkungen auf die Patientensicherheit möglich war. Die Patientenzufriedenheit blieb stabil, und es wurde keine erhöhte Rate an Komplikationen oder Krankenhauseinweisungen beobachtet (10). Die Qualität der Evidenz wurde als moderat eingestuft, wobei insbesondere die Langzeiteffekte noch weiterer Forschung bedürfen.

10.9.2 Implikationen für die Hausarztpraxis

Hausärzte sollten einen umfassenden, multifaktoriellen Ansatz zur Optimierung ihres Verschreibungsverhaltens in Betracht ziehen. Die Integration von Point-of-Care-Tests (z. B CRP-Schnelltest, virale Antigen-Tests oder in der Zukunft auch PCT-Schnelltests) in den Praxisalltag kann dabei eine wichtige Entscheidungshilfe darstellen. Besonders effektiv erscheint die Kombination mit regelmäßigen Fortbildungen und einem strukturierten Feedback-System zum eigenen Verschreibungsverhalten (10). Die Implementierung sollte schrittweise erfolgen und an die spezifischen Bedingungen der Praxis angepasst werden. Wichtig ist auch die Einbindung des gesamten Praxisteams, um eine nachhaltige Verhaltensänderung zu erreichen. Die Evidenz zeigt, dass dieser mehrdimensionale Ansatz nicht nur zu einer signifikanten Reduktion unnötiger Antibiotikaverordnungen führt, sondern auch die Qualität der Patientenversorgung verbessern kann (10).

10.10 Sofortige versus verzögerte versus keine Antibiotika bei Atemwegsinfekten

Die Strategie der verzögerten Antibiotikaverordnung wird zunehmend als Möglichkeit zur Reduktion von Antibiotikaverordnungen diskutiert. Dabei erhält der Patient ein Rezept, wird aber gebeten, mit der Einnahme zunächst abzuwarten. Eine systematische Cochrane-Übersichtsarbeit untersucht die Wirksamkeit und Sicherheit dieser Strategie im Vergleich zur sofortigen Verordnung oder zum kompletten Verzicht auf Antibiotika (11).

10.10.1 Cochrane-Evidenz

Die Analyse umfasste 13 Studien mit 6179 Teilnehmern. Die Ergebnisse zeigen, dass eine verzögerte Antibiotikaverordnung im Vergleich zur sofortigen Verordnung zu einer signifikanten Reduktion der Antibiotikaeinnahme führt (11). Besonders bemerkenswert ist, dass diese deutliche Reduktion ohne Einbußen bei den klinischen Outcomes erreicht wurde. Die detaillierte Analyse der Patientensicherheit ergab keine erhöhten Komplikationsraten in der Gruppe mit verzögerter Verschreibung. Die Patientenzufriedenheit wurde in allen Gruppen als hoch bewertet, wobei die Gruppe mit sofortiger Verordnung leicht höhere Werte aufwies (11). Die Analyse der Krankheitsdauer und Symptomintensität zeigte keine relevanten Unterschiede zwischen den Gruppen. Auch die Rate an ungeplanten Folgekonsultationen und Krankenhauseinweisungen unterschied sich nicht signifikant (11).

10.10.2 Implikationen für die Hausarztpraxis

Die verzögerte Antibiotikaverordnung stellt eine sichere und effektive Strategie zur Reduktion des Antibiotikaverbrauchs dar. Hausärzte sollten diese Option besonders bei Patienten mit unkomplizierten Atemwegsinfekten in Betracht ziehen. Der Erfolg dieser Strategie hängt wesentlich von der Kommunikation mit dem Patienten ab. Klare Anweisungen sind erforderlich, unter welchen Umständen die Antibiotika eingenommen werden sollten und wann eine erneute Vorstellung notwendig ist (11). Die Evidenz zeigt, dass eine gute Aufklärung über den zu erwartenden Krankheitsverlauf und mögliche Warnsymptome essenziell ist. Besonders wichtig ist auch die Vermittlung der Gründe für die verzögerte Verordnung, um das Vertrauen der Patienten in diese Strategie zu stärken. Die vorliegenden Daten bestätigen, dass dieser Ansatz nicht nur sicher ist, sondern auch zu einer deutlichen Reduktion des Antibiotikaverbrauchs führen kann, ohne die Patientenzufriedenheit wesentlich zu beeinträchtigen (11). Gerade in Sprechstundenzeiten, in denen eine kurzfristige Kontrolle schwer möglich ist (Freitagnachmittag/vor dem Wochenende), kann diese Strategie hilfreich und effektiv sein.

10.11 Schriftliche Informationen für Patienten zur Reduktion von Antibiotikaverordnungen bei akuten oberen Atemwegsinfekten in der Primärversorgung

Die gezielte Patientenaufklärung wird als wichtiger Ansatzpunkt zur Veränderung der Erwartungshaltung bezüglich Antibiotika gesehen. Häufig besteht eine Diskrepanz zwischen der medizinischen Notwendigkeit und den Patientenerwartungen hinsichtlich einer Antibiotikatherapie. Eine systematische Cochrane-Übersichtsarbeit untersucht die Wirksamkeit schriftlicher Informationsmaterialien zur Reduktion von Antibiotikaverordnungen (12).

10.11.1 Cochrane-Evidenz

Die Analyse von zwei randomisierten kontrollierten Studien mit insgesamt 827 Teilnehmern lieferte moderate Evidenz für die Wirksamkeit schriftlicher Patienteninformationen. Im Vergleich zur üblichen Versorgung konnte eine signifikante Reduktion der Antibiotikaverordnungen um etwa 20 % erreicht werden (12).

Die detaillierte Analyse zeigte, dass besonders solche Materialien effektiv waren, die im Rahmen der Konsultation aktiv besprochen wurden. Die Untersuchung der Patientensicherheit ergab keine Hinweise auf negative Auswirkungen dieser Intervention. Weder die Patientenzufriedenheit noch die Rate an Wiederkonsultationen wurden negativ beeinflusst (12). Die Analyse der Krankheitsverläufe zeigte keine Unterschiede hinsichtlich der Symptomdauer oder der Komplikationsrate zwischen den Gruppen. Besonders hervorzuheben ist, dass die Intervention sowohl bei Erwachsenen als auch bei Kindern wirksam war (12).

10.11.2 Implikationen für die Hausarztpraxis

Die Integration schriftlicher Informationsmaterialien in die Beratung bei akuten Atemwegsinfekten stellt eine effektive Strategie zur Reduktion von Antibiotikaverordnungen dar. Der Erfolg dieser Intervention hängt wesentlich von der Art der Implementierung ab. Die Materialien sollten nicht nur passiv ausgehändigt, sondern aktiv in das Beratungsgespräch eingebunden werden (12). Besonders wichtig ist eine patientengerechte Aufbereitung der Information, die sowohl den natürlichen Verlauf der Erkrankung als auch die begrenzte Rolle von Antibiotika verständlich erklärt. Die Bereitstellung der Materialien kann sowohl im Wartezimmer als auch direkt während der Konsultation erfolgen, wobei die aktive Besprechung im Rahmen des Arzt-Patienten-Gesprächs von zentraler Bedeutung ist. Die vorliegende Evidenz unterstützt den routinemäßigen Einsatz solcher Materialien als Teil einer umfassenden Strategie zur Optimierung der Antibiotikaverordnung (12). Mehrere Pilotprojekte und Forschungsinterventionen waren hier auch in Deutschland erfolgreich (z. B. RESIST der KVB oder Arena der Charité Berlin).

LITERATUR

(1) Smith SM, Fahey T, Smucny J, Becker LA. Antibiotics for acute bronchitis. Cochrane Database of Systematic Reviews 2017, Issue 6. Art. No.: CD000245. DOI: 10.1002/14651858.CD000245.pub4.

(2) https://register.awmf.org/de/leitlinien/detail/053-013.

(3) Laopaiboon M, Panpanich R, Swa Mya K. Azithromycin for acute lower respiratory tract infections. Cochrane Database of Systematic Reviews 2015, Issue 3. Art. No.: CD001954. DOI: 10.1002/14651858.CD001954.pub4.

(4) Becker LA, Hom J, Villasis-Keever M, van der Wouden JC. Beta-2-agonists for acute cough or a clinical diagnosis of acute bronchitis. Cochrane Database of Systematic Reviews 2015, Issue 9. Art. No.: CD001726. DOI: 10.1002/14651858.CD001726.pub5.

(5) Wang K, Gill P, Perera R, Thomson A, Mant D, Harnden A. Clinical symptoms and signs for the diagnosis of *Mycoplasma pneumoniae*in children and adolescents with community-acquired pneumonia. Cochrane Database of Systematic Reviews 2012, Issue 10. Art. No.: CD009175. DOI: 10.1002/14651858.CD009175.pub2.

(6) Gardiner SJ, Gavranich JB, Chang AB. Antibiotics for community-acquired lower respiratory tract infections secondary to *Mycoplasma pneumoniae* in children. Cochrane Database of Systematic Reviews 2015, Issue 1. Art. No.: CD004875. DOI: 10.1002/14651858.CD004875.pub5.

(7) Jefferson T, Jones MA, Doshi P, et al. Neuraminidase inhibitors for preventing and treating influenza in adults and children. Cochrane Database of Systematic Reviews 2014, Issue 4. Art. No.: CD008965. DOI: 10.1002/14651858.CD008965.pub4.

(8) Moralejo D, El Dib R, Prata RA, Barretti P, Corrêa I. Improving adherence to Standard Precautions for the control of health care-associated infections. Cochrane Database of Systematic Reviews 2018, Issue 2. Art. No.: CD010768. DOI: 10.1002/14651858.CD010768.pub2.

(9) Coxeter P, Del Mar CB, McGregor L, Beller EM, Hoffmann TC. Interventions to facilitate shared decision making to address antibiotic use for acute respiratory infections in primary care. Cochrane Database of Systematic Reviews 2015, Issue 11. Art. No.: CD010907. DOI: 10.1002/14651858.CD010907.pub2.

(10) Tonkin-Crine SKG, Tan PS, van Hecke O, et al. Clinician-targeted interventions to influence antibiotic prescribing behaviour for acute respiratory infections in primary care: an overview of systematic reviews. Cochrane Database of Systematic Reviews 2017, Issue 9. Art. No.: CD012252. DOI: 10.1002/14651858.CD012252.pub2.
(11) Spurling GKP, Dooley L, Clark J, Askew DA. Immediate versus delayed versus no antibiotics for respiratory infections. Cochrane Database of Systematic Reviews 2023, Issue 10. Art. No.: CD004417. DOI: 10.1002/14651858.CD004417.pub6.
(12) O'Sullivan JW, Harvey RT, Glasziou PP, McCullough A. Written information for patients (or parents of child patients) to reduce the use of antibiotics for acute upper respiratory tract infections in primary care. Cochrane Database of Systematic Reviews 2016, Issue 11. Art. No.: CD011360. DOI: 10.1002/14651858.CD011360.pub2.

11 Beratungsanlass somatoforme Störungen Angst und Panik in der Hausarztpraxis

Panikstörungen sind häufige psychische Erkrankungen, mit denen sich Patienten oft in der hausärztlichen Praxis vorstellen. Charakterisiert durch intensive und plötzliche Angstattacken und teils deutliche somatische Symptome, beeinträchtigen sie die Lebensqualität erheblich. Die Behandlung von Panikstörungen umfasst sowohl pharmakologische als auch psychologische Ansätze, die in aktuellen Cochrane-Analysen detailliert untersucht wurden. Für Hausärzte ist es essenziell, die verschiedenen Behandlungsoptionen und deren Evidenzgrade zu kennen, um eine optimale Versorgung ihrer Patienten gewährleisten zu können. Frühzeitige Erkennung und adäquate Behandlung von Panikstörungen sind dabei von besonderer Bedeutung, da unbehandelte Verläufe häufig zu einer Chronifizierung und zur Entwicklung von Komorbiditäten führen können.

11.1 Pharmakologische Intervention, psychologische Intervention und tiefe Hirnstimulation bei Depressionen nach Apoplex

Nach einem Schlaganfall entstehen im Rahmen der hausärztlichen Betreuung viele neue Herausforderungen. Neben der Behandlung von (möglichen) Grunderkrankungen und Klärung von notwendigen Maßnahmen der Pflege treten nach Schlaganfall auch häufig Depressionen auf. Diese werden selten erkannt, stellen jedoch eine wichtige Morbidität im Zusammenhang mit dem stattgehabten Apoplex dar. Eine unzureichende Behandlung kann die Rekonvaleszenz beeinträchtigen. Cochrane stellt die Frage, ob eine pharmakologische Therapie, eine tiefe Hirnstimulation, eine psychologische Therapie oder eine Kombination dieser Interventionen die Prävalenz von Depressionen nach einem Schlaganfall reduzieren können (1).

11.1.1 Cochrane-Evidenz

Es wurden Studien bis August 2018 in die Übersichtsarbeit aufgenommen, die über den Einsatz von medikamentöser Therapie, tiefer Hirnstimulation, psychologischer Therapie und Kombinationstherapien zur Behandlung von Depressionen nach Schlaganfall berichten. Dabei konnten 49 Studien eingeschlossen werden. Eine medikamentöse Therapie führt dazu, dass weniger Depressionen auftreten. Auch eine psychologische Therapie reduziert die Anzahl der Patienten, die am Ende der Behandlung die Studienkriterien für eine Depression erfüllten. In der Behandlungsgruppe der medikamentös behandelten Patienten berichteten mehr Patienten über Nebenwirkungen als in der Placebogruppe. Nur eine Studie zur tiefen Hirnstimulation berichtete über eine Reduktion der Depressionsskalenwerte. Eine Metaanalyse ist anhand einer einzigen Studie nicht möglich. Auch zu Kombinationstherapien liegt keine ausreichende Evidenz vor (1).

11.1.2 Implikationen für die Hausarztpraxis

Die hausärztliche Nachsorge nach einem Schlaganfall hat zum Ziel, Lebensqualität und Selbstständigkeit des Patienten zu erhalten oder zu verbessern. Neben Paresen, Parästhesien, Inkontinenzproblemen sowie Dysphagie leiden Patienten auch unter zahlreichen neuropsychologischen Beeinträchtigungen. Dabei können emotional-affektive Veränderungen in den Hintergrund treten. Sie bleiben jedoch ein wichtiger Faktor, wenn es darum geht, die Lebensqualität sowie die Selbstständigkeit des Patienten längerfristig zu erhalten. Antidepressiva können Patienten mit anhaltenden depressiven Symptomen nach einem Schlaganfall helfen. Auch psychotherapeutische Interventionen weisen eine gute Evidenzgrundlage auf. Pharmakologische Interventionen waren erwartungsgemäß mit unerwünschten neurologischen und gastrointestinalen Nebenwirkungen verbunden. Cochrane hat mit dem Review zu therapeutischen Möglichkeiten bei Depression nach Schlaganfall darauf hingewiesen, wie wenig Evidenz für die Behandlung einer Depression nach einem Apoplex aktuell vorhanden ist. Zur Kombination von Interventionen wie auch zur tiefen Hirnstimulation gibt es wenig Evidenz. Im hausärztlichen Bereich bleibt es dem Hausarzt überlassen, sich für eine therapeutische Intervention zu entscheiden. Die empathische Anamnese bezüglich emotional-affektiver Veränderungen neben der Erhebung von körperlichen Einschränkungen könnte im hausärztlichen Bereich einen wichtigen ersten Schritt zur Verbesserung der Lebensqualität darstellen. Allein die Steigerung des Bewusstseins für diese Veränderungen könnte ein positiver Effekt der Cochrane-Übersicht sein.

11.2 Antidepressiva gegen Panikstörung bei Erwachsenen

Panikstörungen kommen in der Allgemeinbevölkerung häufig vor. Sie zeichnen sich durch Panikattacken aus. Dabei treten neben Angst und Furcht auch körperliche Symptome wie Herzrasen, Brustschmerzen, Schwitzen, Zittern, Schwindel, Bauchschmerzen, Ohnmacht oder Atemnot auf. Die Behandlung der Panikstörung umfasst psychologische und pharmakologische Interventionen. Als pharmakologische Interventionen werden als Standardbehandlung verschiedene Klassen von Antidepressiva zur Therapie eingesetzt. Dabei sind selektive Serotonin-Wiederaufnahmehemmer (SSRI), Monoaminoxidasehemmer (MAO-Hemmer) und trizyklische Antidepressiva Mittel der ersten Wahl.

Es ist jedoch noch unklar, welche Antidepressiva das günstigste Profil hinsichtlich der Wirksamkeit bei der Behandlung von Angst- und Panikstörungen aufweisen. Die Evidenz für ihre Wirksamkeit und Akzeptanz ist ebenfalls unklar. Cochrane stellt die Frage, wie wirksam Antidepressiva im Vergleich zu Placebo für die Behandlung der Panikstörung eigentlich sind. Weiterhin wurde das Nebenwirkungsprofil der Antidepressiva im Vergleich zu Placebo untersucht (2).

11.2.1 Cochrane-Evidenz

Es konnten 41 randomisierte, kontrollierte Studien mit 9.377 Patienten eingeschlossen werden. Antidepressiva wirken besser als Placebo. Dabei stellte sich eine number needed to treat (NNT, ➤ Kapitel 1) von sieben heraus. Dies bedeutet, dass einerseits nur sieben Patienten behandelt werden müssen, um ein negatives Outcome zu verhindern. In Bezug auf die medikamentöse Therapie bedeutet es andererseits, dass sieben Patienten mit Antidepressiva behandelt werden müssten, damit ein Patient davon profitieren kann. Antidepressiva werden jedoch schlechter vertragen als Placebo und führten zu Studienabbrüchen aufgrund von Nebenwirkungen. Trizyklische Antidepressiva führten zu geringeren Abbrüchen als Placebo (2).

11.2.2 Implikationen für die Hausarztpraxis

Die Ergebnisse bestätigten, dass Antidepressiva bei der Behandlung von Panikstörungen wirksamer sind als Placebo. Einschränkend zu den Ergebnissen des Reviews muss erwähnt werden, dass einige Studien durch Pharmaunternehmen finanziert wurden. Weiterhin haben keine längerfristigen Beobachtungen stattgefunden, die Ergebnisse betreffen einen relativ kurzen Behandlungszeitraum. Basierend auf den Ergebnissen der Studie können Antidepressiva bei der Behandlung von Angst- und Panikstörungen wirksamer sein als Placebo. Die Wirksamkeit kann mit einer NNT von 7 quantifiziert werden.

Dies bedeutet, dass sieben Patienten mit Antidepressiva behandelt werden müssen, damit ein Patient davon messbar profitiert. Antidepressiva können im Vergleich zu Placebo Vorteile im Hinblick auf Therapieabbrüche haben. Jedoch bewirken sie auch vermehrt Therapieabbrüche aufgrund von störenden und belastenden Nebenwirkungen.

Die Entscheidung, ob Antidepressiva in der hausärztlichen Praxis bei Angst- und Panikstörungen regelmäßig verschrieben werden sollten, hat keine eindeutige Evidenzgrundlage. Weitere Therapiemöglichkeiten wie psychotherapeutische Interventionen sollten mit dem Patienten gemeinsam besprochen und entschieden werden. Hier kann auch eine Entscheidungshilfe (z. B. arriba) hilfreich sein.

11.3 Benzodiazepine gegen Panikstörung bei Erwachsenen

Panikstörungen treten in der Allgemeinbevölkerung häufig auf und sind gekennzeichnet durch rezidivierend und akut auftretende Panikattacken. Bei der Agoraphobie meidet der Patient Situationen, in denen eine Flucht schwierig sein kann oder bei Bedarf keine Hilfe verfügbar ist. Eine Panikstörung wird mit psychologischen Interventionen und Medikamenten behandelt, oft auch in Kombination von medikamentöser Therapie und psychotherapeutischen Interventionen. Benzodiazepine werden häufig zur (akuten) Behandlung von Panikstörungen eingesetzt. Sie zeigen einen raschen Wirkungseintritt, haben aber auch ein hohes Risiko für Abhängigkeits- und Entzugssymptome. Es ist anzunehmen, dass der rasche Wirkungseintritt eine Rolle spielt. Cochrane stellt die Frage, wie effektiv die Behandlung mit Benzodiazepinen im Vergleich zu Placebo bei der Behandlung von Panikstörungen ist. Welche Nebenwirkungen treten auf? Warum entscheiden sich Arzt und Patient für Benzodiazepine, wenn hauptsächlich Serotonin-Wiederaufnahmehemmer (SSRI) zur Behandlung empfohlen werden?

11.3.1 Cochrane-Evidenz

Die Evidenz wurde bis Mai 2018 durchsucht. Es konnten 24 randomisierte kontrollierte Studien mit aufgenommen werden. Es zeigten sich Hinweise auf einen Vorteil von Benzodiazepinen bei der Verbesserung der Paniksymptome. Darüber hinaus können Benzodiazepine eine Teilhabe am sozialen Leben besser ermöglichen als Placebo. Die Abbrecherquote war bei den mit Benzodiazepinen behandelten Teilnehmern niedriger. Nebenwirkungen traten unter Benzodiazepinen vermehrt auf. Da es sich bei den Studien leider nur um Kurzzeitstudien handelt, fehlt die Evidenz zum Risiko von Abhängigkeits- und Entzugssymptomen. Weiterhin ist unklar, ob die Wirkung nach Behandlungsende erhalten bleibt (3).

11.3.2 Implikationen für die Hausarztpraxis

Es ist zu bedauern, dass hochwertige Langzeitstudien fehlen, um zu überprüfen, ob der Nutzen der Behandlung längerfristig erhalten bleibt oder ob Nebenwirkungen überwiegen. Auch die Rolle von Entzugssymptomen und das Abhängigkeitspotenzial können erst anhand von Langzeitstudien verlässlich geklärt werden. Es ist jedoch eher unwahrscheinlich, dass sich die allgemein bekannten Schlussfolgerungen hinsichtlich der kurzfristigen Wirksamkeit und des Abhängigkeitspotenzials von Benzodiazepinen ändern würden. Aufgrund der Evidenzlage bieten die Ergebnisse des Reviews bezüglich der Wirksamkeit von Benzodiazepinen gegenüber Placebo nur begrenzt Hinweise für die klinische Umsetzung in der hausärztlichen Praxis. Der Hausarzt entscheidet zwischen Benzodiazepinen und anderen Wirkstoffen, insbesondere SSRI. Dabei sollten Wirksamkeit wie auch Nebenwirkungen zur Entscheidung beitragen. Die Wahl der Behandlung sollte sich auch an den Präferenzen des Patienten orientieren. Wie so oft zeigt auch hier die Evidenzlage, wie selten evidenzbasiertes Wissen zu klaren Handlungsempfehlungen führt. So wie das abwartende Offenlassen gegenüber der diagnostischen Situation kann mit einem abwartenden Offenbleiben gegenüber Patientenmeinung, Patientenwunsch, Wünschen der Angehörigen und Meinungen von Kollegen eine gute praktische Umsetzung erfolgen.

11.4 Psychosoziale Interventionen bei Pflegeheimbewohnern zur Reduktion von Antipsychotika

Im Rahmen der Betreuung von Patienten in Pflegeheimen treten regelmäßig ethische Fragen bezüglich medikamentöser Intervention bei Aggression und Unruhe auf. Regelmäßig notwendige pflegerische Maßnahmen sind häufig nur mit Unterstützung beruhigender Medikamente möglich. Daneben sind auch das Allgemeinbefinden der Patienten, die Erhaltung der persönlichen Würde sowie Hoffnungen und Ängste von Angehörigen weitere wichtige Faktoren. Im Konflikt zwischen der Compliance der Patienten für eine adäquate Pflege sowie dem Wunsch der Angehörigen, den Patienten nicht „ruhigzustellen", muss häufig der betreuende Hausarzt vermitteln. In Pflegeheimen werden Antipsychotika regelmäßig verschrieben, um psychologische Symptome von Demenzerkrankungen wie Aufregung, Aggression oder Unruhe zu kontrollieren. Häufig treten unerwünschte Wirkungen wie Sedierung, Stürze und kardiovaskuläre Probleme auf. Cochrane stellt die Frage, ob psychosoziale Interventionen zur Reduktion von Antipsychotika in Pflegeheimen wirksam sein können. Bei den psychosozialen Interventionen handelt es sich um Gespräche mit dem Personal, mit den Bewohnern oder um kombinierte Interventionen (4).

11.4.1 Cochrane-Evidenz

Cochrane setzte es sich zum Ziel, die Wirksamkeit psychosozialer Interventionen zur Reduzierung von Antipsychotika bei Pflegeheimbewohnern zu bewerten. Es konnten vier randomisierte kontrollierte Studien in die Übersichtsarbeit eingeschlossen werden. Alle Studien untersuchten neben Interventionen mit pädagogischem Ansatz auch Weiterbildungsmaßnahmen für das Personal in den Pflegeheimen. Alle Studien zeigten, dass die Interventionen zu einer Reduktion des Einsatzes von Antipsychotika führten. Zusammenfassend lässt sich sagen, dass psychosoziale Interventionen, die sich an Fachkräfte richten, zu einem reduzierten Bedarf an Antipsychotika bei Bewohnern von Pflegeheimen führen. Es konnten jedoch keine zusammenfassenden Effektgrößen bestimmt werden (4).

11.4.2 Implikationen für die Hausarztpraxis

Die Evidenz weist auf eine Wirksamkeit psychosozialer Interventionen zur Reduktion von Antipsychotika bei Pflegeheimbewohnern hin. Das Review fasst jedoch nur eine kleine Anzahl heterogener Studien deskriptiv zusammen. Für die Praxis zeigt sich, dass, basierend auf der Evidenz aus oben genanntem Review, Wünsche und Sorgen von Angehörigen in Pflegeheimen sehr ernst genommen werden können. Der Hausarzt sollte Vorurteile gegenüber Pflegeheimen bewusst abbauen, dabei jedoch auch ein offenes Ohr für Einwände beibehalten. Es spricht viel dafür, die Erkenntnisse aus oben genanntem Review in die Diskussion der Altenpflege mit einzubinden. Psychosoziale Maßnahmen auf Ebene der Fachkräfte in Pflegeheimen zu implementieren und für eine Umsetzung der Erkenntnisse zu plädieren, kann auf Ebene der öffentlichen Gesundheitsversorgung Wirkung zeigen und eine Verbesserung der Situation in der Altenpflege bewirken. Auch sind die längerfristigen Nebenwirkungen von Antipsychotika wie Sedierung, Stürze und kardiovaskuläre Probleme als Kostenfaktor in die Diskussion mit einzubringen. Kritisch gegenüber Maßnahmen zur Vereinfachung der Pflege zu bleiben und mit anderen realisierbaren Interventionen abzuwägen, bleibt im Einzelfall dem betreuenden Hausarzt überlassen. Leider wird ein regelmäßiger und strukturierter Austausch zwischen Hausarzt, Pflegeheimmitarbeitern und Angehörigen nicht unterstützt oder gezielt vergütet. Hier wäre ein strukturiertes Behandlungsprogramm (analog zu einem Disease Management Programm – DMP) überlegenswert.

11.5 Internetbasierte kognitive Verhaltenstherapie bei Angststörungen

Angststörungen sind in der Allgemeinbevölkerung verbreitet und können das tägliche Leben der Patienten stark belasten. Die kognitive Verhaltenstherapie ist eine mögliche Therapieoption, wobei es nicht immer leicht ist, einen passenden Therapeuten zu finden. Der Nutzen durch Studien ist jedoch gut belegt und Ängste können dadurch reduziert werden. Eine internetbasierte kognitive Verhaltenstherapie ist im Bereich der Telemedizin denkbar. Dabei bietet sie die Möglichkeit der Diagnostik oder Konsultation über eine räumliche Distanz unter Einsatz moderner Kommunikationsstrukturen. Die Telemedizin kann dazu beitragen, die Qualität und Zugänglichkeit der medizinischen Versorgung zu verbessern. Therapeuten können Patienten per Internet, Telefon oder E-Mail unterstützen. Damit könnte der Zugang zu einer Verhaltenstherapie verbessert werden, auch für Patienten in ländlichen Gegenden. Cochrane stellt die Frage, ob eine internetbasierte kognitive Verhaltenstherapie mit Unterstützung durch Therapeuten wirksamer sein kann als keine Behandlung. Wie wirksam ist sie im Vergleich zu einer kognitiven Verhaltenstherapie mit persönlichem Kontakt zum Therapeuten (5)?

11.5.1 Cochrane-Evidenz

Es konnten 30 Studien mit 2.181 Teilnehmern in das Review eingeschlossen werden.

Eine internetbasierte kognitive Verhaltenstherapie ist bedeutend wirksamer als keine Behandlung in Bezug auf eine Verbesserung von Angststörungen und Reduktion von Symptomen. Im Vergleich zeigten sich keine großen Unterschiede zwischen internetbasierter kognitiver Verhaltenstherapie und persönlicher kognitiver Verhaltenstherapie. Unerwünschte Ereignisse wurden nur selten in den Studien berichtet (5).

11.5.2 Implikationen für die Hausarztpraxis

Angststörungen sind in der Bevölkerung häufig und damit auch ein häufiger Vorstellungsgrund in der hausärztlichen Praxis. Neben plötzlich auftretenden Angstanfällen können körperliche Symptome Patienten in ihrem Alltag einschränken. Die kognitive Verhaltenstherapie ist neben medikamentösen Möglichkeiten eine gute Therapieoption.

Telemedizin ist ein Sammelbegriff für verschiedenartige ärztliche Versorgungskonzepte, die als Gemeinsamkeit den prinzipiellen Ansatz aufweisen, dass medizinische Leistungen der Gesundheitsversorgung der Bevölkerung in den Bereichen Diagnostik, Therapie und Rehabilitation sowie bei der ärztlichen Entscheidungsberatung über räumliche Entfernungen hinweg erbracht werden. Telemedizinische Methoden finden einen zunehmend breiteren Einsatz in der Patientenversorgung. Einen Überblick über die vielfältigen Projekte bietet das Deutsche Telemedizinportal, das unter Mitarbeit der Bundesärztekammer aufgebaut wurde. Interessierten Ärztinnen und Ärzten sowie Patientinnen und Patienten oder Initiatoren von Telemedizin-Projekten bietet das frei zugängliche Deutsche Telemedizinportal gezielte Informationen an (6). Die vorliegenden Ergebnisse aus dem Review legen unter Berücksichtigung der Qualität und Quantität der eingeschlossenen Studien nahe, dass die internetbasierte kognitive Verhaltenstherapie bei der Behandlung von Angststörungen von Erwachsenen messbar wirksamer ist als keine Behandlung. Darüber hinaus deuten die Ergebnisse darauf hin, dass die internetbasierte kognitive Verhaltenstherapie und eine kognitive Verhaltenstherapie mit persönlichem Arzt-Patienten-Kontakt sich in Bezug auf den Erfolg einer Angsttherapie nicht signifikant unterscheiden. Der Vorteil der internetbasierten Behandlung liegt in der Möglichkeit, die Behandlung auf Personen auszudehnen, die möglicherweise nicht auf herkömmliche Weise auf die Behandlung zugreifen können.

11.6 Pharmakologische Behandlungen bei Panikstörung bei Erwachsenen: eine Netzwerk-Metaanalyse

Die Cochrane-Analyse untersuchte Wirksamkeit und Akzeptanz verschiedener pharmakologischer Behandlungen für Panikstörungen und schloss 89 randomisierte kontrollierte Studien mit insgesamt 18.636 Teilnehmern ein (7). Diese umfassende Analyse stellt die bisher größte systematische Untersuchung pharmakologischer Interventionen bei Panikstörungen dar. Die Studie zeichnet sich besonders durch ihre methodische Qualität und die große Bandbreite der untersuchten Medikamentengruppen aus, was eine differenzierte Bewertung verschiedener Behandlungsoptionen ermöglicht (7). Die Autoren legten besonderen Wert auf die Analyse von Langzeitdaten und Nebenwirkungsprofilen, um eine umfassende Nutzen-Risiko-Bewertung zu ermöglichen.

11.6.1 Cochrane-Evidenz

Die Ergebnisse der Analyse zeigen eine deutliche Überlegenheit verschiedener Medikamentengruppen gegenüber Placebo. Insbesondere selektive Serotonin-Wiederaufnahmehemmer (SSRIs) und Serotonin-Noradrenalin-Wiederaufnahmehemmer (SNRIs) erwiesen sich als besonders effektiv. Die Autoren der Studie betonen dabei die konsistenten und robusten Ergebnisse zur Akzeptanz und Wirksamkeit dieser Medikamentengruppen (7). Die Analyse verdeutlicht, dass SSRIs eine signifikante Überlegenheit gegenüber Placebo in der Reduktion von Panikattacken aufweisen, während SNRIs ein vergleichbar günstiges Wirksamkeitsprofil zeigen. Trizyklische Antidepressiva (TCAs) demonstrieren zwar ebenfalls eine gute Wirksamkeit, sind jedoch mit einem erhöhten Risiko für Nebenwirkungen verbunden. Ein besonders wichtiger Aspekt ist die niedrigere Behandlungsabbruchrate bei SSRIs und SNRIs im Vergleich zu TCAs, was auf eine bessere Verträglichkeit dieser Medikamentengruppen hindeutet (7). Die Studienergebnisse zeigen zudem, dass die Wirksamkeit der Medikation bereits nach wenigen Wochen einsetzt und sich über die Behandlungsdauer weiter stabilisiert. Besonders hervorzuheben ist auch die gute Evidenz für die Langzeiteffektivität dieser Substanzgruppen bei kontinuierlicher Einnahme.

11.6.2 Implikationen für die Hausarztpraxis

In der hausärztlichen Praxis sollten SSRIs oder SNRIs als Medikamente der ersten Wahl bei der Behandlung von Panikstörungen eingesetzt werden. Diese Empfehlung wird durch die aktuelle Leitlinie gestützt, die SSRIs als Mittel der ersten Wahl bei Panikstörungen definiert (8). Bei der Behandlungsplanung ist eine sorgfältige Auswahl des spezifischen Medikaments unter Berücksichtigung des individuellen Nebenwirkungsprofils von großer Bedeutung. Dabei müssen sowohl bestehende Komorbiditäten als auch Präferenzen und ggf. die Vorbehandlung des Patienten in die Entscheidungsfindung einbezogen werden. Die regelmäßige Durchführung von Verlaufskontrollen. Unter anderem sind EKG- und Laborwerte unerlässlich, um Wirksamkeit und Verträglichkeit der Medikation zu überwachen und mögliche Nebenwirkungen frühzeitig zu erkennen (8). Von besonderer Bedeutung ist auch die ausführliche Aufklärung der Patienten über mögliche initiale Nebenwirkungen in den ersten Behandlungswochen, da diese häufig zu frühen Therapieabbrüchen führen können. Die Etablierung eines strukturierten Follow-up-Plans mit regelmäßigen Kontrollterminen hat sich dabei als besonders hilfreich erwiesen.

11.7 Psychologische Therapien für Panikstörung mit oder ohne Agoraphobie bei Erwachsenen: eine Netzwerk-Metaanalyse

Die umfassende Cochrane-Analyse untersuchte die Wirksamkeit verschiedener psychologischer Behandlungsansätze bei Panikstörungen und Agoraphobie. Diese Metaanalyse umfasste 54 Studien mit insgesamt 3021 Teilnehmern und verglich systematisch die Effektivität unterschiedlicher psychotherapeutischer Interventionen (9). Die Studie zeichnete sich durch ihre methodische Stringenz und die differenzierte Betrachtung verschiedener therapeutischer Ansätze aus. Besonders wertvoll war die Analyse der Langzeiteffekte verschiedener Therapieformen, die wichtige Hinweise für die Nachhaltigkeit der Behandlungserfolge lieferte (9).

11.7.1 Cochrane-Evidenz

Die Analyse identifizierte die Kognitive Verhaltenstherapie (KVT) als effektivste psychologische Therapieform. Auch die Expositionstherapie zeigte hervorragende Erfolge bei der Reduktion von Panikattacken. Besonders vielversprechend erwiesen sich kombinierte Ansätze aus kognitiver Therapie und Exposition. Die Studie betont die Nachhaltigkeit der Therapieerfolge, insbesondere bei regelmäßiger Durchführung der Interventionen. Ein weiterer positiver Aspekt war die durchgehend hohe Akzeptanz der Therapie durch die Patienten (9). Die Analyse zeigte zudem, dass die Wirksamkeit der KVT auch bei komorbiden Störungen erhalten bleibt und dass die erlernten Bewältigungsstrategien von den Patienten langfristig erfolgreich angewendet werden können. Besonders hervorzuheben ist die geringe Rate an Therapieabbrüchen im Vergleich zu anderen Behandlungsformen (9).

11.7.2 Implikationen für die Hausarztpraxis

In der hausärztlichen Versorgung sollte die Information über psychotherapeutische Behandlungsoptionen, insbesondere die KVT, einen hohen Stellenwert einnehmen. Die Leitlinie unterstützt diese Vorgehensweise und empfiehlt die KVT als First-Line-Therapie bei Panikstörungen (8). Die frühzeitige Vermittlung an qualifizierte Psychotherapeuten ist dabei ein wichtiger Bestandteil der Behandlung. Während der oft unvermeidlichen Wartezeit auf einen Therapieplatz können Hausärzte ihre Patienten durch die Integration einfacher kognitiver Techniken in die Beratung unterstützen. Die regelmäßige Evaluation des Therapiefortschritts sowie die Koordination zwischen hausärztlicher und psychotherapeutischer

Behandlung sind weitere wichtige Aspekte der Versorgung (8). Besonders wichtig ist auch die Motivation der Patienten zur Aufrechterhaltung der Therapie, da die Studiendaten zeigen, dass längere Therapiedauern mit besseren Outcomes verbunden sind. Die Entwicklung individueller Kriseninterventionspläne und die regelmäßige Überprüfung der erlernten Bewältigungsstrategien haben sich dabei als besonders hilfreich erwiesen (8).

LITERATUR

(1) Allida S, Cox KL, Hsieh CF, Lang H, House A, Hackett ML. Pharmacological, psychological, and non-invasive brain stimulation interventions for treating depression after stroke. Cochrane Database of Systematic Reviews 2020, Issue 1. Art. No.: CD003437. DOI: 10.1002/14651858.CD003437.pub4.

(2) Bighelli I, Castellazzi M, Cipriani A, et al. Antidepressants versus placebo for panic disorder in adults. Cochrane Database of Systematic Reviews 2018, Issue 4. Art. No.: CD010676. DOI: 10.1002/14651858.CD010676.pub2.

(3) Breilmann J, Girlanda F, Guaiana G, et al. Benzodiazepines versus placebo for panic disorder in adults. Cochrane Database of Systematic Reviews 2019, Issue 3. Art. No.: CD010677. DOI: 10.1002/14651858.CD010677.pub2.

(4) Richter T, Meyer G, Möhler R, Köpke S. Psychosocial interventions for reducing antipsychotic medication in care home residents. Cochrane Database of Systematic Reviews 2012, Issue 12. Art. No.: CD008634. DOI: 10.1002/14651858.CD008634.pub2.

(5) Olthuis JV, Watt MC, Bailey K, Hayden JA, Stewart SH. Therapist-supported Internet cognitive behavioural therapy for anxiety disorders in adults. Cochrane Database of Systematic Reviews 2016, Issue 3. Art. No.: CD011565. DOI: 10.1002/14651858.CD011565.pub2.

(6) https://www.bundesaerztekammer.de/themen/aerzte/digitalisierung/telemedizin-fernbehandlung.

(7) Guaiana G, Meader N, Barbui C, et al. Pharmacological treatments in panic disorder in adults: a network meta-analysis. Cochrane Database of Systematic Reviews 2023, Issue 11. Art. No.: CD012729. DOI: 10.1002/14651858.CD012729.pub3.

(8) Bandelow B, Alpers GW, Benecke C, et al. S3-Leitlinie Behandlung von Angststörungen. AWMF-Register-Nr. 051-028, 2021. Verfügbar unter: https://www.awmf.org/leitlinien/detail/ll/051-028.html.

(9) Pompoli A, Furukawa TA, Imai H, et al. Psychological therapies for panic disorder with or without agoraphobia in adults: a network meta-analysis. Cochrane Database of Systematic Reviews 2016, Issue 4. Art. No.: CD011004. DOI: 10.1002/14651858.CD011004.pub2.

12 Beratungsanlass Auge/Ohr in der Hausarztpraxis

12.1 Schnelltest für A-Streptokokken bei Kindern mit Pharyngitis

Kinder leiden häufig unter Halsschmerzen, die in der Regel durch Viren, seltener auch durch Bakterien ausgelöst werden. Die Gruppe der A-Streptokokken verursacht neben Viren dabei den Großteil der Pharyngitiden. Dabei möchte der Hausarzt eine Infektion durch A-Streptokokken nicht übersehen, da in so einem Fall eine Behandlung mit Antibiotika indiziert sein kann. Neben Anamnese, körperlicher Untersuchung und Labor kann ein Schnelltest die Diagnostik unterstützen. In der Gesamtschau aller Ergebnisse kann sich der Hausarzt gemeinsam mit dem Patienten oder den Erziehungsberechtigten für oder gegen eine Antibiotikabehandlung entscheiden.

Cochrane stellt die Frage nach der Aussagekraft von Schnelltests für die Diagnose von Streptokokken-Infektionen bei Kindern und untersucht die Evidenz zur Leistung von Schnelltests bezüglich der korrekten Identifikation von Streptokokken-Infektionen bei Kindern, die im ambulanten Bereich über Halsschmerzen klagen (1).

12.1.1 Cochrane-Evidenz

Es konnten 98 Studien in das Review eingeschlossen werden. Im Durchschnitt hatten die Schnelltests für Streptokokken-Infektionen eine Sensitivität von 86 % und eine Spezifität von 95 %. Basierend auf diesen Ergebnissen kann man davon ausgehen, dass von 100 Kindern mit Streptokokken-Infektion 86 Kinder durch den Schnelltest richtig identifiziert werden würden, während 14 Kinder übersehen werden und keine Antibiotikabehandlung erhalten würden. Von 100 Kindern mit Halsschmerzen, jedoch ohne Streptokokken-Infektionen, würden 95 durch den Schnelltest korrekt erkannt werden, während bei 5 Kindern fälschlicherweise Streptokokken diagnostiziert werden würden, die dann unnötigerweise Antibiotika bekommen würden (1).

12.1.2 Implikationen für die Hausarztpraxis

Das Cochrane Review weist darauf hin, dass die hohe Spezifität des Schnelltests als Grundlage für die Verschreibung von Antibiotika bei Kindern mit Pharyngitis dienen kann. Eine Entscheidung für oder gegen Antibiotika eines Schnelltests hängt auch vom epidemiologischen Kontext ab. Der Hausarzt sollte Faktoren wie die Prävalenz der Streptokokken-Pharyngitis der Gruppe A, die Rate asymptomatischer GAS-Träger und die Inzidenz von GAS-Komplikationen berücksichtigen. Auch die Wirksamkeit von Antibiotika zur Verhinderung von Komplikationen einer GAS-Infektion, die Zugänglichkeit diagnostischer Tests, die Kostenwirksamkeit und die Präferenzen der Patienten spielen dabei eine Rolle (1).

Laut den Leitlinien der DEGAM dauern Halsschmerzen unabhängig von einem GAS-Nachweis im Mittel 3,5–5 Tage. Das Fieber klingt meist innerhalb von 2–3 Tagen ab. Eitrige Komplikationen wie Peritonsillarabszess, Otitis media oder Sinusitis sind selten bis sehr selten. Eine Prävention durch orale Antibiotikagabe ist dabei nicht eindeutig gesichert. Akutes rheumatisches Fieber und eine akute Poststreptokokken-Glomerulonephritis nach GAS-Pharyngitis sind in Deutschland extrem selten. Eine Prävention des akuten rheumatischen Fiebers ist nur für eine parenterale Penicillin-Behandlung bei epidemischer GAS-Pharyngitis belegt. Eine Prävention einer akuten Poststreptokokken-Glomerulonephritis durch Antibiotika ist bei GAS-Pharyngitis nicht belegt. Das extrem niedrige Risiko einer Folgekrankheit rechtfertigt aktuell nicht die routinemäßige Antibiotikagabe bei GAS-Pharyngitis oder einem Verdacht auf GAS-Pharyngitis (2). Bezüglich der hausärztlichen Diagnostik schlägt die DEGAM vor, anhand von Scores die Wahrscheinlichkeit einer GAS-Pharyngitis abzuschätzen. Ein Rachenabstrich für einen Schnelltest oder eine Kultur zum GAS-Nachweis sollte nur durchgeführt werden, wenn das Untersuchungsergebnis Einfluss auf die Entscheidung für oder gegen eine Antibiotikatherapie hat. Wird der Nutzen der Antibiotikatherapie bei ausgeprägter Symptomatik als für wichtig erachtet, kann durch einen positiven Schnelltest die Wahrscheinlichkeit für das Vorliegen einer GAS-Pharyngitis weiter erhöht werden. Bei negativem Schnelltest sollte konsequenterweise auf eine Antibiotikatherapie verzichtet werden (2).

12.2 Antibiotika für akute Rhinosinusistis bei Erwachsenen

Eine akute Rhinosinusitis ist eine akute Infektion der Nasennebenhöhlen von weniger als vier Wochen Dauer. Die Diagnose wird im hausärztlichen Bereich klinisch gestellt, selten wird ein Röntgenbild oder ein HNO-ärztliches Konsil zur Diagnosestellung benötigt. Als Symptome treten eine verstopfte Nase, Auswurf aus der Nase sowie Kopfschmerzen auf. Schmerzen im Gesichtsbereich oder beim Vorbeugen des Kopfs können weitere Anzeichen sein. Akute Rhinosinusitiden werden meistens durch Viren verursacht. Trotzdem werden häufig Antibiotika bei akuter Rhinosinusitis verschrieben. Antibiotika unnötigerweise einzunehmen führt jedoch zu Resistenzen gegenüber bakteriellen Infektionen. Cochrane stellt die Frage, ob eine akute Rhinosinusitis bei Erwachsenen schneller mit Antibiotika als mit Placebo oder keiner Behandlung ausheilt.

12.2.1 Cochrane-Evidenz

Es konnten 15 Studien eingeschlossen werden, bei denen Erwachsene mit akuter Nasennebenhöhleninfektion eine Antibiotikatherapie, ein Placebo oder keine Behandlung erhielten. Ohne Antibiotika waren fast die Hälfte der Patienten nach einer Woche und zwei von drei Patienten nach 14 Tagen geheilt. Wenn die Diagnose ärztlicherseits aufgrund der Symptome gestellt wurde, waren 5 von 100 Patienten mit Antibiotikabehandlung schneller wieder gesund. Wurde die Diagnose anhand eines Röntgenbilds gestellt, waren 11 von 100 Patienten durch Antibiotika schneller geheilt, wurde sie anhand eines CT-Bilds gestellt, besserte sich auch die NNT (3).

12.2.2 Implikationen für die Hausarztpraxis

Vorteile der Antibiotikabehandlung bei akuter Rhinosinusitis (ARS) sind eher als gering einzustufen und müssen gegen die potenziellen Nebenwirkungen abgewogen werden. In Anbetracht der sehr aktuellen Herausforderung von Resistenzen sind Antibiotika kein Mittel der ersten Wahl für die Behandlung von Erwachsenen mit einer unkomplizierten akuten Nasennebenhöhleninfektion. Bei Erwachsenen mit klinisch diagnostizierter akuter Rhinosinusitis können Antibiotika zwar eine vorteilhafte therapeutische Wirkung haben – der Effekt ist jedoch gering. Dies könnte mit dem wenig spezifischen klinischen Bild einer akuten Rhinosinusitis zusammenhängen. Je spezifischer die Diagnostik, desto vorteilhafter die NNT. Für vulnerable Patientengruppen wie Kinder, Erwachsene mit geschwächtem Immunsystem und Erwachsene mit schwerer Sinusitis liegt keine Evidenz aus randomisierten klinischen Studien vor. Auch Komplikationen sind so selten, dass es hierfür eher Fallberichte als randomisierte klinische Studien gibt.

Auch die DEGAM hat sich mit der Frage beschäftigt, in welchen Fällen eine akute Rhinosinusitis antibiotisch therapiert werden soll. Die Empfehlung lautet, dass eine unkomplizierte ARS nicht mit Antibiotika behandelt werden sollte. Für Kinder, Immunsupprimierte und schwerer erkrankte Patienten gilt dies nicht. Antibiotika sollten den wenigen Patienten mit schwerer ARS und drohenden Komplikationen vorbehalten bleiben (4).

12.3 Intranasale Steroide versus Placebo oder keine Intervention bei chronischer Rhinosinusitis

Die chronische Rhinosinusitis (CRS) ist eine Entzündung der Nase und der Nasennebenhöhlen mit Symptomen, die über zwölf Wochen andauern können. Typische Symptome sind Nasenatmungsbehinderung, Sekretion, Gesichtsschmerz und Riechstörungen, auch Fieber oder Kopfschmerzen. Manche Patienten leiden dabei unter Polypen der Nasenschleimhaut im Nasengang und in den Nasennebenhöhlen. Topische Kortikosteroide werden mit dem Ziel eingesetzt, Entzündungen zu reduzieren, um die Symptome des Patienten zu verbessern. Cochrane überprüfte in einem Review die Evidenz für Vor- und Nachteile von intranasalen Steroiden bei Patienten mit chronischer Rhinosinusitis.

12.3.1 Cochrane-Evidenz

Es konnten 18 randomisierte kontrollierte Studien mit insgesamt 2.738 Patienten in das Review eingeschlossen werden. Tendenziell zeigte sich bezüglich des Schweregrads der Erkrankung eine Verbesserung in der Gruppe der intranasalen Kortikosteroide, ebenso bezüglich einzelner Symptome. Es bestand ein erhöhtes Risiko für Epistaxis im Rahmen einer Anwendung von intranasalen Kortikosteroiden (5).

12.3.2 Implikationen für die Hausarztpraxis

Die Evidenz stammt aus Studien an Patienten mit chronischer Rhinosinusitis und Nasenpolypen. Es fehlen jedoch Daten für Patienten ohne Nasenpolypen. In Bezug auf den Schweregrad der Erkrankung weist die Evidenz auf eine Verbesserung aller Symptome hin. Das Risiko für Nebenwirkungen wie Epistaxis und lokale Reizung ist bei Personen, die intranasale Kortikosteroide einnehmen, erhöht. Dabei ist der Schweregrad der Epistaxis unbekannt, ebenso wie die Frage, ob Patienten die Anwendung infolgedessen einstellen (5). Die DEGAM empfiehlt als nichtmedikamentöse Therapieverfahren eine nasale Anwendung von Salzlösungen oder einer iso- bis leicht hypertonen Spülung. Die Anwendung von topischen Glukokortikosteroiden gilt laut DEGAM als die Erstlinientherapie der chronischen Rhinosinusitis. Die systemische Anwendung von Glukokortikoiden kann entweder ausschließlich oral oder zusätzlich zur topischen Therapie erfolgen. Neben der Standardtherapie von topischen Glukokortikoiden als Nasenspray oder -tropfen ist laut DEGAM auch die Zugabe von Glukokortikoiden zur Nasenspülung eine Therapieoption, wenn auch derzeit unter den Bedingungen eines Off-Label-Gebrauchs oder als Inhalation (6). Insgesamt sind die Verordnungsfähigkeit von topischen Glukokortikoiden als Nasenspray und die Wirtschaftlichkeit zu beachten.

12.4 Interventionen bei akuter Otitis externa

Die akute Otitis externa ist eine entzündliche Erkrankung des Gehörgangs mit oder ohne Infektion. Zu den Symptomen gehören Ohrenschmerzen, Juckreiz, Ausfluss und Schwerhörigkeit. Sie tritt häufig auf nach Schwimmbadbesuchen, Mikrotraumen oder im Rahmen bekannter Kontaktallergien. Ein geröteter äußerer Gehörgang mit Schuppungen fällt bei der körperlichen Untersuchung auf. Weiteres klinisches Zeichen ist der Tragusschmerz. Die akute Otitis externa kann normalerweise erfolgreich mit einer Reihe von Ohrentropfen behandelt werden. Cochrane beurteilt in einer Übersichtsarbeit die Wirksamkeit von Interventionen bei akuter Otitis externa (7).

12.4.1 Cochrane-Evidenz

Es wurden randomisierte kontrollierte Studien zur Wirksamkeit der Ohrenreinigung, der topischen Medikation oder der systemischen Therapie bei der Behandlung der akuten Otitis externa bewertet. Es konnten neunzehn randomisierte kontrollierte Studien mit insgesamt 3.382 Teilnehmern eingeschlossen werden. Topische antimikrobielle Mittel, die Steroide enthielten, waren signifikant wirksamer als Placebo-Tropfen. Es wurden keine klinisch signifikanten Unterschiede in den Heilungsraten zwischen den verschiedenen untersuchten Interventionen festgestellt. Es gibt nur wenige qualitativ hochwertige Studien, in denen Interventionen bei akuter Otitis externa bewertet werden (7).

12.4.2 Implikationen für die Hausarztpraxis

Topische Behandlungen allein sind im Gegensatz zu systemischen Behandlungen bei unkomplizierter akuter Otitis externa wirksam. In den meisten Fällen scheint die Wahl der topischen Intervention das therapeutische Ergebnis aber nicht signifikant zu beeinflussen. Die beobachteten Unterschiede in der Wirksamkeit sind gering. Die Wahl der topischen Behandlung kann durch andere Faktoren wie abwendbar gefährlicher Verlauf, Kontaktallergien, Risiko für Resistenzentwicklung oder Kosten bestimmt werden. Bei der Verschreibung von Ohrentropfen kann es sinnvoller sein, die Patienten anzuweisen, sie mindestens eine Woche lang zu verwenden. Wenn sie über die erste Woche hinaus Symptome haben, sollte die Applikation fortgesetzt werden, bis die Symptome abgeklungen sind, möglicherweise auch einige Tage darüber hinaus. Die Empfehlung der DEGAM lautet, bei Patienten mit einer Otitis externa nach der Reinigung des Gehörgangs eine Lokaltherapie mit Antibiotika oder Kortikosteroiden durchzuführen. Bei Verdacht auf eine bakterielle Ätiologie sollten Kortikosteroide und Antibiotika lokal appliziert werden. Bei Auftreten von Allgemeinsymptomen oder Nachweis von Problemkeimen sollte eine systemische antibiotische Therapie im Einzelfall erwogen werden (8).

12.5 Ohrentropfen für die Entfernung von Cerumen

Cerumen sammelt sich im Ohr an, kann unangenehm sein und Schwierigkeiten beim Hören verursachen. Ein Cerumen obliterans kann durch Quellneigung und Volumenzunahme zu Schmerzen führen. Ohrentropfen sind ein mögliches Werkzeug zur Erweichung von Cerumen. In der hausärztlichen Praxis ist zudem die Ohrspülung verbreitet, auch wenn diese nicht einzeln vergütet wird. Ohrentropfen könnten anderen Methoden, z. B. der Ohrspülung, vorbeugen und den Hausarzt sowie den Patient entlasten.

Cochrane stellt die Frage, welche Behandlungen hilfreich bei der Auflösung von Cerumen sein können. Dabei werden öl- oder wasserbasierte Tropfen oder Sprays in einem Review auf ihre Wirksamkeit hin untersucht (9).

12.5.1 Cochrane-Evidenz

Aufgenommen in die Übersichtsarbeit wurden Studien bis März 2018, in denen Ohrentropfen verwendet wurden, um Ablagerungen von Cerumen aufzuweichen und zu entfernen. Die Studien umfassten sowohl Kinder als auch Erwachsene mit teilweiser oder vollständiger

Blockade des äußeren Gehörgangs durch Cerumen. Die zehn eingeschlossenen Studien betrachteten Tropfen auf Ölbasis, wasserbasierte Tropfen, Kochsalzlösung, Wasser allein oder keine Behandlung. Die Tropfen konnten helfen, den Anteil der von Cerumen befreiten Ohren zu erhöhen. Es zeigte sich keine Evidenz dafür, dass sich Tropfen auf Wasser- oder Ölbasis von Salzlösung oder Wasser unterscheiden. Unerwünschte Wirkungen traten nicht häufig auf (9).

12.5.2 Implikationen für die Hausarztpraxis

Die Evidenz weist darauf hin, dass die Verwendung von Ohrentropfen bei einem teilweise oder vollständig verschlossenen Gehörgang helfen kann, Cerumen im Ohr zu entfernen. Es ist nicht klar, ob eine bestimmte Art von Tropfen besser ist als eine andere oder ob wirkstoffhaltige Tropfen besser sind als reines Wasser oder Kochsalzlösung, obwohl eine Reihe von Studien darauf abzielen, zu bewerten, ob das eine Cerumenolytikum wirksamer ist als das andere. Es zeigten sich keine Hinweise auf einen Unterschied in der Wirksamkeit zwischen Behandlungen auf Öl- oder Wasserbasis und darauf, dass die alleinige Verwendung von Kochsalzlösung oder Wasser besser oder schlechter ist als kommerziell hergestellte Cerumenolytika. Ebenso gibt es keine Hinweise darauf, dass die Verwendung von Kochsalzlösung oder Wasser allein besser ist als keine Behandlung. Es wurden nur sehr wenige geringfügige Nebenwirkungen und keine schwerwiegenden Nebenwirkungen festgestellt. Die Evidenz weist also darauf hin, dass die Behandlung mit einem cerumenolytischen Mittel oder Wasser oder Kochsalzlösung sicher ist und von Patienten gut vertragen wird. Eine Kontaktallergie ist bei der Verwendung von Wasser oder Kochsalzlösung unwahrscheinlich (9). Cerumen ist laut DEGAM nichts Krankhaftes. Führt es zu einer Hörminderung oder störenden Ohrenschmerzen, ist die Entfernung indiziert. Hausärztlich empfiehlt die DEGAM eine Erweichung des Cerumens mit entsprechenden Tropfen über fünf Tage. Sie weist ebenfalls darauf hin, dass es keine Wirkunterschiede zwischen Tropfen auf wässriger oder öliger Basis gibt. Zusammenfassend wird auch von der DEGAM bei symptomatischem Cerumen zunächst die Anwendung eines Cerumenerweichers vor einer aktiven Spülung empfohlen (10).

12.6 Kombinationspräparate bei Erkältung

Erkältungen und chronische Rhinosinusitis gehören zu den häufigsten Beratungsanlässen in der hausärztlichen Praxis. Die symptomatische Behandlung dieser Beschwerden erfolgt oft durch Selbstmedikation mit rezeptfreien Präparaten oder durch ärztlich verordnete Therapien. Die Behandlungsoptionen reichen dabei von Kombinationspräparaten über topische Anwendungen bis hin zu nichtmedikamentösen Maßnahmen. Die Wahl der geeigneten Therapie erfordert eine sorgfältige Abwägung von Nutzen und Risiken, wobei aktuelle Cochrane Reviews wichtige Erkenntnisse für die evidenzbasierte Beratung und Therapie in der Hausarztpraxis liefern.

Die Selbstmedikation mit rezeptfreien Kombinationspräparaten ist bei Erkältungssymptomen weit verbreitet. Diese Präparate enthalten typischerweise Kombinationen aus Antihistaminika, Dekongestiva und Analgetika. Für Hausärzte ist die evidenzbasierte Beratung zur Wirksamkeit und zu möglichen Risiken dieser Präparate von großer Bedeutung, da Patienten häufig gezielt danach fragen oder bereits eigenständig mit der Einnahme begonnen haben. Die Kombination verschiedener Wirkstoffe zielt darauf ab, mehrere Symptome gleichzeitig zu behandeln und somit eine rasche Linderung der Beschwerden zu erreichen. Allerdings erhöht sich durch die Kombination auch das Risiko unerwünschter Wirkungen, was eine sorgfältige Nutzen-Risiko-Abwägung erforderlich macht. Auch die missbräuchliche Verwendung dieser Kombinationsmedikamente bei Kindern oder Schwangeren/Stillenden kann ein Problem darstellen.

12.6.1 Cochrane-Evidenz

De Sutter et al. (2022) analysierten in ihrem Cochrane Review die Wirksamkeit von oralen Kombinationspräparaten bei Erkältungen (1). Die Metaanalyse umfasste 30 randomisierte kontrollierte Studien mit insgesamt 6304 Teilnehmern, wobei die methodische Qualität der eingeschlossenen Studien als moderat bewertet wurde. Die Autoren legten besonderen Wert auf die Analyse von Langzeitdaten und Nebenwirkungsprofilen, um eine umfassende Nutzen-Risiko-Bewertung zu ermöglichen. Die eingeschlossenen Studien untersuchten verschiedene Wirkstoffkombinationen, was eine differenzierte Bewertung der unterschiedlichen Präparate ermöglichte. Die Analyse zeigte eine signifikante Überlegenheit der Kombinationspräparate gegenüber Placebo, mit einem Number Needed to Treat for Benefit (NNTB) von 3,9. Nach sechs Behandlungstagen berichteten 70 % der Patienten in der Behandlungsgruppe von einer Verbesserung der Symptome, während dies in der Placebogruppe nur bei 43 % der Fall war. Allerdings wurde auch eine deutlich erhöhte Nebenwirkungsrate in der Behandlungsgruppe festgestellt, die bei 31 % lag, verglichen mit 13 % in der Placebo-Gruppe. Die Studie weist aufgrund ihrer großen Teilnehmerzahl und der Berücksichtigung verschiedener Präparatekombinationen eine hohe Aussagekraft auf. Eine bedeutende Limitation stellt jedoch das Fehlen von Langzeitdaten zur Sicherheit bei wiederholter Anwendung dar. Besonders wichtig war die Beobachtung, dass die Wirksamkeit bereits in den ersten Tagen der Behandlung einsetzte und sich über den Behandlungszeitraum weiter stabilisierte.

12.6.2 Implikationen für die Hausarztpraxis

Die S3-Leitlinie der Deutschen Gesellschaft für Allgemeinmedizin und Familienmedizin (DEGAM) zur Behandlung von Erkältungskrankheiten empfiehlt einen zurückhaltenden Einsatz von Kombinationspräparaten nach sorgfältiger Nutzen-Risiko-Abwägung (2). Die Cochrane-Evidenz unterstützt einen kurzfristigen Einsatz bei starken Beschwerden. In der hausärztlichen Praxis sollte vor der Verordnung oder Empfehlung dieser Präparate eine individuelle Risikoabwägung unter Berücksichtigung bestehender Komorbiditäten erfolgen. Patienten müssen über die erhöhte Nebenwirkungsrate aufgeklärt werden. Die Einnahme sollte zeitlich begrenzt erfolgen, wobei mögliche Kontraindikationen zu beachten sind. Auf die Gefahr einer unkritischen Anwendung bei Kindern und Jugendlichen oder z. B. in der Stillzeit sollte ebenfalls hingewiesen werden.

12.7 Chronische Rhinosinusitis und Nasenspülungen

Die chronische Rhinosinusitis ist durch anhaltende Symptome wie Nasenverstopfung, Gesichts- und Kopfschmerzen sowie einen reduzierten Geruchssinn gekennzeichnet. Nasenspülungen mit Kochsalzlösung werden häufig als supportive Therapie empfohlen. Die Frage nach der Wirksamkeit dieser nichtmedikamentösen Behandlungsoption ist für die hausärztliche Praxis von besonderer Relevanz. Diese Therapieform zeichnet sich durch ihre einfache Anwendbarkeit und das geringe Nebenwirkungsprofil aus. Zudem stellt sie eine kostengünstige Alternative oder Ergänzung zu medikamentösen Behandlungen dar.

12.7.1 Cochrane-Evidenz

Chong et al. analysierten in ihrem Cochrane Review die Wirksamkeit von Nasenspülungen bei chronischer Rhinosinusitis (3). Die Analyse basiert auf zwei randomisierten kontrollierten Studien mit insgesamt 116 Teilnehmern über einen Beobachtungszeitraum von bis zu 6 Monaten. Die Ergebnisse zeigen eine signifikante Verbesserung der krankheitsspezifischen Lebensqualität. Nach 3 Monaten wurde eine Verbesserung um 6,3 Punkte auf der Rhinosinusitis Disability Index Skala beobachtet, die sich nach 6 Monaten auf 13,5 Punkte steigerte. Die Nebenwirkungsrate war gering, wobei 23 % der Patienten von leichten Nebenwirkungen wie nasaler Irritation berichteten. Die methodische Qualität der Studien wurde als moderat eingestuft, wobei die geringe Anzahl der eingeschlossenen Studien eine wesentliche Limitation darstellt. Besonders hervorzuheben ist die Beobachtung, dass die Wirksamkeit der Nasenspülungen über den Behandlungszeitraum kontinuierlich zunahm, was für einen kumulativen therapeutischen Effekt spricht. Analysen zeigten zudem, dass eine Anwendung von isotonischer Kochsalzlösung ähnlich effektiv war wie die von hypertoner Lösung, bei gleichzeitig besserer Verträglichkeit.

12.7.2 Implikationen für die Hausarztpraxis

Die S2k-Leitlinie Rhinosinusitis der DEGAM unterstützt den Einsatz von Nasenspülungen als sichere und kostengünstige Therapieoption (4). In der hausärztlichen Praxis sollten Nasenspülungen als unterstützende Therapie empfohlen werden, wobei eine sorgfältige Einweisung der Patienten in die korrekte Anwendungstechnik erfolgen muss. Die Patienten sollten über mögliche leichte Nebenwirkungen informiert werden. Regelmäßige Verlaufskontrollen sind wichtig, um die Wirksamkeit der Therapie zu überprüfen und gegebenenfalls Anpassungen vorzunehmen. Besonders wichtig ist die Motivation der Patienten zur regelmäßigen und langfristigen Anwendung, da die positiven Effekte erst im Verlauf mehrerer Wochen ihr volles Ausmaß erreichen. Die Therapie kann gut mit anderen Behandlungsformen kombiniert werden und eignet sich besonders für Patienten, die eine nebenwirkungsarme Behandlung bevorzugen.

LITERATUR

(1) Cohen JF, Bertille N, Cohen R, Chalumeau M. Rapid antigen detection test for group A streptococcus in children with pharyngitis. Cochrane Database of Systematic Reviews 2016, Issue 7. Art. No.: CD010502. DOI: 10.1002/14651858.CD010502.pub2.

(2) https://register.awmf.org/de/leitlinien/detail/053-010.

(3) Lemiengre MB, van Driel ML, Merenstein D, Liira H, Mäkelä M, De Sutter AIM. Antibiotics for acute rhinosinusitis in adults. Cochrane Database of Systematic Reviews 2018, Issue 9. Art. No.: CD006089. DOI: 10.1002/14651858.CD006089.pub5.

(4) Deutsche Gesellschaft für Allgemeinmedizin und Familienmedizin (DEGAM). S2k-Leitlinie Rhinosinusitis. 2017. https://register.awmf.org/de/leitlinien/detail/017-049.

(5) Chong LY, Head K, Hopkins C, Philpott C, Schilder AGM, Burton MJ. Intranasal steroids versus placebo or no intervention for chronic rhinosinusitis. Cochrane Database of Systematic Reviews 2016, Issue 4. Art. No.: CD011996. DOI: 10.1002/14651858.CD011996.pub2.

(6) https://www.degam.de/leitlinie-s2k-053-012.

(7) Kaushik V, Malik T, Saeed SR. Interventions for acute otitis externa. Cochrane Database of Systematic Reviews 2010, Issue 1. Art. No.: CD004740. DOI: 10.1002/14651858.CD004740.pub2.

(8) https://www.degam.de/files/Inhalte/Leitlinien-Inhalte/Dokumente/DEGAM-S2-Leitlinien/053-009_Ohrenschmerzen/oeffentlich/053-009l_s2k_ohrenschmerzen_2014-12-abgelaufen.pdf.

(9) Aaron K, Cooper TE, Warner L, Burton MJ. Ear drops for the removal of ear wax. Cochrane Database of Systematic Reviews 2018, Issue 7. Art. No.: CD012171. DOI: 10.1002/14651858.CD012171.pub2.

(10) https://www.degam.de/files/Inhalte/Leitlinien-Inhalte/Dokumente/DEGAM-S3-Leitlinien/Leitlinien-Entwuerfe/053-009_Ohrenschmerzen/LL-07_Ohrenschmerzen_Langfassung_20141222.pdf.

(11) De Sutter AIM, Eriksson L, van Driel ML. Oral antihistamine-decongestant-analgesic combinations for the common cold. *Cochrane Database Syst Rev*. 2022; 1(1). doi:10.1002/14651858.CD004976.pub4.

(12) Deutsche Gesellschaft für Allgemeinmedizin und Familienmedizin (DEGAM). S3-Leitlinie Husten. 2014. (https://www.degam.de/leitlinie-s3-053-013).

(13) Chong LY, Head K, Hopkins C, et al. Saline irrigation for chronic rhinosinusitis. *Cochrane Database Syst Rev*. 2016; 4(4). doi:10.1002/14651858.CD011995.pub2.

13 Schwindel in der Hausarztpraxis

Schwindel stellt einen der häufigsten und zugleich komplexesten Beratungsanlässe in der hausärztlichen Praxis dar. Die diagnostische Herausforderung ergibt sich dabei aus der Vielschichtigkeit der Symptomatik und der unterschiedlichen zugrunde liegenden Pathomechanismen. Systematische Übersichtsarbeiten der letzten Jahre, wie auch die Cochrane Reviews zum Epley-Manöver (1), zur vestibulären Rehabilitation (2), zu Betahistin (3), zu Kortikosteroiden (4) und zu Antivertiginosa (5), haben zum Verständnis der verschiedenen Therapieoptionen beigetragen. Die wissenschaftliche Evidenz wird durch aktuelle Leitlinien der Fachgesellschaften ergänzt (6, 7). Das Spektrum reicht von harmlosen, selbstlimitierenden Zuständen bis hin zu behandlungsbedürftigen Erkrankungen, die eine zeitnahe therapeutische Intervention erfordern. Die frühzeitige Erkennung und adäquate Behandlung von Schwindel ist dabei von besonderer Bedeutung, da unbehandelte Verläufe häufig zu einer Chronifizierung und der Entwicklung von Komorbiditäten führen können. Eine Beeinträchtigung der Lebensqualität der betroffenen Patienten kann dabei erheblich sein, mit deutlichen Auswirkungen im sozialen und beruflichen Bereich sowie möglichen psychischen Folgen wie Vermeidungsverhalten oder der Entwicklung von Angststörungen. Ein differenzierter therapeutischer Ansatz, der sowohl nicht-medikamentöse als auch pharmakologische Interventionen umfasst, bildet die Grundlage einer erfolgreichen Behandlung.

13.1 Benigner paroxysmaler Lagerungsschwindel (BPPV oder BPLS)

Der benigne paroxysmale Lagerungsschwindel stellt eine der häufigsten spezifischen Schwindelformen in der hausärztlichen Versorgung dar. Das pathophysiologische Verständnis der Erkrankung hat sich deutlich verbessert und ermöglicht eine gezielte Diagnostik und Therapie. Das charakteristische klinische Bild zeichnet sich durch kurz andauernde, jedoch intensive Schwindelattacken aus, die durch definierte Kopfbewegungen ausgelöst werden. Die DGN (Deutsche Gesellschaft für Neurologie) hebt in ihrer Leitlinie von 2020 die grundsätzlich gute Behandelbarkeit bei korrekter Diagnosestellung hervor (6). Die spezifische Störung im Bereich der Bogengänge des Innenohrs, bei der frei bewegliche Otolithen durch Kopfbewegungen eine inadäquate Reizung der Sinneszellen verursachen, lässt sich durch gezielte therapeutische Manöver effektiv behandeln.

13.1.1 Cochrane-Evidenz

Das Cochrane Review von Hilton und Pinder analysierte die diagnostische Wertigkeit des Dix-Hallpike-Tests anhand von elf randomisierten Studien (1). Die systematische Evaluation dieser diagnostischen Prozedur liefert wichtige Erkenntnisse für die klinische Praxis. Der Test zeigt eine hohe Spezifität von 90–100 % bei einer moderaten Sensitivität von 50–88 %. Diese diagnostischen Charakteristika machen den Test zu einem wertvollen Instrument in der Primärversorgung. Die Metaanalyse von elf randomisierten Studien mit insgesamt 745 Patienten belegt zudem die therapeutische Wirksamkeit des Epley-Manövers. Die Erfolgsrate liegt bei 56 % in der Interventionsgruppe gegenüber 21 % in der Kontrollgruppe. Die methodische Qualität der eingeschlossenen Studien erwies sich als überwiegend gut mit niedrigem Risiko für systematische Verzerrungen. Besonders bemerkenswert erscheint dabei das günstige Nebenwirkungsprofil der Behandlung, was die Anwendbarkeit in der hausärztlichen Praxis zusätzlich unterstützt.

13.1.2 Implikationen für die Hausarztpraxis

Für die praktische Umsetzung empfiehlt die DEGAM-Leitlinie von 2018 eine ausführliche Patientenaufklärung über mögliche initiale Verstärkung der Symptomatik während der Durchführung der Manöver (7). Diese vorbereitende Aufklärung ist essenziell für die Compliance der Patienten und den langfristigen Therapieerfolg. Eine engmaschige Verlaufskontrolle ist wichtig, um den Therapieerfolg zu dokumentieren und ggf. Anpassungen vorzunehmen. Besondere Vorsicht ist bei Patienten mit Erkrankungen der Halswirbelsäule geboten. Von praktischer Bedeutung ist zudem die Erkenntnis, dass ein Therapieerfolg auch dann möglich ist, wenn der diagnostische Lagerungstest keinen Nystagmus auslöst, die übrige klinische Symptomatik jedoch für einen BPPV spricht. Diese Beobachtung erweitert den therapeutischen Spielraum in der hausärztlichen Versorgung erheblich.

13.2 Vestibuläre Rehabilitation

Die vestibuläre Rehabilitation stellt einen wichtigen therapeutischen Ansatz bei verschiedenen Schwindelformen in der hausärztlichen Versorgung dar. Im Gegensatz zu rein medikamentösen Therapieformen bietet sie den Vorteil einer aktiven Patientenbeteiligung und nachhaltigen Wirkung. Das Anwendungsspektrum umfasst unilaterale und periphere vestibuläre Störungen, einschließlich des benignen paroxysmalen Lagerungsschwindels, der vestibulären Neuritis, der Labyrinthitis sowie des einseitigen Morbus Menière. Auch postoperative vestibuläre Störungen nach Labyrinthektomie oder nach der Entfernung eines Akustikusneurinoms können damit behandelt werden. Die Methode nutzt dabei die natürlichen Kompensationsmechanismen des zentralen Nervensystems und fördert die Adaptation an die gestörte Gleichgewichtsfunktion. Besonders wertvoll ist der Ansatz bei Patienten, die unter chronischen oder rezidivierenden Beschwerden leiden.

13.2.1 Cochrane-Evidenz

Der Cochrane Review von McDonnell und Hillier analysierte 39 randomisierte kontrollierte Studien mit insgesamt 2441 Patienten (2). Diese umfangreiche Datenbasis ermöglicht verlässliche Aussagen zur Wirksamkeit der Therapie. Die systematische Analyse dokumentiert signifikante Verbesserungen sowohl bei der subjektiven Schwindelsymptomatik als auch bei der sozialen Teilhabe der Patienten. Objektiv konnten Verbesserungen in den Bereichen Mobilität, Gleichgewicht und Sehfähigkeit nachgewiesen werden. Von besonderer Bedeutung erscheint das durchgängige Ausbleiben relevanter Nebenwirkungen in allen untersuchten Studien. Die Analyse zeigt zudem, dass der Therapieerfolg weitgehend unabhängig von der zugrundeliegenden Schwindelform ist, was die breite Anwendbarkeit des Verfahrens unterstreicht. Die Autoren betonen die Bedeutung eines individualisierten Übungsprogramms, das an die spezifischen Bedürfnisse und Fähigkeiten des jeweiligen Patienten angepasst wird.

13.2.2 Implikationen für die Hausarztpraxis

Die DEGAM empfiehlt in ihrer Leitlinie von 2018 eine enge Zusammenarbeit zwischen Hausarzt und speziell qualifizierten Physiotherapeuten (7). Diese interdisziplinäre Herangehensweise ermöglicht eine optimale Betreuung der Patienten. Eine Therapie sollte systematisch aufgebaut werden und umfasst spezifische Gleichgewichtsübungen, Blickstabilisationstraining und habituelle Bewegungsabläufe. Eine regelmäßige Erfolgskontrolle ermöglicht dabei die zeitnahe Anpassung des Übungsprogramms. Der Therapieerfolg hängt maßgeblich von der konsequenten Durchführung des Übungsprogramms ab, weshalb der Motivation der Patienten besondere Bedeutung zukommt. Dabei hat sich die Kombination aus therapeutisch angeleiteten Übungen und einem individuell angepassten Heimtrainingsprogramm als besonders erfolgversprechend erwiesen. Eine hausärztliche Betreuung sollte auch psychosoziale Aspekte berücksichtigen, da diese den Rehabilitationsprozess wesentlich beeinflussen können.

13.3 Betahistin bei Schwindel

In der hausärztlichen Behandlung von Schwindel spielt Betahistin eine wichtige Rolle, wobei die Zulassung ausschließlich für die Behandlung des Morbus Menière besteht. Diese rechtliche Einschränkung stellt Hausärzte vor besondere Herausforderungen in der täglichen Praxis. Die Anwendung bei anderen Schwindelformen entspricht einem Off-Label-Use, was besondere Anforderungen an die ärztliche Aufklärung und Dokumentation stellt. Zudem kann es damit im Regelfall nicht zu Lasten der Gesetzlichen Krankenversicherung (GKV) verordnet werden. Langjährige klinische Erfahrung und die verfügbare Evidenz ermöglichen jedoch eine fundierte Nutzen-Risiko-Abwägung. Von besonderer Bedeutung ist dabei eine Differenzierung zwischen den verschiedenen Schwindelformen, da nicht alle Patienten gleichermaßen von der Therapie profitieren. Der Wirkstoff zeichnet sich durch seinen dualen Wirkmechanismus aus, der sowohl die vestibuläre Funktion als auch die Mikrozirkulation im Innenohr beeinflusst.

13.3.1 Cochrane-Evidenz

Die Wirksamkeit von Betahistin wurde im Cochrane Review von Murdin et al. anhand von 17 Studien mit insgesamt 1025 Teilnehmern systematisch untersucht (3). Diese umfassende Analyse berücksichtigt verschiedene Aspekte der Therapie unter kontrollierten Bedingungen. Analysen zeigen eine überwiegend bessere Effektivität bei vergleichbarer Verträglichkeit gegenüber Placebo. Die methodische Qualität der Studien wurde als moderat eingestuft, wobei insbesondere die unterschiedlichen Dosierungsschemata und Outcome-Parameter die Vergleichbarkeit erschwerten. Die Autoren weisen darauf hin, dass die Heterogenität der eingeschlossenen Studien eine differenzierte Betrachtung der Ergebnisse erfordert. Besonders interessant erscheint dabei die Beobachtung, dass die Wirksamkeit möglicherweise dosisabhängig ist und höhere Dosierungen bessere Therapieerfolge zeigen können.

13.3.2 Implikationen für die Hausarztpraxis

Die DEGAM-Leitlinie von 2018 weist darauf hin, dass die Wirksamkeit von Betahistin auch im Off-Label-Use durch randomisierte klinische Studien belegt ist (7). Dies ermöglicht eine evidenzbasierte Therapieentscheidung auch außerhalb der zugelassenen Indikation. Eine Verordnung muss unter sorgfältiger Berücksichtigung der rechtlichen Rahmenbedingungen erfolgen. Eine ausführliche Aufklärung der Patienten über den Off-Label-Use und die damit verbundenen Aspekte ist unerlässlich. Eine regelmäßige Überprüfung der Therapiewirksamkeit ist erforderlich, um unnötige Dauermedikation zu vermeiden. Von besonderer Bedeutung ist die Dosierungsfrage, da höhere Dosierungen in einigen Studien bessere Wirksamkeit zeigten als die standardmäßig verwendeten niedrigeren Dosierungen. Die Therapieüberwachung sollte neben der Wirksamkeit auch mögliche Nebenwirkungen und Wechselwirkungen mit anderen Medikamenten berücksichtigen. Die Dokumentation des Therapieverlaufs gewinnt beim Off-Label-Use zusätzlich an Bedeutung, sowohl aus medizinischer als auch aus rechtlicher Sicht.

13.4 Kortikosteroide bei vestibulärer Neuritis

Die vestibuläre Neuritis präsentiert sich in der hausärztlichen Praxis als akut auftretender, heftiger Drehschwindel, der über mehrere Tage anhält. Die Erkrankung stellt eine besondere diagnostische und therapeutische Herausforderung dar, da die initial dramatische Symptomatik häufig mit erheblichem Leidensdruck der Patienten einhergeht. Eine rasche diagnostische Einordnung und therapeutische Entscheidung sind erforderlich, wobei die frühzeitige Unterscheidung von anderen, potenziell gefährlichen Ursachen eines akuten Schwindels von entscheidender Bedeutung ist. Die klinische Untersuchung muss dabei zentrale von peripheren Schwindelursachen differenzieren, was eine besondere Expertise des Hausarztes erfordert. Eine Entscheidung für oder gegen eine Kortikosteroidtherapie muss zeitnah und unter Berücksichtigung der individuellen Risikofaktoren getroffen werden.

13.4.1 Cochrane-Evidenz

Das Cochrane Review von Fishman et al. analysierte vier randomisierte Studien mit insgesamt 149 Teilnehmern (4). Diese systematische Untersuchung liefert wichtige Erkenntnisse zur Wirksamkeit und zum optimalen Einsatz der Kortikosteroidtherapie. Die Analyse belegt signifikante Kurzzeiteffekte der Kortikosteroidtherapie nach einem Monat, während langfristige Wirkungen nach einem Jahr nicht nachgewiesen werden konnten. Die meisten der untersuchten Studien verwendeten eine initiale Hochdosistherapie mit anschließender Dosisreduktion über 2–3 Wochen. Die Autoren betonen die Bedeutung des Therapiebeginns in der Frühphase der Erkrankung, da hier die Chancen auf eine erfolgreiche Behandlung am größten sind. Von besonderem Interesse ist die Beobachtung, dass die Therapie zwar die akute Symptomatik verbessert, der langfristige Krankheitsverlauf jedoch maßgeblich von anderen Faktoren beeinflusst wird.

13.4.2 Implikationen für die Hausarztpraxis

Die DEGAM betont in ihrer Leitlinie von 2018 die zentrale Bedeutung der frühen Mobilisation zur Förderung der zentralen Kompensation (7). Diese Empfehlung basiert auf dem Verständnis der neuroplastischen Prozesse, die für die Rehabilitation entscheidend sind. Für die Akutphase wird ein differenziertes, gestuftes Therapiekonzept empfohlen. Dieses umfasst den gezielten Einsatz von Antiemetika, wobei sowohl Dimenhydrinat als auch Betahistin als Monotherapie eingesetzt werden können. Alternativ steht eine Kombination aus Dimenhydrat und Cinnarizin zur Verfügung. Die Auswahl der Medikation sollte sich dabei an den individuellen Begleiterkrankungen und dem Nebenwirkungsprofil orientieren. Besondere Beachtung verdient die Aufklärung der Patienten über den zu erwartenden Krankheitsverlauf und die Bedeutung der aktiven Mitarbeit im Rehabilitationsprozess. Eine engmaschige Verlaufskontrolle ermöglicht die frühzeitige Erkennung möglicher Komplikationen und die Anpassung der Therapie.

13.5 Antivertiginosa bei Reisekrankheit

Die Reisekrankheit stellt einen häufigen Beratungsanlass in der hausärztlichen Praxis dar, der sowohl präventive als auch therapeutische Überlegungen erfordert. Die Beratung erfolgt dabei oft im Rahmen der reisemedizinischen Vorsorge und erfordert eine sorgfältige Anamnese der individuellen Risikofaktoren und geplanten Reisemodalitäten. Die individuelle Ausprägung und die auslösenden Faktoren können dabei stark variieren, was eine sorgfältige Anamnese und individuelle Therapieplanung notwendig macht. Besondere Berücksichtigung verdienen dabei beruflich bedingte Expositionen, die eine langfristige Strategie erfordern. Die Prophylaxe gewinnt besonders bei Risikopatienten an Bedeutung, da die Entwicklung von Vermeidungsverhalten den beruflichen und privaten Alltag erheblich einschränken kann.

13.5.1 Cochrane-Evidenz

Das Cochrane Review von Spinks und Wasiak untersuchte 14 Studien mit insgesamt 1025 Teilnehmern zur Therapie der Reisekrankheit (5). Diese umfassende Analyse ermöglicht evidenzbasierte Therapieentscheidungen im klinischen Alltag. Die systematische Analyse dokumentiert eine signifikante Überlegenheit von Scopolamin gegenüber Placebo bei der Prävention von Übelkeit und Erbrechen. Die Autoren untersuchten verschiedene Darreichungsformen, wobei transdermale Systeme aufgrund ihrer gleichmäßigeren Wirkstofffreisetzung Vorteile zeigten. Die Studienlage zu vergleichenden Untersuchungen zwischen verschiedenen Wirkstoffgruppen erwies sich als heterogen, was die Notwendigkeit einer individualisierten Therapieentscheidung unterstreicht. Besondere Aufmerksamkeit wurde dabei der Evaluation verschiedener Applikationsformen und deren spezifischen Vor- und Nachteilen gewidmet.

13.5.2 Implikationen für die Hausarztpraxis

Die DEGAM-Leitlinie von 2018 empfiehlt für die hausärztliche Praxis den Einsatz von sedierenden Antihistaminika wie Dimenhydrinat und Diphenhydramin (7). Diese therapeutische Strategie basiert auf langjähriger klinischer Erfahrung und nachgewiesener Wirksamkeit. Die Substanzen zeigen einen deutlichen antiemetischen Effekt bei der Behandlung der vegetativen Begleiterscheinungen. Das Nebenwirkungsprofil erfordert jedoch eine sorgfältige Nutzen-Risiko-Abwägung. Besonders zu beachten sind dabei die sedierende Wirkung sowie anticholinerge Effekte wie Mundtrockenheit und Miktionsstörungen. Die Leitlinie empfiehlt ausdrücklich nur eine zeitlich begrenzte Anwendung dieser Substanzen. Von besonderer praktischer Bedeutung ist eine ausführliche Aufklärung über nicht-medikamentöse Präventionsstrategien wie die Wahl geeigneter Sitzplätze und die Vermeidung auslösender Faktoren. Die Beratung sollte auch Aspekte wie Ernährung, Flüssigkeitszufuhr und verhaltensmodifizierende Maßnahmen einschließen. Bei beruflich bedingter Exposition ist zudem die Abstimmung mit arbeitsmedizinischen Erfordernissen wichtig.

LITERATUR

(1) Hilton MP, Pinder DK. The Epley (canalith repositioning) manoeuvre for benign paroxysmal positional vertigo. *Cochrane Database Syst Rev*. 2014;(12):CD003162. doi:10.1002/14651858.CD003162.pub3.
(2) McDonnell MN, Hillier SL. Vestibular rehabilitation for unilateral peripheral vestibular dysfunction. *Cochrane Database Syst Rev*. 2015;(1):CD005397. doi:10.1002/14651858.CD005397.pub4.
(3) Murdin L, Hussain K, Schilder AGM. Betahistine for symptoms of vertigo. *Cochrane Database Syst Rev*. 2016;(6):CD010696. doi:10.1002/14651858.CD010696.pub2.
(4) Fishman JM, Burgess C, Waddell A. Corticosteroids for the treatment of idiopathic acute vestibular dysfunction (vestibular neuritis). *Cochrane Database Syst Rev*. 2011;(5):CD008607. doi:10.1002/14651858.CD008607.pub2.
(5) Spinks A, Wasiak J. Scopolamine (hyoscine) for preventing and treating motion sickness. *Cochrane Database Syst Rev*. 2011;(6):CD002851. doi:10.1002/14651858.CD002851.pub4.
(6) https://register.awmf.org/assets/guidelines/053-018l_S2k_Schwindel-in-der-Hausarztpraxis_2025-08.pdf.
(7) Deutsche Gesellschaft für Allgemeinmedizin und Familienmedizin (DEGAM). S3-Leitlinie: Akuter Schwindel in der Hausarztpraxis. 2018. AWMF-Register-Nr. 053-018.

14 Beratungsanlass Asthma/ COPD in der Hausarztpraxis

14.1 Mukolytika versus Placebo bei chronischer Bronchitis oder chronisch obstruktiver Lungenerkrankung

Rezidivierende Exazerbationen sind bei Patienten mit chronisch obstruktiver Lungenerkrankung (COPD) ein wiederkehrendes Problem. Auch eine Neigung zur chronischen Bronchitis kann zu Exazerbationen und wiederholten Arztbesuchen führen. Dabei leiden Patienten unter Husten und Atemnot. Auch Fieber und Abgeschlagenheit können zu einer notwendigen Krankenhausbehandlung führen. Hier können die intravenöse Antibiotikatherapie und eine anschließend Rehabilitationsmaßnahme Patienten eventuell nur kurzfristig bis zur nächsten Episode einer Exazerbation helfen. Es sind somit hohe gesundheitliche Kosten und ein großes persönliches Leid mit der chronischen Erkrankung und den sich wiederholenden Exazerbationen verbunden. Mukolytika sind orale Medikamente, von denen man annimmt, dass sie es erleichtern, Sputum abzuhusten. Sie vermindern die Viskosität des Sekrets und erleichtern so die Befreiung der Atemwege durch Husten. Eine verbesserte Expektoration von Sputum kann zu einer Verringerung der Exazerbationen von COPD führen. Cochrane stellt die Frage, ob die Behandlung mit Mukolytika die Anzahl der Exazerbationen bei Patienten mit chronischer Bronchitis oder COPD reduziert. Führen Mukolytika zu einer Verbesserung der Lungenfunktion oder der Lebensqualität (1)?

14.1.1 Cochrane-Evidenz

Es wurden randomisierte Studien eingeschlossen, die die orale Mukolytika-Therapie mit Placebo bei Patienten mit chronischer Bronchitis oder COPD vergleichen. Das Review umfasst 38 Studien mit insgesamt 10.377 Teilnehmern. Die Ergebnisse weisen darauf hin, dass die Einnahme von Mukolytika im Vergleich zu Placebo tendenziell zu einer längeren Exazerbationsfreiheit führt. Art oder Dosis des Mukolytikums schien die Effektgröße nicht zu verändern. Bei den Patienten mit oraler Mukolytika-Therapie war die Anzahl der Personen mit einem oder mehreren Krankenhausaufenthalten reduziert (1).

14.1.2 Implikationen für die Hausarztpraxis

Mukolytika können die Anzahl der Exazerbationen bei Patienten mit chronischer Bronchitis oder chronisch obstruktiver Lungenerkrankung vermindern und scheinen nicht mit einer Zunahme der unerwünschten Ereignisse verbunden zu sein. Dabei beträgt die number needed to treat (NNT) 8. Das bedeutet, dass 9 Teilnehmer im Durchschnitt neun Monate lang mit Mukolytika behandelt werden müssen, damit ein Patient frei von Exazerbationen bleibt. Oder anders ausgedrückt: etwa jeder achte Patient kann eine Exazerbation vermeiden, vorausgesetzt, alle Patienten nehmen die Behandlung täglich über einen Zeitraum von durchschnittlich neun Monaten ein. Mukolytika sind in den Studien mit einem Rückgang der Krankheitstage und der Krankenhausaufenthalte verbunden. Genauere Aussagen bezüglich der Lungenfunktion oder der Lebensqualität können nicht gemacht werden. Auch ein Effekt auf die Mortalität kann nicht nachgewiesen werden. Da die Abnahme der Anzahl von Exazerbationen der potenzielle Hauptnutzen zu sein scheint, könnten Mukolytika als Behandlungsoption für Patienten mit häufigen Exazerbationen als Zusatzbehandlung in Betracht gezogen werden. Die DEGAM-Leitlinie sieht die Wirkung von Expektorantien bei chronischer Bronchitis in der klinischen Wirksamkeit in der Diskussion und empfiehlt eine symptomatische probatorische Anwendung von Expektorantien zur Erleichterung des Abhustens bei COPD und Bronchiektasien (2).

14.2 Prophylaktische Antibiotikatherapie bei chronisch-obstruktiver Lungenerkrankung (COPD)

COPD ist eine häufige chronische Erkrankung der Atemwege und tritt hauptsächlich infolge von Nikotinabusus auf. Patienten mit COPD leiden unter allmählich zunehmender Kurzatmigkeit und Husten mit Auswurf. Bei COPD-Patienten kommt es zu Exazerbationen, die häufig mit Atemwegsinfektionen einhergehen. Exazerbationen können zu einem weiteren irreversiblen Verlust der Lungenfunktion, zu Krankenhauseinweisungen, zu einer Verringerung der Lebensqualität oder sogar zum Tod führen. Cochrane wollte wissen, ob die prophylaktische Verabreichung von Antibiotika Exazerbationen reduzieren kann. Die Frage, ob eine prophylaktische Antibiotikagabe zur Verringerung der Häufigkeit von Exazerbationen und zur Verbesserung der Lebensqualität bei chronisch-obstruktiven Lungenerkrankungen führen kann wird bereits seit Längerem diskutiert.

14.2.1 Cochrane-Evidenz

Es konnten 14 Studien mit 3932 Patienten in die Studie eingeschlossen werden. Getestet wurden Azithromycin, Erythromycin, Clarithromycin, Doxycylin, Roxithromycin und Moxifloxacin. Leider fehlt hier das „first line" Antibiotikum Amoxicillin, mit oder ohne Clavulansäure. Durch den Einsatz der genannten prophylaktischen Antibiotika konnte die Anzahl der Teilnehmer, die eine oder mehrere Exazerbationen erlebten, reduziert werden. Die Anzahl der Personen, die für ein zusätzliches positives Ergebnis prophylaktisch mit Antibiotika behandelt werden mussten, um eine Exazerbation bei einer Person zu verhindern (number needed to treat), betrug 8. Weiterhin deuteten die Ergebnisse darauf hin, dass kontinuierliche und intermittierend angewandte Antibiotika wirksamer sein könnten als eine gepulste (zum Beispiel an fünf Tagen, alle 8 Wochen) Antibiotikagabe. Auch die Häufigkeit von Exazerbationen pro Patient und Jahr wurde mit prophylaktischer Antibiotikabehandlung reduziert. Es zeigte sich auch eine statistisch signifikante Verbesserung der Lebensqualität.

Prophylaktische Antibiotikagabe zeigte keine signifikante Wirkung auf Häufigkeit von Krankenhauseinweisungen, der Veränderung des forcierten Exspirationsvolumens in einer Sekunde (FEV1), schwere unerwünschter Ereignisse oder der Gesamtmortalität. Die Entwicklung von Antibiotikaresistenzen (ARE) bleibt eine großes Problem der öffentlichen Gesundheit und auch einzelner Teilnehmer innerhalb der Studie (3).

14.2.2 Implikationen für die Hausarztpraxis

Der Einsatz von kontinuierlich und intermittierend prophylaktischen Antibiotika führt zu einem klinisch signifikanten Nutzen bei der Reduktion von Exazerbationen bei COPD-Patienten. In allen Studien mit kontinuierlicher und intermittierender Antibiotikagabe wurden Makrolide verwendet, daher gilt der festgestellte Nutzen nur für die Verwendung von Makrolidantibiotika. Diese sollten aber nicht bevorzugt verwendet werden. Teilnehmer der Studien hatten eine mittelschwere oder schwere COPD und waren im Durchschnitt älter als 65 Jahre. Eine Verallgemeinerung auf andere Patientengruppen ist somit nicht möglich.

Aufgrund der Bedenken hinsichtlich einer Antibiotikaresistenz sollte bei der Erwägung der prophylaktischen Antibiotikagabe das Gleichgewicht zwischen dem Nutzen für den Einzelnen und den potenziellen Schäden für die öffentliche Gesundheit berücksichtigt werden. Eine Verringerung der Häufigkeit von Exazerbationen würde die Kosten im Gesundheitswesen senken und die Lungenfunktion und Lebensqualität erhalten. Es gehen einige potenziell schwerwiegende unerwünschte Wirkungen mit der prophylaktischen Antibiotikagabe einher. Auch wenn die NNT zur Verhinderung einer Exazerbation bei einer Person relativ gering ist, besteht weiterhin Unsicherheit über die langfristigen Auswirkungen der Verwendung von prophylaktischen Antibiotika. COPD ist eine häufige Erkrankung, deren chronischer Verlauf von Hausarzt und Pneumologen im ambulanten Bereich begleitet wird. Für den Hausarzt empfiehlt es sich, in Rücksprache mit einem Pneumologen in Bezug auf eine prophylaktische Antibiotikatherapie im Einzelfall zu entscheiden. Eine allgemeingültige Handlungsempfehlung ist aufgrund der drohenden Antibiotikaresistenzen und der fehlenden Daten für First-Line-Substanzen nicht möglich.

14.3 Influenza-Impfstoff für chronisch-obstruktive Lungenkrankheit (COPD)

Grippeschutzimpfungen werden für COPD-Patienten empfohlen, denn eine Influenza-Infektion verursacht bei Patienten mit COPD eine übermäßige Morbidität und Mortalität.

Die Empfehlung basiert auf Beobachtungsstudien und Cochrane stellt die Frage, ob anhand von randomisierten klinischen Studien festgestellt werden kann, ob durch die Grippeimpfung bei Patienten mit COPD die Atemwegserkrankungen reduziert und die Sterblichkeit verringert werden können. Dabei werden der Einfluss von Nebenwirkungen sowie die Kosteneffektivität untersucht.

14.3.1 Cochrane-Evidenz

Eingeschlossen wurden 11 randomisiert klinische Studien mit 6750 Teilnehmern, die den Einsatz von Lebendimpfstoffen oder inaktivierten Virusimpfstoffen (in Deutschland werden nur diese beim Erwachsenen verwendet) bei COPD-Patienten mit Placebo verglichen. Der inaktivierte Impfstoff reduzierte die Gesamtzahl der Exazerbationen pro geimpften Teilnehmer im Vergleich zu denjenigen, die ein Placebo erhielten. Sowohl bei Menschen mit COPD als auch bei älteren Menschen traten bei den Personen, die den Impfstoff erhalten hatten, signifikant mehr lokale Nebenwirkungen auf, aber diese zeigten im Allgemeinen eine milde oder vorübergehende Auswirkung (4).

14.3.2 Implikationen für die Hausarztpraxis

Akute Exazerbationen der COPD sind schwerwiegende Komplikationen und können zu längerfristigen Verlusten der Lungenfunktionsparameter führen. Die Intensität und Anzahl der Exazerbationen zu vermindern, ist wichtiges Therapieziel im Rahmen der Betreuung von COPD-Patienten. Aus dem Review geht hervor, dass der inaktivierte Impfstoff Exazerbationen bei Patienten mit COPD reduzieren kann. Es zeigte sich ein erwarteter und nur leichter Anstieg der vorübergehenden lokalen Nebenwirkungen bei der Impfung. Die inaktivierte Grippeimpfung hat eine klinisch wichtige und signifikante Wirkung auf grippebedingte Exazerbationen und wahrscheinlich auch auf die Gesamtzahl der Exazerbationen bei Patienten mit COPD.

Für die Hausarztpraxis ist eine Kombination von verschiedenen Ansätzen möglich, um die Exazerbationen bei COPD insgesamt zu reduzieren. Dazu gehören eine frühzeitige Diagnosestellung und der Nachweis einer obstruktiven Ventilationsstörung sowie die Beseitigung der Noxen. Auch die Impfung sollte erfolgen, allerdings ist nur ein kleiner Prozentsatz der Exazerbationen durch Influenzaviren verursacht. Aus diesem Grund ist auch eine Pneumokokkenimpfung (STIKO-Standard- oder Indikationsimpfung) sinnvoll und notwendig. Eine Anamnese und Beseitigung von Risikofaktoren sowie die großzügige Indikation zur Spirometrie bleiben wichtige Faktoren im Rahmen der hausärztlichen Versorgung von COPD-Patienten.

14.4 Antibiotika für Exazerbationen bei Asthma

Asthma ist eine häufige chronische Atemwegserkrankung, auch in der Hausarztpraxis. Sie ist gekennzeichnet durch Husten, Kurzatmigkeit und Engegefühl in der Brust. Die Symptome treten typischerweise intermittierend auf und können sich in kurzer Zeit anfallsartig verschlimmern. Asthma-Exazerbationen können auch zu einem Krankenhausaufenthalt führen. Todesfälle sind bei einem gut eingestellten Asthma aber unwahrscheinlich. Exazerbationen kann durch eine Erhöhung der üblichen Medikation und die Bereitstellung zusätzlicher Medikamente, wie z. B. orale Steroide, begegnet werden. Obwohl Antibiotika manchmal in das Behandlungsschema aufgenommen werden, wird davon ausgegangen, dass bakterielle Infektionen nur für eine Minderheit der Exazerbationen verantwortlich sind. Antibiotika werden eher reserviert für Situationen, in denen klare Anzeichen, Symptome oder Labortestergebnisse auf eine bakterielle Infektion hindeuten. Cochrane stellt die Frage nach der Wirksamkeit und Sicherheit von Antibiotika bei der Behandlung von Asthma-Exazerbationen (5).

14.4.1 Cochrane-Evidenz

In den eingeschlossenen Studien wurde die Antibiotikatherapie bei Asthma-Exazerbationen bei Erwachsenen oder Kindern mit Placebo oder der üblichen Behandlung ohne Antibiotika verglichen. Keine der eingeschlossenen Studien berichtete über eine Aufnahme auf der Intensivstation. Es zeigten sich nur wenige Hinweis dafür, dass Antibiotika, die zum Zeitpunkt einer Asthma-Exazerbation verabreicht werden, die Symptome im Vergleich zur Standardbehandlung oder zu Placebo verbessern können. Schwerwiegende oder unerwünschte Ereignisse waren selten (5).

14.4.2 Implikationen für die Hausarztpraxis

Die Evidenz weist darauf hin, dass Antibiotika bei akuten Asthma-Exazerbationen nicht routinemäßig verschrieben werden sollten. Es zeigten sich begrenzt Hinweise darauf, dass Antibiotika, die zum Zeitpunkt einer Asthma-Exazerbation verabreicht werden, zu mehr symptomfreien Tagen bei der Nachsorge führen können. Die Ergebnisse waren jedoch inkonsistent. Für den Patienten wichtige Endpunkte wie Krankenhauseinweisung und weitere Exazerbationen in der Nachbeobachtungsphase wurden nicht berichtet oder die Evidenz war nicht ausreichend. Es gibt nur wenig Evidenz für die Wirksamkeit und Sicherheit von Antibiotika bei der Behandlung von Asthma-Exazerbationen. Die DEGAM weist zum Thema Asthmatherapie auf die Nationalen Versorgungsleitlinie Asthma hin (2). Aus Sicht der Leitliniengruppe gibt die Evidenz keinen Hinweis auf die Wirksamkeit von Antibiotika bei Patienten mit einem akuten Asthmaanfall ohne bakterielle Infektion. Daher spricht die Leitliniengruppe eine starke Negativempfehlung aus. Antibiotika werden häufig unnötig zur Behandlung des Asthmaanfalls eingesetzt. Hier wird ein relevantes Versorgungsproblem gesehen. Ein Asthmaanfall stellt keine eigenständige Indikation für die Anwendung von Antibiotika dar. Nur wenn eine bakterielle Infektion zugrunde liegt, ist der Einsatz aus ihrer Sicht angemessen. Somit sollten in der hausärztlichen Praxis, ohne hinreichende Belege für eine bakterielle Infektion, Antibiotika bei Erwachsenen nicht zur Behandlung des Asthmaanfalls eingesetzt werden (6).

14.5 Inhalative Steroide mit und ohne Salmeterol bei Asthma: schwere unerwünschte Ereignisse

Asthma bronchiale nimmt weltweit und auch in Deutschland zu. Die Erkrankung ist durch eine chronische Entzündung der Atemwege charakterisiert. Symptome sind Atemnot, Giemen, Brustenge und Husten sowie eine bronchiale Hyperreagibilität. Ausgehend von einer Entzündungsreaktion der Atemwege kann eine bronchiale Hyperreagibilität bis hin zu einer bronchialen Obstruktion auftreten. Die Ziele der medikamentösen Therapie sind die Suppression der asthmatischen Entzündung, eine Verminderung der bronchialen Hyperreagibilität, eine Reduktion der Atemwegsobstruktion sowie das Erreichen einer bestmöglichen Asthmakontrolle (7). Epidemiologische Studien haben auf einen Zusammenhang zwischen dem Einsatz von Beta-2-Agonisten und einer erhöhten Asthmamortalität hingewiesen. Viel diskutiert wurden mögliche kausale Zusammenhänge und die Frage, ob eine regelmäßige Gabe von lang wirksamen Beta-2-Agonisten (LABAs) sicher ist, insbesondere wenn sie in Kombination mit inhalativen Kortikosteroiden eingesetzt werden (2). Cochrane beurteilt das Risiko zu Versterben und das Risiko von nicht tödlichen schweren unerwünschten Ereignissen anhand von randomisierten Studien und stellt die Frage, ob es sicher ist, bei Erwachsenen oder Kindern mit Asthma dem zu inhalierenden Kortikosteroid Salmeterol hinzuzufügen (8).

14.5.1 Cochrane-Evidenz

Es wurden keine Unterschiede für das Risiko, zu versterben, oder das Risiko für schwere unerwünschte Ereignissen bei Erwachsenen oder Kindern festgestellt. Elf von insgesamt 14.233 Erwachsenen, die regelmäßig Salmeterol in Kombination mit inhalativen Kortikosteroiden einnahmen, starben, ebenso wie 13 von 13.718 Erwachsenen, die nur inhalative Kortikosteroide in der gleichen Dosis einnahmen. In keiner Studie wurden Todesfälle auf Asthma zurückgeführt, und es wurde über keinerlei Todesfälle bei Kindern berichtet. Bei 332 Erwachsenen, die mit regulärem Salmeterol in Kombination mit inhalativen Kortikosteroiden behandelt wurden, trat ein schwerwiegendes unerwünschtes Ereignis auf, im Vergleich zu 282 Erwachsenen, die nur mit einem inhalativen Steroid behandelt wurden. Bei insgesamt 65 von 4229 Kindern mit regulärem Salmeterol und ICS traten schwerwiegende unerwünschte Ereignisse auf, verglichen mit 62 von 4224 Kindern, die nur mit inhalativen Steroiden behandelt wurden.

14.5.2 Implikationen für die Hausarztpraxis

Es wurden keine Unterschiede für das Risiko, zu versterben, oder das Risiko für schwere unerwünschte Ereignisse bei Erwachsenen oder Kindern festgestellt. Für die Aktualisierung des Cochrane Reviews wurden große zusätzliche Studien hinzugefügt. Trotzdem zeigten die Daten keine asthmabedingten Todesfälle, sodass hinsichtlich der Sicherheit von Salmeterol und inhalativen Kortikosteroiden hinsichtlich des Risikos, an Asthma zu versterben, keine entsprechenden Aussagen getroffen werden können. Bei Entscheidungen über die regelmäßige Anwendung von Salmeterol in Kombination mit inhalativen Kortikosteroiden muss das Gleichgewicht zwischen den bekannten Vorteilen von Salmeterol in Kombination mit einem inhalativen Kortikosteroid und dem verbleibenden Grad an Unsicherheit im Zusammenhang mit möglichen schädlichen Auswirkungen berücksichtigt werden. Für die hausärztliche Praxis empfiehlt es sich, die differenzialdiagnostische Unterscheidung in COPD und Asthma bronchiale vorzunehmen. Eine gezielte Stufentherapie im Anschluss an die Diagnose Asthma bronchiale führt zu einer guten Prognose. Entsprechend der Empfehlung der DEGAM (2) sind die Behandlungsempfehlungen der Nationalen Versorgungsleitlinie Asthma (7) zu entnehmen.

14.6 Medikamentöse Therapie bei COPD

Die medikamentöse Therapie spielt eine zentrale Rolle in der Behandlung von COPD-Patienten. Besonders die Kombination aus lang wirksamen Anticholinergika (LAMA) und lang wirksamen Beta-2-Agonisten (LABA) hat in den letzten Jahren zunehmend an Bedeutung gewonnen (9). Diese Behandlungsstrategie zielt darauf ab, die Symptome zu lindern, Exazerbationen zu reduzieren und die Lebensqualität der Patienten zu verbessern. In der hausärztlichen Praxis ist die Auswahl der geeigneten medikamentösen Therapie von großer Bedeutung, da COPD-Patienten häufig mit Komorbiditäten und individuellen Herausforderungen in der Behandlung konfrontiert sind. Die regelmäßige Überprüfung der Inhalationstechnik und die Anpassung der Therapie an den individuellen Krankheitsverlauf sind dabei wesentliche Aspekte der Behandlung (11).

14.6.1 Cochrane-Evidenz

Fukuda et al. (2023) untersuchten in ihrer systematischen Übersichtsarbeit die Wirksamkeit von LAMA plus LABA im Vergleich zu LABA plus inhalativen Kortikosteroiden (ICS) bei stabiler COPD (9). Die Analyse der eingeschlossenen Studien zeigt, dass die Kombination aus LAMA und LABA im Vergleich zu LABA plus ICS die Lebensqualität signifikant verbessert. Besonders hervorzuheben ist das günstigere Nutzen-Risiko-Profil der LAMA-LABA-Kombinationen, insbesondere hinsichtlich des reduzierten Risikos für Pneumonien, die häufig mit ICS assoziiert sind (9). Die Autoren betonen die Bedeutung einer sorgfältigen Patientenselektion für die jeweilige Therapieform und weisen auf die Notwendigkeit regelmäßiger Therapiekontrollen hin. Die Studie unterstreicht auch die Wichtigkeit der korrekten Inhalationstechnik für den Therapieerfolg. Die Ergebnisse dieser Metaanalyse liefern wichtige Erkenntnisse für die evidenzbasierte Behandlung von COPD-Patienten in der hausärztlichen Praxis.

14.6.2 Implikationen für die Hausarztpraxis

Die DEGAM-Leitlinie „COPD“ bestätigt die Evidenz aus der Cochrane-Analyse und empfiehlt die Kombination aus LAMA und LABA als bevorzugte Behandlungsoption für Patienten mit stabiler COPD (11). In der hausärztlichen Praxis sollte die Therapieentscheidung individuell unter Berücksichtigung der Patientenfaktoren, des Exazerbationsrisikos und möglicher Kontraindikationen getroffen werden. Eine regelmäßige Therapieevaluation ist essenziell, um Wirksamkeit und Verträglichkeit zu überwachen. Die Leitlinie betont dabei besonders die Bedeutung der korrekten Inhalationstechnik und empfiehlt deren regelmäßige Überprüfung in der Sprechstunde (11). Dies ist auch verpflichtender Inhalt in der viertel- oder halbjährlichen DMP-Dokumentation. Die Integration einer strukturierten Patientenschulung in das Behandlungskonzept wird ausdrücklich empfohlen, um die Therapieadhärenz zu fördern und den langfristigen Behandlungserfolg zu sichern.

14.7 Selbstmanagement bei COPD

Selbstmanagement ist ein entscheidender Faktor in der langfristigen Behandlung von COPD (10). Patienten, die aktiv an ihrem Krankheitsmanagement teilnehmen, können ihre Symptome besser kontrollieren, Exazerbationen frühzeitig erkennen und ihre Lebensqualität verbessern. In der hausärztlichen Versorgung ist die Förderung von Selbstmanagement-Strategien von großer Bedeutung, da diese Maßnahmen nicht nur die Patientenautonomie stärken, sondern auch zur Entlastung des Gesundheitssystems beitragen. Die Integration von Selbstmanagement-Komponenten in die Routineversorgung erfordert einen strukturierten Ansatz und kontinuierliche Unterstützung durch das Behandlungsteam (10).

14.7.1 Cochrane-Evidenz

Die systematische Übersichtsarbeit von Schrijver et al. (2022) evaluierte die Wirksamkeit von Selbstmanagement-Interventionen bei Menschen mit COPD (10). Die Analyse zeigt, dass strukturierte Selbstmanagement-Programme die gesundheitsbezogene Lebensqualität signifikant verbessern und zu einer Reduktion der Krankenhausaufenthalte aufgrund respiratorischer Komplikationen führen können. Zu den effektiven Interventionen zählten strukturierte Patientenschulungen, Atemübungen und individuelle Beratung zur Anpassung des Lebensstils (10). Die Autoren betonen die Bedeutung einer kontinuierlichen Unterstützung und Anleitung, um die Nachhaltigkeit der Maßnahmen sicherzustellen. Die Studien zeigen auch, dass der Erfolg der Interventionen maßgeblich von der aktiven Einbindung der Patienten und der regelmäßigen Überprüfung der erlernten Strategien abhängt.

14.7.2 Implikationen für die Hausarztpraxis

Basierend auf der DEGAM-Leitlinie und der Cochrane-Evidenz sollten Hausärzte ihre Patienten aktiv zur Teilnahme an Selbstmanagement-Programmen motivieren (2, 3). Die Integration von Atemübungen, Bewegungstherapie und Raucherentwöhnung in die Behandlung wird ausdrücklich empfohlen. Eine enge interdisziplinäre Zusammenarbeit mit Physiotherapeuten und anderen Fachkräften kann den Erfolg solcher Programme zusätzlich steigern. Die Leitlinie betont die Bedeutung einer regelmäßigen Evaluation der Selbstmanagement-Strategien und deren Anpassung an die individuellen Bedürfnisse und Fähigkeiten der Patienten (11). Die Entwicklung individueller Aktionspläne für Exazerbationen und die regelmäßige Überprüfung der korrekten Anwendung von Entspannungs- und Atemtechniken sind dabei wichtige Bestandteile der hausärztlichen Betreuung. Hausärzte sollten regelmäßig überprüfen, wo und auf welche Weise Patienten an Selbstmanagement-Programmen teilnehmen können. Entsprechende Adresslisten oder direkte Angebote können hilfreich sein.

LITERATUR

(1) Poole P, Sathananthan K, Fortescue R. Mucolytic agents versus placebo for chronic bronchitis or chronic obstructive pulmonary disease. Cochrane Database of Systematic Reviews 2019, Issue 5. Art. No.: CD001287. DOI: 10.1002/14651858.CD001287.pub6.
(2) https://www.degam.de/leitlinie-s3-053-013.
(3) Herath SC, Normansell R, Maisey S, Poole P. Prophylactic antibiotic therapy for chronic obstructive pulmonary disease (COPD). Cochrane Database of Systematic Reviews 2018, Issue 10. Art. No.: CD009764. DOI: 10.1002/14651858.CD009764.pub3.
(4) Kopsaftis Z, Wood-Baker R, Poole P. Influenza vaccine for chronic obstructive pulmonary disease (COPD). Cochrane Database of Systematic Reviews 2018, Issue 6. Art. No.: CD002733. DOI: 10.1002/14651858.CD002733.pub3.
(5) Normansell R, Sayer B, Waterson S, Dennett EJ, Del Forno M, Dunleavy A. Antibiotics for exacerbations of asthma. Cochrane Database of Systematic Reviews 2018, Issue 6. Art. No.: CD002741. DOI: 10.1002/14651858.CD002741.pub2.
(6) https://www.leitlinien.de/mdb/downloads/nvl/asthma/asthma-4aufl-konsultation.pdf.
(7) https://www.leitlinien.de/nvl/asthma.

(8) Cates CJ, Schmidt S, Ferrer M, Sayer B, Waterson S. Inhaled steroids with and without regular salmeterol for asthma: serious adverse events. Cochrane Database of Systematic Reviews 2018, Issue 12. Art. No.: CD006922. DOI: 10.1002/14651858.CD006922.pub4.

(9) Fukuda N, Horita N, Kaneko A, Goto A, Kaneko T, Ota E, Kew KM. Long-acting muscarinic antagonist (LAMA) plus long-acting beta-agonist (LABA) versus LABA plus inhaled corticosteroid (ICS) for stable chronic obstructive pulmonary disease. Cochrane Database Syst Rev. 2023; 6:CD012066. doi:10.1002/14651858.CD012066.pub3.

(10) Schrijver J, Lenferink A, Brusse-Keizer M, Zwerink M, van der Valk PDLPM, van der Palen J, Effing TW. Self-management interventions for people with chronic obstructive pulmonary disease. Cochrane Database Syst Rev. 2022; 1:CD002990. doi:10.1002/14651858.CD002990.pub4.

(11) Deutsche Gesellschaft für Allgemeinmedizin und Familienmedizin (DEGAM). S3-Leitlinie COPD. AWMF-Register-Nr. 053-013, Version 1.0, Januar 2021. Online verfügbar unter: https://register.awmf.org/de/leitlinien/detail/nvl-003.

15 Anästhesie und Notfall in der Hausarztpraxis

15.1 Procalcitonin (PCT) zur Einleitung oder Einstellung von Antibiotika bei akuten Infektionen der Atemwege

Schwer kranke Patienten, die ambulant vom Hausarzt betreut werden, nehmen häufig Antibiotika. Eine tägliche Visite findet im ambulanten Bereich im Regelfall nicht statt. Trotzdem hat der Hausarzt die Möglichkeit, durch Telefonate oder Hausbesuche mit gezielt eingesetzten Laborkontrollen den Verlauf seiner Patienten zu überwachen. Akute Atemwegsinfektionen umfassen eine heterogene Gruppe von Infektionen, einschließlich bakterieller, viraler und anderer Genese. In den letzten Jahren hat sich Procalcitonin (PCT), ein Blutmarker für bakterielle Infektionen, als ein vielversprechendes Instrument zur Verbesserung der Entscheidungsfindung über eine Antibiotikatherapie im klinischen Kontext herausgestellt. Mehrere randomisierte kontrollierte Studien haben den Einsatz von Procalcitonin zum Beginn und zur Beendigung einer Behandlung mit Antibiotika in verschiedenen Patientenpopulationen mit akuten respiratorischen Infektionen und in verschiedenen Settings von der Primärversorgung bis hin zu Notaufnahmen, Krankenhausstationen und Intensivstationen untersucht. Cochrane stellt die Frage nach Sicherheit und Wirksamkeit der Anwendung von Procalcitonin zum Beginn und zur Beendigung einer Antibiotikatherapie bei einer großen Bandbreite von Patienten mit unterschiedlichem Schweregrad von akuten respiratorischen Infektionen (1).

15.1.1 Cochrane-Evidenz

Es konnten randomisierte kontrollierte Studien von erwachsenen Patienten mit akuten respiratorischen Infektionen, die eine antibiotische Behandlung entweder auf der Grundlage eines Procalcitonin-Algorithmus oder einer üblichen Behandlung erhielten, eingeschlossen werden. Procalcitonin wurde ausschließlich zur Steuerung des Beginns und der Dauer der Antibiotikabehandlung eingesetzt. Es zeigte sich eine signifikant niedrigere Mortalität im Zusammenhang mit der Procalcitonin-gesteuerten Therapie. Die Procalcitonin-gesteuerte Therapie war mit einer 2,4-Tage-Reduktion der Antibiotika-Exposition und einem geringeren Risiko für antibiotikabedingte Nebenwirkungen verbunden (1).

15.1.2 Implikationen für die Hausarztpraxis

Die Evidenz aus dem Cochrane Review weist darauf hin, dass die Verwendung von Procalcitonin zur Steuerung des Beginns und der Dauer der Antibiotikabehandlung zu einem geringeren Sterblichkeitsrisiko, einem geringeren Antibiotikakonsum und einem geringeren Risiko für antibiotikabedingte Nebenwirkungen führt. Die sich abzeichnende bakterielle Resistenz gegen mehrere Antibiotika erfordert es, den Einsatz von Antibiotika zu reduzieren und die Dauer der Antibiotikabehandlung bei bakteriellen Infektionen zu verkürzen. Die Ergebnisse deuten darauf hin, dass Procalcitonin ein sicheres und wirksames Mittel ist, um über den Beginn und die Dauer der Behandlung mit Antibiotika zu entscheiden. Der Einsatz von Procalcitonin zur Steuerung des Beginns und der Dauer der Antibiotikabehandlung bei Menschen mit akuten Atemwegsinfektionen war mit einer geringeren Mortalitätsrate und einem deutlich reduzierten Antibiotikaverbrauch und den damit verbundenen Nebenwirkungen verbunden (1). Für das ambulante Setting bietet es sich an, bei schwer kranken Patienten das Mittel der Procalcitonin-gesteuerten Antibiotikatherapie sinnvoll und nach individueller Entscheidung einzusetzen. Für den Hausarzt, der seinen Patienten nicht lückenlos überwachen kann, bietet es sich an, dieses Mittel der Überwachung der Therapie zur Entscheidungsfindung über eine Antibiotikatherapie einzusetzen. Zum aktuellen Zeitpunkt ist die Bestimmung von PCT durch die Laborausnahmeziffer 32004 budgetfrei gestellt.

15.2 Intramuskuläre versus orale Kortikosteroide zur Verringerung der Rückfälle nach der Entlassung aus der Notaufnahme bei akutem Asthma

Ein akuter Asthmaanfall kann dem Hausarzt sowohl in der Praxis als auch bei einem Hausbesuch begegnen. Akutes Asthma ist auch ein häufiger Vorstellungsgrund in der Notaufnahme. Im Anschluss an die Notfallversorgung im Klinikum ist nach Entlassung häufig eine zusätzliche medizinische Versorgung in der Hausarztpraxis aufgrund eines Rückfalls notwendig. Systemische Kortikosteroide spielen bei der Behandlung eines akuten Asthmaanfalls eine wichtige Rolle. Cochrane stellt die Frage nach der Evidenz für den wirksamsten Verabreichungsweg zur Verbesserung der Symptome von Patienten, die aus der Akutversorgung entlassen werden. In einem Review untersucht Cochrane die Wirksamkeit und Sicherheit einer Dosis intramuskulärer Kortikosteroide im Vergleich zu einer oralen Verabreichung bei der Behandlung von akuten Asthmapatienten, die aus einer Notaufnahme entlassen werden (2).

15.2.1 Cochrane-Evidenz

Es wurden 9 randomisierte kontrollierte Studien mit 804 Teilnehmern in das Review eingeschlossen. Die eingeschlossenen Studien verglichen die Wirksamkeit von intramuskulären gegenüber oralen Kortikosteroiden zur Behandlung von pädiatrischen oder erwachsenen Patienten mit akutem Asthma. Intramuskuläre Injektionen von Kortikosteroiden scheinen bei der Verhinderung von Rückfällen genauso wirksam zu sein wie Kortikosteroid-Tabletten. Weiterhin zeigten sich keine Unterschiede im Rückfallrisiko zwischen Teilnehmern, die intramuskuläre Injektionen und Kortikosteroid-Tabletten erhielten. Bei der Nachuntersuchung zeigten sich keine Unterschiede in den Lungenfunktionstests zwischen den beiden Gruppen. In den Studien, die über die Symptomwerte und die Dauer berichteten, zeigten sich keine Unterschiede zwischen den Teilnehmern, die Kortikosteroide durch Injektion oder Tabletten erhielten (2).

15.2.2 Implikationen für die Hausarztpraxis

Es gibt keine ausreichenden Belege dafür, ob die intramuskuläre Kortikosteroidgabe bei Kindern oder Erwachsenen, die aus einer Notaufnahme oder einer gleichwertigen Akutversorgung für akutes Asthma entlassen wurden, wirksamer zur Reduzierung von Rückfällen beitragen als orale Kortikosteroide. Für Erwachsene und Kinder, die sich zur Akutversorgung vorstellen, sind eine Einzeldosis intramuskuläre Kortikosteroide oder orale Kortikosteroide wirksame Behandlungen zur Milderung von Rückfallereignissen. Cochrane stellte keine Unterschiede hinsichtlich der Lungenfunktion, der Symptompersistenz oder der Anwendung von Beta-Agonisten nach der Behandlung mit intramuskulären oder oralen Kortikosteroiden fest. Für die hausärztliche Praxis empfiehlt es sich, für die Notfallversorgung beide Möglichkeiten vorrätig zu haben. Aufgrund der Risiken und Nebenwirkungen einer intramuskulären Gabe von Steroiden ist eine orale Gabe, soweit vertretbar und möglich, aus Sicht der Autoren aber zu bevorzugen.

15.3 Stimulation des Handgelenk-Akupunkturpunkts PC6 zur Vermeidung von Übelkeit und Erbrechen postoperativ

Übelkeit und Erbrechen sind häufige Komplikationen nach Operation und Narkose. Antiemetische Medikamente sind bei der Prävention von Übelkeit und Erbrechen nach Operationen nur teilweise wirksam. Ein alternativer Ansatz ist die Stimulation des PC6-Akupunkturpunktes am Handgelenk. Cochrane stellt die Fragen nach Wirksamkeit und Sicherheit der PC6-Akupunktur mit oder ohne Antiemetikum gegenüber Placebo für die Prävention von postoperativer Übelkeit bei operierten Personen (3).

15.3.1 Cochrane-Evidenz

Es konnten 59 Studien mit 7.667 Teilnehmern eingeschlossen werden. Untersucht wurde das Auftreten von Übelkeit und Erbrechen nach Operationen. Im Vergleich zu Placebo reduzierte die Stimulation des PC6-Akupunkturpunkts die Inzidenz von Übelkeit und Erbrechen signifikant. Die Stimulation des PC6-Akupunkturpunkts wurde mit sechs verschiedenen Arten von Antiemetika – Metoclopramid, Cyclizin, Prochlorperazin, Droperidol, Ondansetron und Dexamethason – verglichen. Es gab keinen Unterschied zwischen der PC6-Akupunktur und Antiemetika in Bezug auf die Häufigkeit von Übelkeit, Erbrechen oder die Notwendigkeit von zusätzlichen Antiemetika. Im Vergleich zur rein antiemetischen Medikation reduzierte die Kombination von PC6-Akupunktur und antiemetischer Therapie zwar die Inzidenz von Erbrechen, nicht aber die Übelkeit. Die mit der PC6-Akupunktur verbundenen Nebenwirkungen waren geringfügig, vorübergehend und selbstlimitierend. Es traten Hautreizung, Blasenbildung, Rötung und Schmerz auf (3).

15.3.2 Implikationen für die Hausarztpraxis

Die Evidenz weist darauf hin, dass die Stimulation des PC6-Akupunkturpunkts besser wirkt als Placebo. Weiterhin zeigt das Review auf, dass es keinen Unterschied zwischen der PC6-Akupunktur und der Wirkung von (teils nebenwirkungsreichen) antiemetischen Medikamenten zur Verhinderung von postoperativer Übelkeit und Erbrechen gibt. Weitere Studien zur PC6-Akupunktur im Vergleich zur antiemetischen Medikation zeigen ebenfalls keine signifikanten Unterschiede. Entsprechend den Ergebnissen des Reviews, die darauf hinweisen, dass die mit der PC6-Akupunktur verbundenen unerwünschten Wirkungen gering und vorübergehend sind, ist die Akupunktur bei postoperativer Übelkeit und Erbrechen wirksam und sicher.

Die Stimulation des PC6-Akupunkturpunkts kann als Alternative zu Antiemetika bei Personen in Betracht gezogen werden, bei denen eine Medikamentenexposition unerwünscht oder kontraindiziert ist, beispielsweise bei Schwangeren oder stillenden Frauen.

In der Hausarztpraxis könnte auch der Versuch unternommen werden, Patienten mit psychosomatisch bedingter Übelkeit damit zu helfen. Zwar liegt für diese Indikation kein Cochrane Review vor, jedoch lässt sich aus der guten Wirksamkeit bei postoperativen Beschwerden schließen, dass bei jeglicher Übelkeit ohne organische Ursache der Versuch einer PC6-Akupunktur nicht schaden kann. Schwangere oder andere Patienten mit Kontraindikationen für Antiemetika könnten mit einer simplen Intervention längerfristig davon profitieren.

15.4 Gabapentin bei chronischen neuropathischen Schmerzen bei Erwachsenen

Neuropathische Schmerzen sind Reaktionen des Nervensystems und durch Schmerzempfinden oder Taubheitsgefühle gekennzeichnet. Schmerzen können spontan auftreten oder durch sensorische Stimuli evoziert werden. Neuropathische Schmerzen sind in ihrer Ätiologie, Pathophysiologie und ihrem klinischen Erscheinungsbild heterogen und mit einer Vielzahl von klinischen Phänomenen des sensorischen Verlusts verbunden. Sie variieren bei verschiedenen Patienten und verschiedenen Erkrankungen.

Neuropathische Schmerzen werden in der Regel nach der Ursache der Nervenverletzung klassifiziert. Einige häufige Ursachen für neuropathische Schmerzen sind Diabetes, postherpetische Neuralgie, Amputation, neuropathische Schmerzen nach Operationen oder Trauma, Schlaganfall oder Rückenmarksverletzung, Trigeminusneuralgie und HIV-Infektion. Manchmal ist die Ursache nicht bekannt. Gabapentin wird häufig zur Behandlung von neuropathischen Schmerzen eingesetzt. Cochrane untersuchte die analgetische Wirksamkeit sowie unerwünschte Wirkungen von Gabapentin bei chronischen neuropathischen Schmerzen bei Erwachsenen (4).

15.4.1 Cochrane-Evidenz

Es wurden 37 randomisierte, doppelblinde Studien mit 5.914 Teilnehmern eingeschlossen, in denen Gabapentin mit Placebo oder einer anderen aktiven Behandlung für neuropathische Schmerzen verglichen wurde. Bei der postherpetischen Neuralgie hatten mehr Teilnehmer einen erheblichen Nutzen durch Gabapentin als durch Placebo, das Gleiche gilt für die schmerzhafte diabetische Neuropathie. Teilnehmerinnen und Teilnehmer, die Gabapentin einnahmen, litten unter Schwindel (19 %), Schläfrigkeit (14 %), peripheren Ödemen (7 %) und Gangstörungen (14 %) (4).

15.4.2 Implikationen für die Hausarztpraxis

Viele Patienten mit neuropathischen Schmerzzuständen sind über viele Jahre hinweg erheblich eingeschränkt durch mäßige oder starke Schmerzen. Chronische Schmerzzustände sind für einen erheblichen Verlust an Lebensqualität und Beschäftigung sowie für erhöhte Gesundheitskosten verantwortlich. Neuropathische Schmerzen sind schwierig zu behandeln. Es wird ein multidisziplinärer Ansatz befürwortet, der pharmakologische Interventionen mit physischen oder kognitiven Interventionen kombiniert. Es gibt wenig Evidenz für invasivere interventionelle Therapien wie neurale Blockaden. Konventionelle Analgetika wie Paracetamol und nichtsteroidale Antirheumatika (NSAR) werden nicht als ausreichend wirksam angesehen. Die Behandlung erfolgt häufig mit Schmerzmodulatoren wie Antidepressiva oder Antiepileptika. Gabapentin kann bei einigen Menschen mit postherpetischer Neuralgie und peripherer diabetischer Neuropathie eine gute Schmerzlinderung bewirken. Für andere Arten von neuropathischen Schmerzen gibt es nur sehr wenige Belege. Die Schmerzlinderung ist mit wichtigen positiven Auswirkungen auf Schlafstörungen, Müdigkeit und Depression sowie auf Lebensqualität, Funktion und Arbeit verbunden (4).

15.5 Adrenalin mit Lidocain für digitale Nervenblockade

Im Rahmen der Regionalanästhesie wird ein Lokalanästhetikum um periphere Nerven herum injiziert, um eine vorübergehende Parästhesie oder Lähmung zu erzeugen.

Operationen an den Fingern sind in der Regelbehandlung und auch in der Notfallbehandlung in einer operativ tätigen Hausarztpraxis ein gängiges Verfahren. Adrenalin in Kombination mit Lidocain kann die digitale Nervenblockade verlängern und Blutungen im Operationsfeld, soweit möglich, gering halten. Eine erweiterte postoperative Schmerzlinderung kann den Bedarf an Schmerzmitteln verringern und die Rehabilitation der Hand erleichtern. Adrenalin wird für gewöhnlich an anatomischen Stellen mit Endarterien vermieden, da Bedenken aufgrund möglicher arterieller Spasmen, Ischämien und Wundbrand distal der Infiltrationsstelle bestehen. Cochrane beurteilt die Sicherheit und Wirksamkeit der Anwendung von Adrenalin in Kombination mit Lidocain bei digitaler Nervenblockade (5).

15.5.1 Cochrane-Evidenz

Es konnten vier randomisierte kontrollierte Studien eingeschlossen werden, die den Einsatz von Adrenalin mit Lidocain und nur Lidocain bei Patienten verglichen, die sich einer Operation an den Fingern und Zehen unterzogen. Beurteilt werden sollten die Dauer der Anästhesie, unerwünschte Ergebnisse wie eine Ischämie distal der Injektionsstelle und auch die Kosten. Weiterhin wurden die Dauer der postoperativen Schmerzlinderung und die Verringerung der Blutung während der Operation beurteilt. Der mittlere Unterschied in der Narkosedauer bei Verwendung von Adrenalin mit Lidocain betrug 3,20 Stunden. Keine Studie berichtete über unerwünschte Ereignisse wie z. B. eine Ischämie distal der Injektionsstelle, und keine Studie berichtete über eine Kostenanalyse. Blutungen während der Operation wurden bei neun von 52 Teilnehmern beobachtet, verglichen mit 25 von 51 Teilnehmern in der Adrenalin-mit-Lidocain- bzw. der reinen Lidocain-Gruppe (5).

15.5.2 Implikationen für die Hausarztpraxis

Aus den wenigen verfügbaren Daten ist die Evidenz nicht ausreichend, um den Einsatz oder die Vermeidung von Adrenalin bei digitalen Nervenblockaden zu empfehlen. Die Evidenz aus dem Review weist darauf hin, dass die Zugabe von Adrenalin zu Lidocain die Dauer der Anästhesie verlängern und das Risiko von Blutungen während der Operation verringern kann, obwohl aktuell die Evidenz noch nicht ausreichend für eine evidenzbasierte Handlungsempfehlung ist. Es lohnt sich jedoch, größere Studien abzuwarten, die sich auf weitere wichtige Ergebnisse wie unerwünschte Ereignisse, Kostenanalyse und Dauer der postoperativen Schmerzlinderung konzentrieren (5).

15.6 Hautkontakt mit Neugeborenen zur Linderung von anwendungsbedingtem Schmerz

Wenn Neugeborene nur mit einer Windel bekleidet an der nackten Brust der Mutter gehalten werden, spricht man von Hautkontakt, manchmal auch von der „Känguru-Methode", weil Kängurumütter auf ähnliche Weise für ihre Jungen sorgen. Bei Neugeborenen müssen im Rahmen ihrer Versorgung verschiedene Tests und Prozeduren durchgeführt werden, beispielsweise die Blutabnahme an der Ferse, das Legen eines Zugangs in eine Vene und Injektionen. In solchen Fällen schmerzstillende Medikamente zu verabreichen, ist häufig problematisch, sodass Alternativen zu den Medikamenten gefunden werden müssen. Cochrane stellt die Frage, ob Hautkontakt wirksam Schmerzen bei Neugeborenen während medizinischer Prozeduren lindert. Gibt es dabei Bedenken wegen der Sicherheit (6)?

15.6.1 Cochrane-Evidenz

Es konnten 28 Studien eingeschlossen werden, in denen Neugeborene nach dem Zufallsprinzip der Gruppe mit Haut-zu-Haut-Kontakt oder der Standardversorgung zugeteilt wurden. Der Hautkontakt war eindeutig definiert und wurde entweder mit keiner Anwendung von schmerzlindernden Strategien oder mit anderen schmerzlindernden Strategien wie süßem Geschmack verglichen.

Der Haut-zu-Haut-Kontakt scheint die Schmerzantwort auf diese häufigen Prozeduren zu verringern und die Erholung davon zu beschleunigen (6).

15.6.2 Implikationen für die Hausarztpraxis

Das Review weist darauf hin, dass potenziell schmerzhafte Prozeduren für Neugeborene, die mit Haut-zu-Haut-Kontakt gehalten werden, erträglicher gestaltet werden können. Für die hausärztliche Praxis, in der auch Kleinkinder und Säuglinge betreut werden, empfiehlt es sich, wenn möglich, Kinder und Babys im Körperkontakt mit der Mutter, dem Vater oder einer anderen Begleitperson zu untersuchen. Eine Inspektion der Ohren ist besonders gut möglich, wenn das Kind auf dem Schoß oder über der Schulter der Mutter/des Vaters untersucht wird. Warme Hände, vorgewärmte Instrumente, ein warmer Untersuchungsplatz und die spielerische Einbeziehung des Kindes sowie die Ankündigung von schmerzhaften Prozeduren können ebenfalls unterstützen. Auch eine geschickte Reihenfolge der Untersuchung (erst Auskultieren, solange das Kind noch geduldig ist) stellt neben dem Hautkontakt eine gute Methode dar, Untersuchungen zu erleichtern.

LITERATUR

(1) Schuetz P, Wirz Y, Sager R, et al. Procalcitonin to initiate or discontinue antibiotics in acute respiratory tract infections. Cochrane Database of Systematic Reviews 2017, Issue 10. Art. No.: CD007498. DOI: 10.1002/14651858.CD007498.pub3.

(2) Kirkland SW, Cross E, Campbell S, Villa-Roel C, Rowe BH. Intramuscular versus oral corticosteroids to reduce relapses following discharge from the emergency department for acute asthma. Cochrane Database of Systematic Reviews 2018, Issue 6. Art. No.: CD012629. DOI: 10.1002/14651858.CD012629.pub2.

(3) Lee A, Chan SKC, Fan LTY. Stimulation of the wrist acupuncture point PC6 for preventing postoperative nausea and vomiting. Cochrane Database of Systematic Reviews 2015, Issue 11. Art. No.: CD003281. DOI: 10.1002/14651858.CD003281.pub4.

(4) Wiffen PJ, Derry S, Bell RF, et al. Gabapentin for chronic neuropathic pain in adults. Cochrane Database of Systematic Reviews 2017, Issue 6. Art. No.: CD007938. DOI: 10.1002/14651858.CD007938.pub4.

(5) Prabhakar H, Rath S, Kalaivani M, Bhanderi N. Adrenaline with lidocaine for digital nerve blocks. Cochrane Database of Systematic Reviews 2015, Issue 3. Art. No.: CD010645. DOI: 10.1002/14651858.CD010645.pub2.

(6) Johnston C, Campbell-Yeo M, Disher T, et al. Skin-to-skin care for procedural pain in neonates. Cochrane Database of Systematic Reviews 2017, Issue 2. Art. No.: CD008435. DOI: 10.1002/14651858.CD008435.pub3.

16 Infektionsepidemiologie in der Hausarztpraxis

16.1 Einordnung der Infektionsepidemiologie in der Hausarztpraxis

Die COVID-19-Pandemie hat die zentrale Bedeutung der Infektionsepidemiologie für die hausärztliche Praxis in beispielloser Weise verdeutlicht. Die grundlegenden epidemiologischen Konzepte, die während dieser globalen Gesundheitskrise in den Fokus rückten, sind nicht nur für das Management von SARS-CoV-2 relevant, sondern haben auch fundamentale Bedeutung für den täglichen Umgang mit anderen Infektionskrankheiten in der Hausarztpraxis (1, 2).

Eine Epidemie wird definiert als ein zeitlich und räumlich begrenzter, signifikanter Anstieg von Krankheitsfällen in einer definierten Population, der das erwartete Ausmaß deutlich übersteigt. Wenn sich eine solche Epidemie über Ländergrenzen hinweg ausbreitet und große Teile der Weltbevölkerung erfasst, sprechen Epidemiologen von einer Pandemie. Die Infektionsepidemiologie als wissenschaftliche Disziplin nutzt verschiedene mathematische und statistische Kennzahlen, um die Dynamik der Erregerausbreitung präzise zu beschreiben und die Wirksamkeit von Interventionsmaßnahmen systematisch zu evaluieren.

Ein zentrales Konzept dabei ist die Basisreproduktionszahl (R0). Diese beschreibt, wie viele Menschen ein infizierter Mensch im Durchschnitt ansteckt, wenn in der Bevölkerung noch keine Immunität vorliegt und keine Präventionsmaßnahmen ergriffen werden (3). R0 ist eine erregerspezifische Größe, die von verschiedenen biologischen und sozialen Faktoren beeinflusst wird. Im Gegensatz dazu berücksichtigt die effektive Reproduktionszahl (R) den bereits in der Bevölkerung vorhandenen Immunschutz, sei es durch Impfungen oder durchgemachte Infektionen, sowie die Wirkung von Präventionsmaßnahmen. Eine nachhaltige Eindämmung der Erregerausbreitung wird erst erreicht, wenn R dauerhaft unter den kritischen Wert von 1 fällt.

Von besonderer praktischer Bedeutung ist das Konzept der Herdenimmunität (auch teilweise Gemeinschaft- bzw. Populationsimmunität oder Gemeinschaftsschutz bezeichnet, um das Word „Herde“ zu vermeiden). Dieses beschreibt einen Zustand, in dem ein so großer Teil der Bevölkerung immun gegen einen bestimmten Erreger ist, dass sich dieser nicht mehr effektiv ausbreiten kann, da die Wahrscheinlichkeit, auf einen empfänglichen Wirt zu treffen, zu gering wird. Diese schützende Populationsimmunität kann entweder durch Impfungen oder durch natürlich durchgemachte Infektionen entstehen. Die kritische Impfquote, die zum Erreichen der Herdenimmunität erforderlich ist, steht in direktem Zusammenhang mit der Basisreproduktionszahl des jeweiligen Erregers: Je höher R0, desto höher muss der immune Bevölkerungsanteil sein.

Für die kontinuierliche Surveillance (systematische Erfassung und Überwachung) von Infektionskrankheiten nehmen die hausärztlichen und kinderärztlichen Praxen eine Schlüsselposition ein. Sie fungieren als sensitive Sensoren des Gesundheitssystems und tragen durch die standardisierte Erfassung und Meldung von Infektionskrankheiten wesentlich zur Früherkennung von Ausbrüchen bei.

16.2 Methoden zur Verbesserung der Handhygiene von Mitarbeitern der Gesundheitsberufe

Die Handhygiene ist seit den bahnbrechenden Arbeiten von Ignaz Semmelweis im 19. Jahrhundert als wichtigste Einzelmaßnahme zur Prävention von Infektionen in Gesundheitseinrichtungen anerkannt (4). Besonders in der hausärztlichen Praxis, wo täglich zahlreiche Patienten mit unterschiedlichsten Erkrankungen behandelt werden, ist eine konsequente Händehygiene von fundamentaler Bedeutung für die Infektionsprävention.

16.2.1 Cochrane-Evidenz

Ein systematischer Cochrane Review (4) untersuchte die Wirksamkeit verschiedener Strategien zur Verbesserung der Händehygiene-Compliance. Die Autoren analysierten 26 Studien mit insgesamt 2724 Teilnehmern. Die Ergebnisse zeigten, dass multimodale Interventionen, die verschiedene Komponenten wie Schulungen, Erinnerungssysteme und regelmäßiges Feedback kombinieren, besonders effektiv waren. Diese Ansätze führten zu einer durchschnittlichen Steigerung der Compliance um 15–25 Prozentpunkte.

16.2.2 Implikationen für die Hausarztpraxis

Für die hausärztliche Praxis bedeuten diese Ergebnisse (4), dass ein systematischer Ansatz zur Förderung der Handhygiene implementiert werden sollte. Ein solches Programm sollte regelmäßige praktische Schulungen des gesamten Praxisteams umfassen, bei denen die korrekte Durchführung der Händedesinfektion geübt wird (5). Ergänzend haben sich strategisch platzierte visuelle Erinnerungen (z. B. Anleitungen oder Merkblätter) an kritischen Punkten der Praxis als hilfreich erwiesen. Die Einführung eines systematischen Feedback-Systems zur Compliance-Überwachung ermöglicht es, die Wirksamkeit der Maßnahmen kontinuierlich zu evaluieren und bei Bedarf anzupassen.

16.3 Physikalische Interventionen zur Unterbrechung der Übertragung von Atemwegsviren

Die Übertragung von respiratorischen Erregern stellt in der hausärztlichen Praxis eine besondere Herausforderung dar. Die Implementierung effektiver physikalischer Barrieren ist von großer Bedeutung für den Infektionsschutz (6).

16.3.1 Cochrane-Evidenz

Ein umfassender Cochrane Review (6) untersuchte die Wirksamkeit verschiedener physikalischer Interventionen. Die Autoren analysierten 67 Studien mit über 50.000 Teilnehmern. Die Evidenz zeigt, dass konsequente Händehygiene das Übertragungsrisiko um 20–30 % reduzieren kann. Das Tragen von medizinischen Masken oder FFP2-Masken erwies sich als noch effektiver mit einer Risikoreduktion von 40–60 %. Die Kombination verschiedener Maßnahmen wie Händehygiene, Masken und Abstandhalten zeigte einen synergistischen Effekt mit Risikoreduktionen von bis zu 80 %.

16.3.2 Implikationen für die Hausarztpraxis

Diese Erkenntnisse unterstreichen die Notwendigkeit eines multimodalen Schutzkonzepts in der hausärztlichen Praxis (6). Von zentraler Bedeutung ist dabei die konsequente Maskenpflicht für symptomatische Patienten, ergänzt durch eine durchdachte räumliche Trennung von Patienten mit Atemwegsinfekten oder zumindest eine Isolation in weniger frequentierten Praxisbereichen. Die regelmäßige Lüftung der Praxisräume trägt zusätzlich zur Reduktion der Aerosollast bei. Eine optimierte Wegeführung innerhalb der Praxis hilft dabei, unnötige Kontakte zwischen Patienten zu minimieren.

16.4 Wirksamkeit von Quarantänemaßnahmen

Die Isolation erkrankter Personen und die Quarantäne von Kontaktpersonen gehören zu den klassischen Instrumenten der Infektionskontrolle (7). Die hausärztliche Praxis spielt eine zentrale Rolle bei der Implementierung und Überwachung dieser Maßnahmen, da sie oft die erste Anlaufstelle für Patienten mit Infektionsverdacht ist.

16.4.1 Cochrane-Evidenz

Ein systematischer Cochrane Review (7) analysierte die Evidenz zur Wirksamkeit von Quarantänemaßnahmen. Die Autoren werteten 29 Studien aus. Die Analyse zeigte, dass eine konsequente Quarantäne von Kontaktpersonen die Zahl der Neuinfektionen um 44–81 % reduzieren kann. Die Wirksamkeit war dabei stark von der Compliance und der frühzeitigen Identifikation von Kontaktpersonen abhängig. Eine verkürzte Quarantänedauer von 7 Tagen mit abschließendem Test erwies sich als nahezu ebenso effektiv wie eine 14-tägige Quarantäne.

16.4.2 Implikationen für die Hausarztpraxis

Für die hausärztliche Praxis ergeben sich aus diesen Erkenntnissen wichtige Handlungsempfehlungen (7). Von grundlegender Bedeutung ist die frühzeitige Identifikation und ausführliche Beratung von Kontaktpersonen, z. B. auch telefonisch oder per Videosprechstunde. Dabei sollte besonderer Wert auf eine klare und verständliche Kommunikation der Quarantäneregeln gelegt werden. Die Einrichtung einer regelmäßigen telefonischen Nachsorge hat sich als wirksames Instrument zur Förderung der Compliance erwiesen. Zusätzlich sollten niederschwellige Testangebote am Ende der Quarantänezeit bereitgestellt werden.

16.5 Klinische Diagnostik von COVID-19 in der Primärversorgung

Die korrekte Einschätzung von Patienten mit möglicher SARS-CoV-2-Infektion stellt Hausärzte vor besondere diagnostische Herausforderungen (8). Die Abgrenzung zu anderen Atemwegsinfektionen ist dabei oft schwierig und erfordert eine sorgfältige klinische Beurteilung sowie die Berücksichtigung epidemiologischer Faktoren.

16.5.1 Cochrane-Evidenz

Ein systematischer Review (8) untersuchte die diagnostische Genauigkeit verschiedener Symptome und Symptomkombinationen. Die Autoren werteten 44 Studien mit 26.884 Teilnehmern aus. Die Analyse zeigte, dass kein einzelnes Symptom ausreichend zuverlässig für die COVID-19-Diagnose ist. Die höchste diagnostische Genauigkeit wurde durch die Kombination von Fieber, Husten und Geschmacksstörungen erreicht. Das Fehlen dieser Leitsymptome machte COVID-19 zwar weniger wahrscheinlich, konnte die Erkrankung aber nicht sicher ausschließen.

16.5.2 Implikationen für die Hausarztpraxis

Diese Erkenntnisse haben direkte Auswirkungen auf die diagnostische Strategie in der hausärztlichen Praxis (8). Es empfiehlt sich eine systematische und umfassende Erfassung aller relevanten

Symptome, wobei besonderes Augenmerk auf die Kombination verschiedener klinischer Zeichen gelegt werden sollte. Der niederschwellige Einsatz von Schnelltests bei Verdachtsfällen kann die diagnostische Sicherheit erhöhen. Diese werden leider nicht mehr vergütet oder gefordert. Dies gilt aktuell leider auch für andere Schnelltests (Influenza, RSV etc.). Die regelmäßige Aktualisierung der diagnostischen Kriterien entsprechend neuer wissenschaftlicher Erkenntnisse ist essenziell für eine zeitgemäße Patientenversorgung.

16.6 Post-COVID-Syndrom in der hausärztlichen Versorgung

Das Post-COVID-Syndrom stellt eine neue und komplexe Herausforderung in der hausärztlichen Versorgung dar (9). Die vielfältige Symptomatik und der oft prolongierte Verlauf erfordern einen individualisierten und ganzheitlichen Behandlungsansatz, bei dem der Hausarzt eine zentrale koordinierende Rolle einnimmt.

16.6.1 Evidenz

Eine aktuelle systematische Übersichtsarbeit (9) schloss 24 randomisierte kontrollierte Studien mit insgesamt 3695 Patientinnen und Patienten mit Long-Covid ein. Untersucht wurden medikamentöse Therapien, Programme zur körperlichen Aktivität und Rehabilitation, verhaltensorientierte Ansätze, diätetische Maßnahmen, medizintechnische Verfahren sowie eine kombinierte Intervention. Moderate Evidenz weist darauf hin, dass insbesondere ein internetbasiertes kognitiv-behaviorales Trainingsprogramm Fatigue und Konzentrationsprobleme wahrscheinlich reduziert. Für die meisten anderen Interventionen ist die Evidenz dagegen gering bis sehr gering, sodass bislang keine klaren Empfehlungen ausgesprochen werden können.

16.6.2 Implikationen für die Hausarztpraxis

Die Erkenntnisse aus dem Review (9) haben weitreichende Implikationen für die hausärztliche Versorgung von Post-COVID-Patienten. Grundlegend ist eine systematische Erfassung der individuellen Symptomatik, die als Basis für die Entwicklung maßgeschneiderter Therapiepläne dient. Die Koordination verschiedener Fachdisziplinen erfordert vom Hausarzt ein gutes Schnittstellenmanagement und eine enge Kommunikation mit allen beteiligten Behandlern. Hier wird oft die ambulante Teilgebietsebene (Organfachärzte) übersprungen, und ein direkter Kontakt zwischen der Primärversorgung und der Maximalversorgung ist notwendig und im Sinne der Patienten sinnvoll. Screening-Untersuchungen bei asymptomatischen Personen haben sich dabei als wenig effizient erwiesen (10).

LITERATUR

(1) WHO. Clinical management of COVID-19: Living guideline. Geneva: World Health Organization; 2023.
(2) Robert Koch-Institut. Epidemiologisches Bulletin 39/2023. Berlin: RKI; 2023.
(3) DEGAM. SARS-CoV-2/COVID-19-Informationen und Praxishilfen für niedergelassene Hausärztinnen und Hausärzte (Version 24). DEGAM; 2023. Verfügbar unter: https://www.degam.de/files/Inhalte/Leitlinien-Inhalte/Dokumente/DEGAM-S2-Leitlinien/053-054_S2e_SARS-CoV-2%20und%20COVID-19/oeffentlich/Dokumente%20auf%20der%20Homepage/degam_ll_corona-v24-_s1_051023.pdf.
(4) Gould DJ, Moralejo D, Drey N, et al. Interventions to improve hand hygiene compliance in patient care. Cochrane Database Syst Rev. 2017; 9(9):CD005186.
(5) Verbeek JH, Rajamaki B, Ijaz S, et al. Personal protective equipment for preventing highly infectious diseases due to exposure to contaminated body fluids in healthcare staff. Cochrane Database Syst Rev. 2020; 4:CD011621.

(6) Jefferson T, Del Mar CB, Dooley L, et al. Physical interventions to interrupt or reduce the spread of respiratory viruses. Cochrane Database Syst Rev. 2020; 11:CD006207.
(7) Nussbaumer-Streit B, Mayr V, Dobrescu AI, et al. Quarantine alone or in combination with other public health measures to control COVID-19: a rapid review. Cochrane Database Syst Rev. 2020; 4(4):CD013574.
(8) Struyf T, Deeks JJ, Dinnes J, et al. Signs and symptoms to determine if a patient presenting in primary care or hospital outpatient settings has COVID-19. Cochrane Database Syst Rev. 2021; 2:CD013665.
(9) Zeraatkar D, Bartoszko JJ, Rochwerg B, et al. Interventions for the management of long covid (post-covid condition): living systematic review. BMJ. 2024;387:e081318.
(10) Viswanathan M, Kahwati L, Jahn B, et al. Universal screening for SARS-CoV-2 infection: a rapid review. Cochrane Database Syst Rev. 2020;9:CD013718.

17 Inklusive Medizin in der Hausarztpraxis

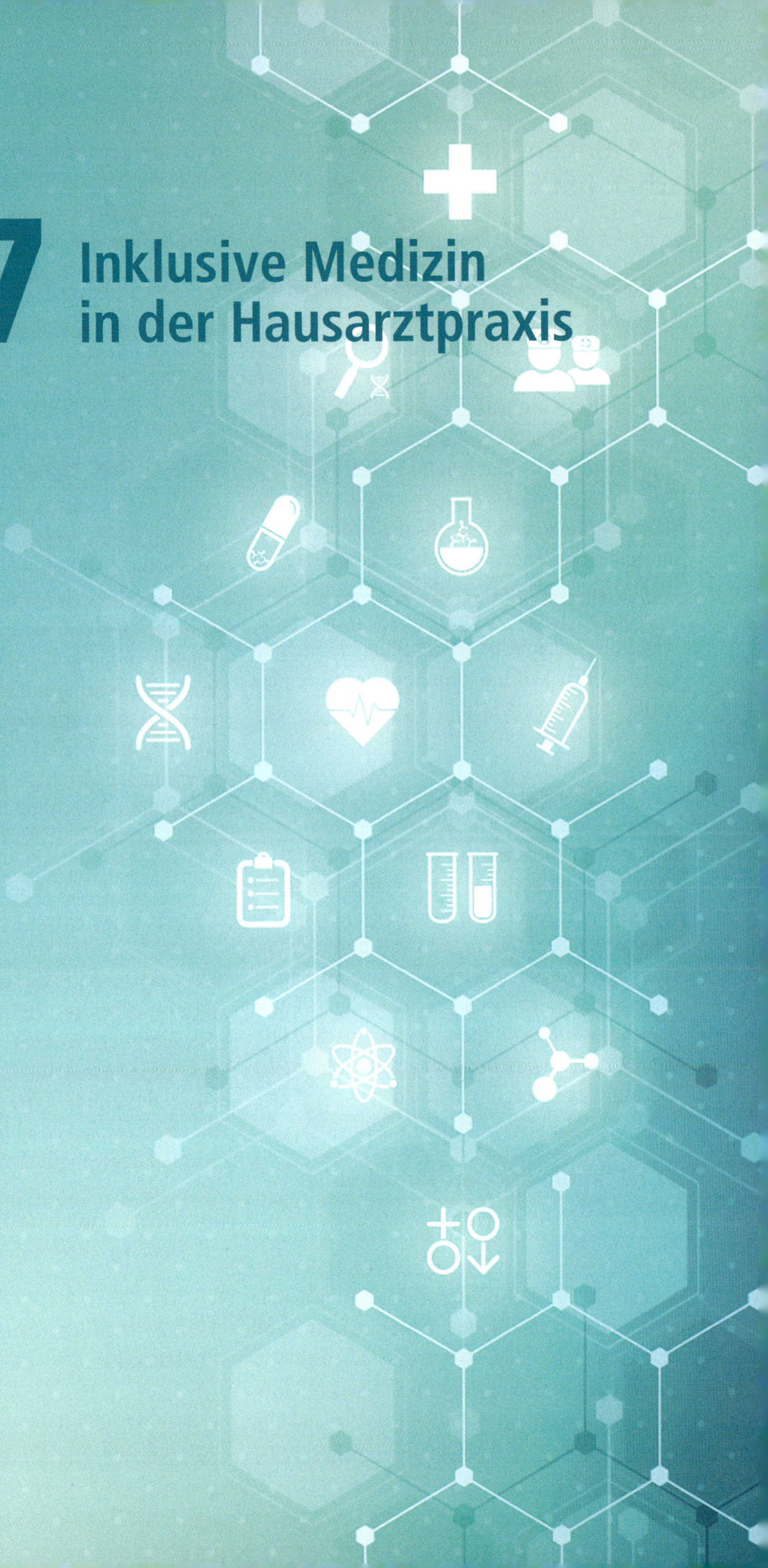

17.1 Behandlung von Menschen mit Einschränkungen

Inklusive Medizin zielt darauf ab, eine gleichberechtigte und barrierefreie Gesundheitsversorgung für alle Menschen zu gewährleisten, unabhängig von Behinderungen, Geschlechtsidentität oder sexueller Orientierung. Dies erfordert eine Anpassung der medizinischen Infrastruktur sowie die Schulung des Personals im Umgang mit Diversität und Inklusion. Zusätzlich sind interdisziplinäre Kooperationen mit Fachstellen und sozialen Einrichtungen notwendig, um eine umfassende Betreuung zu gewährleisten. In der Hausarztpraxis spielt dies eine besonders wichtige Rolle, da sie oft die erste und niedrigschwellige Anlaufstelle im Gesundheitssystem ist und eine Brückenfunktion zu weiterführenden Angeboten darstellt (1).

17.1.1 Cochrane-Evidenz

Ein Cochrane Review von Durieux et al. (2012) untersuchte Interventionen zur Verbesserung der Gesundheitsversorgung für Menschen mit intellektuellen Behinderungen. Die Autoren fanden eine begrenzte Evidenz zur Wirksamkeit solcher Interventionen (2). Es wird empfohlen, weitere Forschung durchzuführen, um spezifische Maßnahmen zu evaluieren, die eine Verbesserung der Gesundheitsversorgung ermöglichen.

17.1.2 Implikationen für die Hausarztpraxis

Trotz der begrenzten Evidenz sollten Hausärzte auf barrierefreie Kommunikation und angepasste Untersuchungsmethoden achten. Krahn et al. (2015) empfehlen, dass Gesundheitsdienstleister Schulungen zur Kompetenz im Umgang mit Einschränkungen erhalten sollten (3). Die Nutzung unterstützender Technologien wie barrierefreier Informationsmaterialien oder spezieller Untersuchungsinstrumente kann zusätzlich zur Verbesserung der Versorgung beitragen. Auch auf den Seiten der Kassenärztlichen (Bundes-) Vereinigung oder den zuständigen (Bundes-) Ministerien findet man hilfreiche Materialen, Checklisten und Folien zum Thema.

17.2 Gender und Transsexualität in der Hausarztpraxis

Transgender-Personen benötigen oft eine langfristige medizinische Betreuung, die sowohl körperliche als auch psychische Aspekte umfasst. Hausärzte können eine entscheidende Rolle spielen, indem sie eine kontinuierliche Betreuung und Beratung anbieten. Darüber hinaus sind sie oft erste Ansprechpartner für medizinische und psychosoziale Fragestellungen. Neben der hormonellen Therapie spielt die Begleitung im sozialen und beruflichen Umfeld eine zentrale Rolle.

17.2.1 Cochrane-Evidenz

Ein Cochrane Review von Dahlen et al. (2021) untersuchte die Wirksamkeit von Hormontherapien bei transgender Personen. Die Autoren stellten fest, dass die vorhandene Evidenz nicht ausreicht, um die Wirksamkeit oder Sicherheit dieser Therapien abschließend zu bewerten (4). Studien deuten jedoch darauf hin, dass eine individualisierte Therapie vorteilhaft sein kann, insbesondere wenn sie von psychosozialer Unterstützung begleitet wird.

17.2.2 Implikationen für die Hausarztpraxis

Hausärzte sollten über die aktuellen Leitlinien und Behandlungsoptionen informiert sein. Ein vertrauensvoller Umgang und eine offene Kommunikation sind essenziell, um die Bedürfnisse der Patienten zu verstehen und eine individuelle Betreuung zu ermöglichen. Interdisziplinäre Zusammenarbeit mit Endokrinologen, Psychologen und Selbsthilfegruppen kann hilfreich sein.

17.3 Intersektionalität in der Gesundheitsversorgung

Intersektionalität beschreibt das Zusammenwirken verschiedener sozialer Kategorien wie Geschlecht, Ethnie und sozialer Status, die sich auf den Gesundheitszustand einer Person auswirken können. Die Berücksichtigung dieser Faktoren in der hausärztlichen Versorgung ist essenziell, um Versorgungsbarrieren abzubauen und eine gerechte Behandlung zu gewährleisten. Sensibilisierung und kultursensible Ansätze sind dabei unverzichtbar.

17.3.1 Evidenz

Ein systematisches Review von Gkiouleka et al. (2018) fand, dass Intersektionalität ein vielversprechendes konzeptionelles Rahmenwerk zur Untersuchung gesundheitlicher Ungleichheiten darstellt (5). Untersuchungen zeigen, dass soziale Determinanten der Gesundheit eine große Rolle bei der Krankheitsprävention und -behandlung spielen. Dabei sind strukturelle und gesellschaftliche Faktoren nicht zu unterschätzen.

17.3.2 Implikationen für die Hausarztpraxis

Hausärzte sollten die komplexen Wechselwirkungen verschiedener sozialer Kategorien bei der Gesundheitsversorgung berücksichtigen, um Ungleichheiten zu adressieren. Ein ganzheitlicher Ansatz, der soziale und kulturelle Hintergründe einbezieht, ist dabei entscheidend. Dazu gehört auch die Nutzung von Dolmetscherdiensten und der Aufbau eines vertrauensvollen Arzt-Patienten-Verhältnisses.

17.4 Barrierefreie Kommunikation

Ein wichtiger Aspekt inklusiver Medizin ist die barrierefreie Kommunikation, um sicherzustellen, dass alle Patienten unabhängig von Sprach- oder kognitiven Einschränkungen eine angemessene Versorgung erhalten. Dazu gehört auch die Bereitstellung von Informationen in leichter Sprache und der Einsatz visueller Hilfsmittel.

17.4.1 Evidenz

Ein Review von Blackstone et al. (2015) zu augmentativer und alternativer Kommunikation (AAC) in der Gesundheitsversorgung zeigte, dass die Nutzung von AAC die Kommunikation zwischen Patienten und Behandelnden verbessern kann (6). Weitere Studien zeigen, dass barrierefreie Kommunikation die Zufriedenheit und das Vertrauen in die Behandlung steigert. Digitale Kommunikationslösungen gewinnen dabei zunehmend an Bedeutung.

17.4.2 Implikationen für die Hausarztpraxis

Hausärzte sollten sich mit verschiedenen Kommunikationsmethoden vertraut machen und diese bei Bedarf einsetzen, um eine effektive Kommunikation mit allen Patienten zu gewährleisten. Technische Hilfsmittel wie Sprachassistenzsysteme oder einfache visuelle Kommunikationskarten können unterstützend eingesetzt werden. Schulungen zum Thema barrierefreie Kommunikation sind essenziell, um die Versorgungsqualität zu optimieren. Zudem sollte die Praxisinfrastruktur entsprechend angepasst werden. Auch entsprechende Kontakte zu Selbsthilfegruppen können hilfreich sein, und Patienten verwenden oftmals Apps und digitale Anwendungen, die grundsätzlich auch in der Hausarztpraxis Anwendung finden können.

LITERATUR

(1) Jacobs ZG, Tittle R, Scarpelli J, Cortez K, Aptekar SD, Shamasunder S. Reflective Practices Among Global Health Fellows in the HEAL Initiative: a Qualitative Study. J Gen Intern Med. 2019 Apr;34(4):521–522. doi:10.1007/s11606-018-4753-7.

(2) Arditi C, Rège-Walther M, Durieux P, Burnand B. Computer-generated reminders delivered on paper to healthcare professionals: Effects on professional practice and healthcare outcomes. Cochrane Database Syst Rev. 2017 Jul 6;(7):CD001175. doi:10.1002/14651858.CD001175.pub4.

(3) Krahn GL, Hammond L, Turner A. A cascade of disparities: Health and health care access for people with intellectual disabilities. Am J Intellect Dev Disabil. 2015 Sep;120(5):427–451. doi:10.1352/1944-7558-120.5.427.

(4) Walsh SC, Murphy E, Devane D, Sampson EL, Connolly S, Carney P, O'Shea E. Palliative care interventions in advanced dementia. Cochrane Database Syst Rev. 2021 Sep 28;(9):CD011513. doi:10.1002/14651858.CD011513.pub3.

(5) Gkiouleka A, Huijts T, Bambra C, Beckfield J. Understanding the micro and macro politics of health: Inequalities, intersectionality & institutions – A research agenda. Soc Sci Med. 2018 Apr;203:1–8. doi:10.1016/j.socscimed.2018.02.024.

(6) Blackstone SW, Pressman H. Communication partner training in augmentative and alternative communication: A systematic review. Augment Altern Commun. 2015 Jun;31(2):85–107. doi:10.3109/07434618.2015.1023600.

18 Sexuell übertragbare Krankheiten als Beratungsanlass

18.1 HIV-Prävention

Sexuell übertragbare Krankheiten (STDs, teils auch STIs) stellen weltweit ein bedeutendes Gesundheitsproblem dar. Die WHO schätzt, dass täglich mehr als 1 Million Menschen eine STD erwerben (1). Hausärzte spielen eine zentrale Rolle bei Prävention, Diagnose und Behandlung dieser Erkrankungen. Regelmäßige Aufklärung und frühzeitige Diagnose können zur Eindämmung der Verbreitung beitragen. Besonders wichtig sind Präventionsmaßnahmen wie Impfprogramme. Zudem können Hausärzte auf mögliche psychische Belastungen der Betroffenen eingehen und Beratungsangebote bereitstellen. HIV stellt weiterhin eine erhebliche gesundheitliche Herausforderung dar. Präventive Maßnahmen wie die Präexpositionsprophylaxe (PrEP) haben in den letzten Jahren an Bedeutung gewonnen und bieten Hochrisikogruppen einen effektiven Schutz. Die Kombination mit Verhaltensänderungen erhöht die Effektivität. Neben der medikamentösen Prophylaxe spielt die regelmäßige Beratung eine entscheidende Rolle.

18.1.1 Cochrane-Evidenz

Ein Cochrane Review von Okwundu et al. (2020) zeigte, dass PrEP das Risiko einer HIV-Infektion in Hochrisikogruppen signifikant reduziert (2). Die Einnahmetreue ist ein entscheidender Faktor für die Wirksamkeit. Zudem ergaben Studien, dass die Kombination von PrEP mit kondombasierter Prävention einen erhöhten Schutz bietet.

18.1.2 Implikationen für die Hausarztpraxis

Hausärzte können Hochrisikopatienten über die Möglichkeit der PrEP informieren und sie gegebenenfalls verschreiben. Regelmäßige Laborkontrollen, insbesondere der Nierenfunktion, sind bei Langzeitanwendung von PrEP essenziell. Ergänzende psychosoziale Unterstützung kann die Adhärenz verbessern. Zudem sollten Hausärzte über die neuesten Leitlinien zur HIV-Prävention informiert bleiben. Auch wenn Beratung und Verordnung oftmals durch infektiologische oder HIV-Schwerpunktpraxen erfolgen, so steht die Möglichkeit zur Verschreibung und zum persönlichen Engagement hier auch den Primärversorgern offen. In vielen KV-Bereichen ist die Abrechnung von entsprechenden Sonderziffern gemäß der Vereinbarung über die HIV-Präexpositionsprophylaxe (PrEP-Vereinbarung) gemäß § 20 j SGB V (Anlage 33 zum BMV-Ä) aber genehmigungspflichtig. Hier sollten die Informationen bei den jeweiligen kassenärztlichen Vereinigungen zu Rate gezogen werden.

18.2 HPV-Impfung

Die HPV-Impfung ist eine effektive Maßnahme zur Prävention von durch humane Papillomaviren verursachten Erkrankungen, insbesondere Gebärmutterhalskrebs, aber auch Krebserkrankungen von Penis. Vulva, Vagina, im Anal- und im Kopf-Hals-Bereich. Eine flächendeckende Impfung kann die Krankheitslast erheblich reduzieren. Frühzeitige Impfungen bieten den besten Schutz. Dennoch gibt es in einigen Bevölkerungsgruppen Vorbehalte, die durch gezielte Aufklärung abgebaut werden können.

18.2.1 Cochrane-Evidenz

Eine Metaanalyse von Drolet et al. (2019) zeigte erhebliche Reduktionen von HPV-Infektionen und deren Folgeerscheinungen nach Einführung der Impfprogramme (3). Zudem konnten durch Impfprogramme langfristige Kosten im Gesundheitswesen gesenkt werden.

18.2.2 Implikationen für die Hausarztpraxis

Hausärzte sollten die HPV-Impfung aktiv empfehlen und durchführen, insbesondere bei Jugendlichen vor dem ersten Sexualkontakt. Die erste Ansprache sollte bereits nach dem 9. Geburtstag erfolgen, da die Impfung bis zum Ende des 14. Lebensjahrs nur zweimal verabreicht werden muss. Eine regelmäßige Aufklärungskampagne in Schulen kann die Impfquote steigern. Zudem sollten Ärzte Eltern gezielt über die Sicherheit und Wirksamkeit der Impfung aufklären.

18.3 Syphilis-Screening

Syphilis (Lues venerea, harter Schanker) ist eine wieder zunehmend auftretende sexuell übertragbare Erkrankung mit potenziell schweren Folgen, insbesondere in der Schwangerschaft. Ein routinemäßiges Screening ist daher wichtig. Die frühzeitige Diagnose und Therapie sind entscheidend, um neonatale Komplikationen zu vermeiden.

18.3.1 Cochrane-Evidenz

Ein Cochrane Review von Shahrook et al. (2019) fand, dass Syphilis-Screening und Behandlung während der Schwangerschaft das Risiko von Totgeburten und perinatalem Tod signifikant reduzieren (4). Eine frühzeitige Antibiotikatherapie zeigt hohe Erfolgsraten.

18.3.2 Implikationen für die Hausarztpraxis

Hausärzte können ein routinemäßiges Syphilis-Screening bei Schwangeren unterstützen bzw. empfehlen und positive Fälle umgehend behandeln. Ein frühzeitiges Screening kann zur Reduktion kongenitaler Syphilis beitragen. Die Zusammenarbeit mit gynäkologischen Teilgebietsärzten ist entscheidend für eine umfassende Versorgung der Patientinnen.

18.4 Gonorrhö

Gonorrhö (Tripper) ist eine häufig auftretende sexuell übertragbare Infektion, die aufgrund zunehmender Antibiotikaresistenzen eine wachsende Herausforderung darstellt. Eine frühzeitige Erkennung und adäquate Therapie sind wünschenswert, um Komplikationen zu vermeiden. Neue Therapiestrategien und Resistenztests gewinnen zunehmend an Bedeutung. Ein multidisziplinärer Behandlungsansatz unter Einbindung von Mikrobiologen und Infektiologen ist ratsam.

18.4.1 Cochrane-Evidenz

Ein Cochrane Review von Lanjouw et al. (2016) zeigte eine zunehmende Resistenz gegen Cephalosporine, mit einer Steigerung der verminderten Empfindlichkeit gegenüber Ceftriaxon von 0,4 % im Jahr 2009 auf 2,8 % im Jahr 2018 (5). Gleichzeitig wurden alternative Behandlungsoptionen wie Kombinationstherapien bewertet. Es wurde auch die Bedeutung der Testung auf Antibiotikaresistenz hervorgehoben.

18.4.2 Implikationen für die Hausarztpraxis

Aufgrund zunehmender Resistenzen sollten Hausärzte die aktuellen Behandlungsrichtlinien beachten und gegebenenfalls eine Resistenztestung befürworten. Eine enge Zusammenarbeit mit Spezialisten ist empfohlen, um Resistenzen frühzeitig zu erkennen und Therapieoptionen zu optimieren.

18.5 Globale Maßnahmen zur Kontrolle sexuell übertragbarer Krankheiten

Die Kontrolle sexuell übertragbarer Infektionen erfordert koordinierte, globale Strategien. Präventionsprogramme, frühzeitige Behandlung und Aufklärung sind entscheidend, um die Krankheitslast weltweit zu reduzieren. Die WHO empfiehlt eine integrierte Vorgehensweise mit Schulungsprogrammen für Gesundheitsdienstleister und verbesserte Surveillance-Systeme.

18.5.1 Cochrane-Evidenz

Ein Cochrane Review von Newman et al. (2015) untersuchte die Effektivität globaler Maßnahmen zur Eindämmung sexuell übertragbarer Infektionen. Die Autoren betonen die Bedeutung integrierter Ansätze, einschließlich Gesundheitsaufklärung und Screening-Programmen (6). Besonders in einkommensschwachen Ländern zeigen koordinierte Strategien Erfolge.

18.5.2 Implikationen für die Hausarztpraxis

Hausärzte spielen eine Schlüsselrolle bei der Umsetzung präventiver Maßnahmen und der Sensibilisierung für globale Strategien zur Bekämpfung sexuell übertragbarer Infektionen. Zusammenarbeit mit öffentlichen Gesundheitsdiensten ist notwendig. Auch wenn nicht jeder Primärversorger hier jedes Detail und jede Leitlinie kennen muss, sollte man doch über ein funktionierendes und erreichbarer Netzwerk verfügen, um Patienten zeitnah und gezielt weiterbehandeln zu können.

18.6 Richtlinien für die Behandlung sexuell übertragbarer Infektionen

Aktuelle Leitlinien bieten evidenzbasierte Empfehlungen zu Diagnose, Behandlung und Prävention sexuell übertragbarer Infektionen. Sie sind wichtig für eine standardisierte Patientenversorgung. Regelmäßige Fortbildungen sind notwendig, um auf dem neuesten Stand der Wissenschaft zu bleiben.

18.6.1 Cochrane-Evidenz

Ein Cochrane Review von Workowski et al. (2021) bewertete die Wirksamkeit verschiedener Behandlungsrichtlinien und deren Umsetzung in der klinischen Praxis (7). Einheitliche Standards können Therapieerfolge verbessern und Resistenzbildungen entgegenwirken.

18.6.2 Implikationen für die Hausarztpraxis

Hausärzte sollten sich regelmäßig über aktuelle Leitlinien informieren und ihre Behandlungsstrategien entsprechend anpassen. Der gezielte Einsatz von diagnostischen Testverfahren kann eine adäquate Behandlung unterstützen.

LITERATUR

(1) World Health Organization. Sexually transmitted infections (STIs). WHO Fact sheet No. 110. 21 May 2024. Available from: https://www.who.int/newsroom/fact-sheets/detail/sexually-transmitted-infections-%28stis%29.

(2) Okwundu CI, Uthman OA, Okoromah CA. Antiretroviral pre-exposure prophylaxis (PrEP) for preventing HIV in high-risk individuals. Cochrane Database Syst Rev. 2012 Jul 11;(7):CD007189. pub3. doi:10.1002/14651858.CD007189.pub3.

(3) Drolet M, Bénard É, Pérez N, Brisson M; HPV Vaccination Impact Study Group. Population-level im-

pact and herd effects following the introduction of human papillomavirus vaccination programmes: updated systematic review and meta-analysis. Lancet. 2019 Jul 13;394(10197):497–509. doi:10.1016/S0140–6736(19)30298-3.
(4) Shahrook S, Mori R, Ochirbat T, Gomi H. Strategies of testing for syphilis during pregnancy. Cochrane Database Syst Rev. 2014 Oct 29;(10):CD010385.pub2. doi:10.1002/14651858.CD010385.pub2.
(5) Cluver C, Novikova N, Eriksson DA, Bengtsson K, Lingman GK. Interventions for treating genital Chlamydia trachomatis infection in pregnancy. Cochrane Database Syst Rev. 2017 Sep 22;(9):CD010485.pub2. doi:10.1002/14651858.CD010485.pub2.
(6) Newman L, Kamb M, Hawkes S, et al.; WHO Mother-to-Child Transmission Working Group. Global estimates of syphilis in pregnancy and associated adverse outcomes: analysis of multinational antenatal surveillance data. PLoS Med. 2013 Feb 26;10(2):e1001396. doi:10.1371/journal.pmed.1001396.
(7) Workowski KA, Bachmann LH, Chan PA, et al.; Centers for Disease Control and Prevention. Sexually transmitted infections treatment guidelines, 2021. MMWR Recomm Rep. 2021 Jul 23;70(4):1–187. doi:10.15585/mmwr.rr7004a1.

19 Wirtschaftlichkeit und Schutz vor Übersorgung

19.1 Deprescribing von Protonenpumpenhemmern (PPI)

Die Verschreibung von Protonenpumpenhemmern (PPI) gehört zu den häufigsten pharmakologischen Maßnahmen in der hausärztlichen Praxis. Gleichzeitig gibt es zunehmend Hinweise darauf, dass viele Patienten diese Medikamente über längere Zeiträume ohne klare Indikation einnehmen. Dies birgt das Risiko von Nebenwirkungen und Überversorgung. Ein besseres Verständnis der Evidenzlage zum Deprescribing kann Hausärzten helfen, fundierte Entscheidungen über die Reduktion oder das Absetzen von PPI zu treffen, um die Patientensicherheit zu erhöhen und unnötige Kosten zu vermeiden.

19.1.1 Cochrane-Evidenz

Boghossian et al. untersuchten in einer systematischen Übersichtsarbeit die Auswirkungen des Deprescribing von PPI auf die Patientensicherheit und Lebensqualität (1). Die Analyse zeigte, dass das Absetzen von PPI zu einem leichten Anstieg von Dyspepsie führt, jedoch keine signifikanten negativen Auswirkungen auf andere Gesundheitsparameter hat. Die Lebensqualität der Patienten blieb unverändert, das Risiko schwerwiegender Nebenwirkungen war minimal. Die Autoren betonten, dass ein schrittweises Absetzen unter Berücksichtigung der Patientenbedürfnisse durchgeführt werden sollte. Diese Ergebnisse unterstreichen die Bedeutung einer überdachten Verschreibungspraxis für PPI, insbesondere bei langfristiger Einnahme.

19.1.2 Implikationen für die Hausarztpraxis

Hausärzte sollten die Notwendigkeit der kontinuierlichen Einnahme von PPI regelmäßig überprüfen und Patienten aktiv zur Reduktion oder zum Absetzen ermutigen, wenn keine klaren Indikationen bestehen. Eine enge Kommunikation mit den Patienten ist hierbei entscheidend, um Bedenken und potenzielle Beschwerden wie Dyspepsie proaktiv zu adressieren. Die Einbindung von Patienten in Entscheidungsprozesse kann die Adhärenz und das Vertrauen in die Behandlung erhöhen. Ergänzend können Fortbildungen zur Bedeutung des Deprescribing sowie strukturierte Leitlinien Hausärzte bei der Implementierung dieser Strategien unterstützen. Die regelmäßige Überprüfung der Medikation im Rahmen von DMP oder Routineuntersuchungen bietet eine wertvolle Gelegenheit, Überversorgung zu vermeiden und gleichzeitig die Patientensicherheit zu gewährleisten. Die Evidenz zeigt, dass ein strukturiertes Deprescribing von PPI bei sorgfältig ausgewählten Patienten sicher durchführbar ist und bei 25–40 % der Patienten erfolgreich sein kann – der Schlüssel zum Erfolg liegt in der schrittweisen Dosisreduktion, einer engmaschigen Überwachung und einer ausführlichen Patientenaufklärung über mögliche Rebound-Symptome.

19.2 Absetzen von Anticholinergika bei älteren Patienten

Anticholinergika werden häufig bei älteren Patienten eingesetzt, obwohl sie mit einem erhöhten Risiko für kognitive Beeinträchtigungen und andere Nebenwirkungen assoziiert sind. Angesichts des demografischen Wandels und der steigenden Zahl älterer Menschen in hausärztlicher Betreuung ist es besonders wichtig, die Evidenz zu kennen. Dies kann dazu beitragen, anticholinerge Last zu reduzieren und die Lebensqualität der Patienten zu verbessern.

19.2.1 Cochrane-Evidenz

Taylor-Rowan et al. evaluierten in ihrer Übersichtsarbeit die Auswirkungen des Absetzens von Anticholinergika auf kognitive Funktionen und allgemeine Gesundheitsparameter bei älteren Patienten (2). Die Ergebnisse zeigten, dass das Absetzen dieser Medikamente die anticholinerge Last signifikant verringert, jedoch keine konsistenten Verbesserungen der kognitiven Funktionen nachweisbar waren. Die Studienergebnisse unterstreichen die Notwendigkeit einer individuellen Nutzen-Risiko-Abwägung, insbesondere bei Patienten mit mehreren Begleiterkrankungen. Die Autoren empfahlen eine stufenweise Reduktion und engmaschige Überwachung durch das Behandlungsteam.

19.2.2 Implikationen für die Hausarztpraxis

In der hausärztlichen Versorgung sollten Anticholinergika nur bei klarer Indikation eingesetzt werden. Ärzte sollten regelmäßig prüfen, ob diese Medikation weiterhin notwendig ist, und Alternativen in Betracht ziehen. Eine patientenzentrierte Kommunikation ist entscheidend, um die potenziellen Vorteile des Absetzens zu erklären und eventuelle Nebenwirkungen zu besprechen. Leitlinienbasierte Entscheidungsfindung und interdisziplinäre Zusammenarbeit können dazu beitragen, Sicherheit und Effektivität der Behandlung zu gewährleisten. Fortbildungen für Ärzte und Patienten zu Risiken und Deprescribing-Strategien können ebenfalls hilfreich sein. Die Studienlage verdeutlicht, dass das Absetzen von Anticholinergika zwar die anticholinerge Last nachweislich reduziert, aber ein individualisierter Ansatz mit sorgfältiger Nutzen-Risiko-Abwägung und stufenweiser Reduktion unter engmaschiger Überwachung essenziell ist.

19.3 Absetzen von Antihypertensiva bei älteren Patienten

Angesichts der alternden Bevölkerung und der weit verbreiteten Einnahme von Antihypertensiva bei älteren Menschen stellt sich die Frage, ob diese Medikation im hohen Alter immer notwendig ist. Das Absetzen von Antihypertensiva könnte potenziell das Risiko für Nebenwirkungen senken, birgt jedoch auch die Gefahr von Blutdruckanstiegen und deren Konsequenzen. Die Evidenzlage hierzu ist entscheidend, um Patienten und Hausärzte bei solchen Entscheidungen zu unterstützen.

19.3.1 Cochrane-Evidenz

Reeve et al. untersuchten in einer systematischen Übersichtsarbeit die Auswirkungen des Absetzens von Antihypertensiva bei älteren Patienten (3). Die Ergebnisse zeigen, dass ein kontrolliertes Absetzen bei stabilen Patienten mit niedrigem Risiko durchgeführt werden kann, ohne dass es zu schwerwiegenden kardiovaskulären Ereignissen kommt. Gleichzeitig wiesen die Autoren darauf hin, dass individuelle Risikofaktoren und der Gesundheitszustand der Patienten sorgfältig berücksichtigt werden müssen. Die Evidenz zeigt, dass das Absetzen bei vielen Patienten sicher ist, jedoch keine universelle Empfehlung für alle älteren Menschen ausgesprochen werden kann.

19.3.2 Implikationen für die Hausarztpraxis

Hausärzte sollten das Absetzen von Antihypertensiva bei älteren Patienten individuell prüfen, insbesondere bei Patienten mit niedrigem kardiovaskulärem Risiko und stabilen Blutdruckwerten. Eine engmaschige Überwachung nach dem Absetzen ist essenziell, um potenzielle Blutdruckanstiege frühzeitig zu erkennen und gegebenenfalls gegenzusteuern. Patienten sollten umfassend über die Vor- und Nachteile des Absetzens aufgeklärt werden, um eine gemeinsame Entscheidungsfindung zu ermöglichen. Leitlinien und strukturierte Deprescribing-Protokolle können Hausärzten helfen, solche Entscheidungen fundiert zu treffen. Darüber hinaus sollte der Fokus auf eine ganzheitliche Betreuung gelegt werden, bei der der allgemeine Gesundheitszustand und die Lebensqualität des Patienten im Vordergrund stehen. Die verfügbare Evidenz unterstützt ein kontrolliertes Absetzen von Antihypertensiva bei ausgewählten älteren Patienten mit niedrigem kardiovaskulärem Risiko und stabilen Blutdruckwerten, wobei engmaschiges Monitoring und klare Wiedereinnahmekriterien unerlässlich sind.

19.4 Substitution von Ärzten durch Pflegekräfte

Angesichts des zunehmenden Ärztemangels in der Primärversorgung gewinnt die Substitution von Ärzten durch Pflegekräfte immer mehr an Bedeutung. Diese Strategie hat das Potenzial, die Versorgungslücken zu schließen und gleichzeitig die Effizienz im Gesundheitssystem zu steigern. Die Evidenzlage zu den Herausforderungen und Erfolgsfaktoren dieser Substitution ist entscheidend, um solche Ansätze in der hausärztlichen Praxis erfolgreich zu implementieren.

19.4.1 Cochrane-Evidenz

Laurant et al. untersuchten die Barrieren und Förderfaktoren für die Implementierung von Arzt-Pflege-Substitutionsstrategien in der Primärversorgung (4). Die Ergebnisse zeigen, dass die Qualifikation der Pflegekräfte, das Verhältnis zwischen Ärzten und Pflegekräften sowie die Einstellungen der beteiligten Akteure entscheidend für den Erfolg solcher Strategien sind. Die Autoren hoben hervor, dass klare Rollenverteilungen, Fortbildungsmaßnahmen und eine offene Kommunikation Schlüsselfaktoren für die erfolgreiche Implementierung darstellen.

19.4.2 Implikationen für die Hausarztpraxis

Hausärzte sollten den Einsatz von Pflegekräften in erweiterten Rollen als Chance sehen, die Patientenversorgung zu optimieren. Eine klare Aufgabenverteilung und eine kontinuierliche Schulung der Pflegekräfte sind essenziell, um eine qualitativ hochwertige Versorgung sicherzustellen. Regelmäßige Teambesprechungen können helfen, Missverständnisse zu vermeiden und die Zusammenarbeit zu stärken. Die Einbindung der Patienten in den Prozess und die transparente Kommunikation über die Rollen der Beteiligten sind ebenfalls wichtig, um Akzeptanz und Vertrauen zu fördern. Darüber hinaus sollten Hausärzte offen für Feedback sein und dieses aktiv nutzen. Die erfolgreiche Implementierung der Arzt-Pflege-Substitution basiert nachweislich auf drei Säulen: klare Rollenverteilung und Verantwortlichkeiten, kontinuierliche Fortbildung der Pflegekräfte sowie eine offene Kommunikationskultur im gesamten Praxisteam.

19.5 Psychosoziale Beratung in der Primärversorgung

Psychosoziale Probleme sind in der hausärztlichen Praxis häufig Anlass für Arztbesuche. Gleichzeitig stellt die effektive Bewältigung solcher Probleme eine Herausforderung dar. Psychosoziale Beratung wird als kurzfristige Intervention diskutiert, die Patienten helfen kann, akute Belastungen zu bewältigen. Die Evidenz zu den Vor- und Nachteilen einer solchen Intervention ist von großer Bedeutung für Hausärzte.

19.5.1 Cochrane-Evidenz

Bower et al. untersuchten die Wirksamkeit von Beratung bei psychischen und psychosozialen Problemen in der Primärversorgung (5). Sie fanden, dass Beratung im Vergleich zur üblichen Versorgung kurzfristig zu besseren mentalen Gesundheitsresultaten führen kann. Langfristig konnten jedoch keine signifikanten Vorteile festgestellt werden. Die Autoren betonten die Bedeutung von individualisierten Ansätzen.

19.5.2 Implikationen für die Hausarztpraxis

Hausärzte sollten psychosoziale Beratung als ergänzende Intervention betrachten, insbesondere bei Patienten mit akuten Belastungen oder milden psychischen Beschwerden. Die Integration dieser Ansätze in die hausärztliche Versorgung erfordert eine strukturierte Planung und möglicherweise Schulungen für das gesamte Praxisteam. Hausärzte könnten auch in Erwägung ziehen, mit Psychotherapeuten oder anderen Fachkräften zusammenzuarbeiten, um eine umfassendere Betreuung zu gewährleisten. Die Möglichkeit, psychosoziale Beratung im Rahmen von strukturierten Programmen zu dokumentieren, bietet zusätzliche Chancen für eine effektive Umsetzung. Die Evidenz zeigt, dass psychosoziale Beratung in der Hausarztpraxis besonders bei akuten Belastungen und milden psychischen Beschwerden kurzfristig wirksam sein kann – für eine nachhaltige Versorgung sind jedoch die Vernetzung mit spezialisierten Behandlungsangeboten und die regelmäßige Evaluation der Interventionen entscheidend.

LITERATUR

(1) Boghossian TA, Rashid FJ, Thompson W, et al. Deprescribing versus continuation of chronic proton pump inhibitor use in adults. Cochrane Database Syst Rev. 2017 Mar 16;3(3):CD011969. pub2. doi:10.1002/14651858.CD011969.pub2.
(2) Taylor-Rowan M, Alharthi AA, Noel-Storr AH, et al. Anticholinergic deprescribing interventions for reducing risk of cognitive decline or dementia in older adults with and without prior cognitive impairment. Cochrane Database Syst Rev. 2022 Dec;(12):CD015405.pub2. doi:10.1002/14651858. CD015405.pub2.
(3) Reeve E, Jordan V, Thompson W, et al. Withdrawal of antihypertensive drugs in older people. Cochrane Database Syst Rev. 2020 Jun 10;6(6):CD012572.pub2. doi:10.1002/14651858. CD012572.pub2.
(4) Laurant M, van der Biezen M, Wijers N, Watananirun K, Kontopantelis E, van Vught AJ. Nurses as substitutes for doctors in primary care. Database Syst Rev. 2018 Jul 16;7(7):CD001271.pub3. doi:10.1002/14651858.CD001271.pub3.
(5) Bower P, Knowles S, Coventry PA, Rowland N. Counselling for mental health and psychosocial problems in primary care. Cochrane Database Syst Rev. 2011 Sep 7;9(9):CD001025.pub3. doi:10.1002/14651858.CD001025.pub3.

20 Globale Gesundheitsprobleme und Verantwortung des Hausarztes

20.1 Implementierungsstrategien für Gesundheitssysteme in Ländern mit niedrigem Einkommen

Die Gesundheitsversorgung in Ländern mit niedrigem Einkommen ist oft durch einen Mangel an Ressourcen und strukturelle Schwächen geprägt. Hausärzte, auch in wohlhabenderen Ländern, können durch ihr Wissen und Engagement zur Verbesserung dieser Systeme beitragen. Das Verständnis für effektive Implementierungsstrategien kann dabei helfen, globale Ungleichheiten in der Gesundheitsversorgung zu reduzieren.

20.1.1 Cochrane-Evidenz

Ein Cochrane Review von Pantoja et al. untersuchte Implementierungsstrategien für Gesundheitssysteme in Ländern mit niedrigem Einkommen (1). Die Analyse zeigt, dass Strategien, die auf Gesundheitsfachkräfte und Patienten abzielen, die Implementierung von Gesundheitssystemen wahrscheinlich verbessern. Zu den effektiven Ansätzen gehören Schulungen für das Gesundheitspersonal, die Bereitstellung von Informationsmaterial für die Gemeinschaft sowie die Einbindung lokaler Ressourcen zur Stärkung der Gesundheitsversorgung. Die Autoren betonen, dass diese Maßnahmen die Zugänglichkeit und Qualität der Gesundheitsversorgung erheblich steigern können, insbesondere in ressourcenarmen Umgebungen.

20.1.2 Implikationen für die Hausarztpraxis

Für Hausärzte in wohlhabenderen Ländern bieten diese Ergebnisse wertvolle Anregungen für die Entwicklung von Programmen, die vulnerable Gruppen erreichen. Die Zusammenarbeit mit Gemeindepflegekräften, die Nutzung von Bildungsprogrammen und die Sensibilisierung für kulturelle und soziale Barrieren sind entscheidend. Hausärzte sollten sich darüber hinaus für die Verbesserung von Gesundheitssystemen in einkommensschwachen Regionen engagieren, indem sie an globalen Initiativen teilnehmen oder Spenden und Wissen bereitstellen. Die Schaffung von Netzwerken, die den Austausch von Best Practices zwischen Ländern fördern, könnte ebenfalls einen wichtigen Beitrag leisten. Es ist wichtig, dass Hausärzte ihre Rolle als Verfechter der globalen Gesundheitsgerechtigkeit erkennen und aktiv daran arbeiten, die Gesundheitsversorgung in allen Teilen der Welt zu verbessern. Die Evidenz belegt, dass die Kombination aus Schulungen für Gesundheitspersonal, Bereitstellung von Informationsmaterial für die Gemeinschaft und Einbindung lokaler Ressourcen die Implementierung von Gesundheitssystemen nachweislich verbessert und die Versorgungsqualität steigert.

20.2 Strategien zur Integration der Primärversorgung

Die Integration der Primärversorgung in umfassendere Gesundheitssysteme ist ein entscheidender Faktor für die Verbesserung der Gesundheitsversorgung, insbesondere in ressourcenarmen Regionen. Für Hausärzte in wohlhabenderen Ländern bietet dies auch wertvolle Einblicke, wie eine bessere Koordination und Zusammenarbeit in der Versorgung erreicht werden können.

20.2.1 Cochrane-Evidenz

Ein Cochrane Review von Dudley und Garner untersuchte die Integration der Primärversorgung in Gesundheitssysteme von Ländern mit niedrigem und mittlerem Einkommen (2).

Die Analyse zeigt, dass Integrationsstrategien die Bereitstellung von Gesundheitsdiensten und die Gesundheitsergebnisse der Patienten verbessern können. Wichtige Maßnahmen umfassen die Schaffung multidisziplinärer Teams, die Stärkung der Infrastruktur und die Verbesserung der Kommunikation zwischen verschiedenen Ebenen der Gesundheitsversorgung. Die Autoren betonen, dass eine erfolgreiche Integration politische Unterstützung und ausreichende Ressourcen erfordert.

20.2.2 Implikationen für die Hausarztpraxis

Hausärzte sollten eine integrierte Versorgung als zentrale Aufgabe ihrer Praxis betrachten. Dies umfasst die enge Zusammenarbeit mit Teilgebietsspezialisten, Physiotherapeuten, Sozialarbeitern und anderen Gesundheitsfachkräften. Eine strukturierte Koordination kann dazu beitragen, Doppeluntersuchungen zu vermeiden und die Patientenversorgung effizienter zu gestalten. Darüber hinaus können Hausärzte durch die Nutzung digitaler Technologien wie elektronische Patientenakten die Kommunikation und Zusammenarbeit verbessern. Die aktive Teilnahme an regionalen und nationalen Gesundheitsprogrammen zur Förderung der Integration kann langfristig zur Verbesserung der Gesundheitsversorgung beitragen. Die erfolgreiche In tegration der Primärversorgung basiert auf drei evidenzbasierten Säulen: der Bildung multidisziplinärer Teams, der Stärkung der Infrastruktur und der Verbesserung der Kommunikation zwischen den verschiedenen Versorgungsebenen. Diese Veränderungsprozesse erscheinen auch zunehmend im deutschen Gesundheitssystem gefragt, wenn eine höhere Gesamtmorbidität und eine zunehmende Überalterung auf begrenzte Ressourcen treffen. Die Hausarztmedizin ist hier besonders als Vermittler und Stabilisator auch im Gesamtsystem zu betrachten.

20.3 Umgang mit Impfskepsis

Impfskepsis stellt eine wachsende Herausforderung für die öffentliche Gesundheit dar. Hausärzte nehmen dabei eine Schlüsselrolle ein, da sie das Vertrauen ihrer Patienten genießen und direkt mit evidenzbasierten Informationen zur Impfbereitschaft beitragen können.

20.3.1 Cochrane-Evidenz

Ein Cochrane Review von Oyo-Ita et al. untersuchte Interventionen zur Verbesserung der Impfabdeckung bei Kindern in Ländern mit niedrigem und mittlerem Einkommen (3). Die Ergebnisse zeigen, dass gemeindebasierte Bildungs- und Informationskampagnen sowie gezielte Schulungen des Gesundheitspersonals die Impfabdeckung signifikant erhöhen können. Zu den effektiven Strategien gehören auch Hausbesuche und die Bereitstellung von Anreizen für Familien, die ihre Kinder impfen lassen.

20.3.2 Implikationen für die Hausarztpraxis

Hausärzte sollten aktiv daran arbeiten, Impfskepsis in ihrer Gemeinschaft auch mit eigenem Engagement und Authentizität zu begegnen. Dies kann durch die Bereitstellung evidenzbasierter Informationen, die offene Diskussion über Sorgen der Patienten und die Förderung von Impfkampagnen erreicht werden. Die Zusammenarbeit mit Schulen, religiösen Institutionen, dem öffentlichen Gesundheitsdienst, Selbsthilfegruppen und anderen Gemeinschaftsorganisationen kann ebenfalls hilfreich sein. Durch Schulungen und Informationsveranstaltungen können Hausärzte dazu beitragen, Missverständnisse über Impfungen auszuräumen und das Vertrauen in das Gesundheitssystem zu stärken. Außerdem können sie sicherstellen, dass Impfungen in ihren

Praxen leicht zugänglich und freundlich gestaltet sind, um Barrieren abzubauen. Angesichts der Einstufung von Impfskepsis als eine der zehn größten Bedrohungen für die globale Gesundheit durch die WHO ist es besonders bedeutsam, dass die Evidenz klare Handlungsoptionen aufzeigt: Eine Kombination aus gemeindebasierten Bildungskampagnen, gezielten Schulungen des Gesundheitspersonals und systematischen Erinnerungssystemen kann die Impfquoten signifikant erhöhen – besonders effektiv ist dabei die Kombination von Aufklärungsarbeit mit praktischen Maßnahmen wie Hausbesuchen und Erinnerungssystemen basierend auf strukturiertem und digitalisiertem Impfmanagement

20.4 Übergewicht und Adipositas

Übergewicht und Adipositas stellen globale Gesundheitsprobleme dar, die in allen Ländern eine zunehmende Herausforderung sind. Hausärzte spielen eine Schlüsselrolle bei der Prävention und Behandlung dieser Erkrankungen.

20.4.1 Cochrane-Evidenz

Ein Cochrane Review von Flodgren et al. untersuchte Interventionen zur Verhaltensänderung bei Gesundheitsfachkräften zur Förderung der Gewichtsreduktion (4). Die Autoren fanden, dass Bildungsmaßnahmen für Gesundheitsfachkräfte dazu beitragen können, die Versorgung von Patienten mit Übergewicht und Adipositas zu verbessern. Zu den wirksamen Ansätzen gehören Schulungen in Kommunikation, Motivation und Verhaltensänderung sowie die strukturierte Einbindung von Patienten in langfristige Behandlungspläne.

20.4.2 Implikationen für die Hausarztpraxis

Hausärzte sollten regelmäßig Fortbildungen zur Behandlung von Übergewicht und Adipositas wahrnehmen und evidenzbasierte Ansätze in ihrer Praxis implementieren. Dazu gehört die Beratung zu Lebensstiländerungen, die enge Zusammenarbeit mit Ernährungsberatern und Physiotherapeuten sowie die Nutzung digitaler Tools (möglichweise auch DIGA) zur Verhaltensunterstützung. Langfristige Betreuung und Motivation der Patienten sind entscheidend für den Erfolg. Hausärzte können auch Gruppenprogramme oder strukturierte Maßnahmen zur Gewichtsreduktion anbieten, um die Ergebnisse zu verbessern und Patienten zur aktiven Teilnahme zu motivieren. Die Evidenz zeigt, dass strukturierte Bildungsmaßnahmen für Gesundheitsfachkräfte in Kombination mit langfristigen Betreuungskonzepten und der aktiven Einbindung der Patienten die Effektivität der Adipositas-Behandlung in der hausärztlichen Praxis nachweislich verbessern können.

20.5 Task Shifting in der Gesundheitsversorgung

Task Shifting, also die Verlagerung von Aufgaben auf andere qualifizierte Gesundheitsfachkräfte, ist ein vielversprechender Ansatz zur Bewältigung von Ressourcenengpässen in der Gesundheitsversorgung. Auch in wohlhabenderen Ländern kann dieses Konzept zur Entlastung von Ärzten und zur Verbesserung der Versorgung beitragen.

20.5.1 Cochrane-Evidenz

Ein Cochrane Review von Kredo et al. untersuchte die Wirksamkeit von Task Shifting bei der HIV-Behandlung (5). Die Analyse ergab, dass die Verlagerung von Aufgaben wie die Einleitung und Überwachung antiretroviraler Therapien von Ärzten auf ausgebildete Pflegekräfte oder Gemeindegesundheitsarbeiter die Qualität der Versorgung wahrscheinlich nicht mindert und die Arbeitsbelastung von Ärzten verringern kann. Die Autoren weisen darauf hin, dass Task Shifting mit gezielter Schulung und Unterstützung erfolgreich implementiert werden kann.

20.5.2 Implikationen für die Hausarztpraxis

Hausärzte sollten offen für neue Modelle der Aufgabenverteilung sein (z. B. in der Teampraxis der Zukunft oder im HÄPPI-Konzept) um den steigenden Anforderungen in der Gesundheitsversorgung gerecht zu werden. Die Zusammenarbeit mit qualifizierten Pflegekräften (auch als VERAH/NäPa oder PCM [Primary Care Management] in der eigenen Praxis) und anderen Gesundheitsfachkräften kann dazu beitragen, die Effizienz und Zugänglichkeit der Versorgung zu verbessern. Es ist wichtig, klare Rollen und Verantwortlichkeiten festzulegen und sicherzustellen, dass alle Beteiligten die notwendige Schulung und Unterstützung erhalten. Durch die Integration von Task Shifting können Hausärzte mehr Zeit für komplexere Patientenfälle gewinnen und gleichzeitig die Versorgungsqualität aufrechterhalten. Die Evidenz belegt, dass Task Shifting bei entsprechender Schulung und Unterstützung die Versorgungsqualität nicht beeinträchtigt und gleichzeitig die Arbeitsbelastung von Ärzten effektiv reduzieren kann – entscheidend sind dabei klar definierte Verantwortlichkeiten und regelmäßige Supervision. Hier können auch die Angebote von Berufsverbänden (insbesondere des Hausärztinnen- und Hausärzteverbands) strukturierte und transparente Unterstützung bieten.

LITERATUR

(1) Pantoja T, Opiyo N, Lewin S, et al. Implementation strategies for health systems in low-income countries: an overview of systematic reviews. Cochrane Database Syst Rev. 2017; 9(9):CD011086. doi:10.1002/14651858.CD011086.pub2.

(2) Dudley L, Garner P. Strategies for integrating primary health services in low- and middle-income countries at the point of delivery. Cochrane Database Syst Rev. 2011;(7):CD003318. doi:10.1002/14651858.CD003318.pub3.

(3) Oyo-Ita A, Wiysonge CS, Oringanje C, et al. Interventions for improving coverage of childhood immunisation in low- and middle-income countries. Cochrane Database Syst Rev. 2016; 7(7):CD008145. doi:10.1002/14651858.CD008145.pub3.

(4) Flodgren G, Gonçalves-Bradley DC, Summerbell CD. Interventions to change the behaviour of health professionals and the organisation of care to promote weight reduction in children and adults with overweight or obesity. Cochrane Database Syst Rev. 2017; 11(11):CD000984. doi:10.1002/14651858.CD000984.pub3.

(5) Kredo T, Adeniyi FB, Bateganya M, Pienaar ED. Task shifting from doctors to non-doctors for initiation and maintenance of antiretroviral therapy. Cochrane Database Syst Rev. 2014;(7):CD007331. doi:10.1002/14651858.CD007331.pub3.

21 Burnout-Prävention und Selfcare in der Hausarztpraxis

21.1 Burnout-Prävention in der Hausarztpraxis

Burnout unter Ärzten und anderen Gesundheitsfachkräften ist ein zunehmendes Problem mit weitreichenden Folgen für die Qualität der Patientenversorgung und das Wohlbefinden der Beschäftigten. Hohe Arbeitsbelastungen, lange Arbeitszeiten und emotionale Anforderungen in der Patientenversorgung tragen erheblich zum Risiko eines Burnouts bei. Auch die Nicht-Thematisierung in der Vergangenheit führt nicht zu einer Lösung des vorhandenen Problems. Eine Meta-Analyse von Rotenstein et al. zeigte, dass die Prävalenz von Burnout unter Ärzten zwischen 0 und 80,5 % variiert, mit einem Gesamtdurchschnitt von 35,7 % (1). Es besteht daher dringender Handlungsbedarf, um effektive Präventionsstrategien in die hausärztliche Praxis zu integrieren.

21.1.1 Cochrane-Evidenz

Ein Cochrane Review von Ruotsalainen et al. untersuchte Interventionen zur Prävention von beruflichem Stress bei Gesundheitsfachkräften. Die Autoren fanden Hinweise darauf, dass kognitive Verhaltenstherapie sowie mentale und physische Entspannung Stress besser reduzieren als keine Intervention, jedoch nicht unbedingt effektiver als alternative Maßnahmen (2). Zudem wurde festgestellt, dass organisatorische Veränderungen wie optimierte Arbeitszeitmodelle einen nachhaltigeren Effekt haben können.

21.1.2 Implikationen für die Hausarztpraxis

Gesundheitseinrichtungen sollten sowohl kognitive Verhaltenstherapie als auch Entspannungstechniken als Teil ihrer Burnout-Präventionsstrategie in Betracht ziehen. Zusätzlich sollten arbeitsplatzbezogene Interventionen wie Team-Supervisionen, verbesserte Personaleinsatzplanung und strukturelle Anpassungen implementiert werden. Regelmäßige Schulungen zur Selbstfürsorge und Stressbewältigung sollten Bestandteil der ärztlichen Weiterbildung sein. Erste Veränderungen, im Sinne von Sensibilisierung für menschliche Grenzen der physischen und psychischen Belastbarkeit, sind sicherlich der ersten Schritte in Richtung auf ein gesünderes Arbeitsleben.

21.2 Mindfulness-basierte Interventionen

Auf der Suche nach Techniken für ein persönliches Stressmanagement, taucht der Begriff der Mindfulness-basierte Interventionen häufig auf. Diese gelten mittlerweile auch im klinischen Bereich als anerkannte Strategien. Mindfulness-basierte Interventionen werden zunehmend als effektive Methode zur Stressreduktion und Burnout-Prävention untersucht.

Achtsamkeitstechniken können helfen, die emotionale Belastung im ärztlichen Alltag zu reduzieren und Resilienz zu stärken.

21.2.1 Cochrane-Evidenz

Ein Cochrane Review von Hill et al., das sich auf Schüler konzentrierte, lieferte Erkenntnisse über Mindfulness-Interventionen, die möglicherweise auf Gesundheitsfachkräfte übertragbar sind. Die Autoren stellten jedoch fest, dass es derzeit unzureichende Evidenz gibt, um signifikante Effekte dieser Interventionen auf relevante Gesundheitsindikatoren nachzuweisen (3). Dennoch zeigen erste Studien vielversprechende Ergebnisse in Bezug auf subjektives Wohlbefinden und berufliche Zufriedenheit.

21.2.2 Implikationen für die Hausarztpraxis

Obwohl Mindfulness-basierte Interventionen vielversprechend erscheinen, ist weitere Forschung erforderlich, um ihre Wirksamkeit speziell für Gesundheitsfachkräfte zu bestätigen. Dennoch können regelmäßige Achtsamkeitsübungen als ergänzende Strategie zur Reduktion von Stress in den klinischen Alltag integriert werden. Hausärzte können durch einfache Achtsamkeitstechniken wie Atemübungen oder geführte Meditationen profitieren.

21.3 Arbeitszeitregelungen und flexible Arbeitsbedingungen

Lange und unvorhersehbare Arbeitszeiten gelten als einer der Hauptfaktoren für Stress und Burnout unter Hausärzten. Strukturierte Arbeitszeitmodelle können die Vereinbarkeit von Berufs- und Privatleben verbessern und langfristig das Risiko für Burnout reduzieren.

21.3.1 Cochrane-Evidenz

Ein Cochrane Review von Bambra et al. untersuchte die Auswirkungen von Arbeitszeitregelungen auf die Gesundheit und das Wohlbefinden von Gesundheitsfachkräften. Die Ergebnisse zeigen, dass selbstbestimmte Schichtpläne und flexible Rentenmodelle die Gesundheit und das Wohlbefinden verbessern können (4). Zusätzlich wurde festgestellt, dass verkürzte Arbeitszeiten eine langfristige Entlastung schaffen können.

21.3.2 Implikationen für die Hausarztpraxis

Gesundheitseinrichtungen sollten flexiblere Arbeitszeitmodelle in Betracht ziehen, um die Work-Life-Balance ihrer Mitarbeiter zu verbessern und Burnout vorzubeugen. Auch die Reduzierung der Wochenarbeitszeit kann langfristig positive Auswirkungen auf das Wohlbefinden haben. Zudem sollten individuelle Arbeitszeitmodelle für verschiedene Lebensphasen entwickelt werden.

21.4 Resilienztraining und Selfcare-Strategien

Resilienztraining kann dazu beitragen, Stressbewältigungsmechanismen zu verbessern und die Widerstandsfähigkeit gegenüber beruflichen Belastungen zu stärken. Dies ist insbesondere für Hausärzte relevant, die regelmäßig hohen emotionalen und organisatorischen Herausforderungen ausgesetzt sind.

21.4.1 Cochrane-Evidenz

Eine systematische Übersichtsarbeit von Fox et al. zeigte, dass Resilienztraining effektiv sein kann, um Burnout bei Ärzten zu reduzieren. Die Ergebnisse zeigten signifikante Verbesserungen in den Bereichen Resilienz und Burnout-Symptome (5). Insbesondere Programme, die verhaltenstherapeutische Elemente integrieren, zeigten einen nachhaltigen Effekt.

21.4.2 Implikationen für die Hausarztpraxis

Gesundheitseinrichtungen sollten Resilienztraining als Teil ihrer Burnout-Präventionsstrategie in Betracht ziehen. Zudem sollten

Gesundheitsfachkräfte ermutigt werden, regelmäßige Selfcare-Praktiken wie Sport, Achtsamkeitstraining und soziale Interaktion in ihren Alltag zu integrieren. Supervisionsgruppen und Mentoring-Programme können zusätzlich zur Unterstützung und Reflexion im Berufsalltag beitragen.

LITERATUR

(1) Rotenstein LS, et al. Prevalence of Burnout Among Physicians: A Systematic Review. JAMA 2028; 320(11):1131–1150.
(2) Ruotsalainen JH, et al. Preventing occupational stress in healthcare workers. Cochrane Database Syst Rev 2015; (4):CD002892.
(3) Hill RC, et al. Mindfulness-based interventions for improving cognition. Cochrane Database Syst Rev 2016; (1):CD012058.
(4) Bambra C, et al. The effects of Compressed Working Week interventions. J Epidemiol Community Health 2008; 62(9):764–777.
(5) Fox S, et al. A systematic review of interventions to foster physician resilience. Postgrad Med J 2018; 94(1109):162–170.

22 Digitale Gesundheitsanwendungen

22.1 Smartphone-Anwendungen zur Unterstützung der Selbstversorgung bei chronischen Erkrankungen

Digitale Gesundheitsanwendungen (DiGA) gewinnen in der hausärztlichen Versorgung zunehmend an Bedeutung. In Deutschland können seit 2020 DiGA als „App auf Rezept" verschrieben werden (1). Besonders für Patienten mit chronischen Erkrankungen könnten Smartphone-Apps eine wertvolle Unterstützung bei der Selbstversorgung darstellen. Diese Anwendungen sollen das Krankheitsmanagement erleichtern, indem sie an Medikamenteneinnahmen erinnern, Gesundheitsparameter tracken oder edukative Inhalte bereitstellen.

22.1.1 Cochrane-Evidenz

Ein Cochrane Review von Palmer et al. untersuchte die Wirksamkeit von Smartphone-Anwendungen zur Unterstützung der Selbstversorgung bei chronischen Erkrankungen (2). Die systematische Übersichtsarbeit umfasste 51 Studien mit insgesamt 9556 Teilnehmern. Die Ergebnisse zeigten kleine bis moderate positive Effekte auf die Selbstwirksamkeit und die Lebensqualität. Während einige Studien Vorteile bei der Krankheitskontrolle zeigten, war die Qualität der Evidenz insgesamt niedrig bis moderat.

22.1.2 Implikationen für die Hausarztpraxis

Hausärzte können Smartphone-Apps als ergänzendes Instrument zur Unterstützung der Selbstversorgung bei chronischen Erkrankungen in Betracht ziehen. Besonders bei Patienten mit Erkrankungen wie Diabetes mellitus, Bluthochdruck oder Depressionen könnten gezielte Anwendungen eine Verbesserung der Adhärenz und des Selbstmanagements bewirken. Die DEGAM empfiehlt eine sorgfältige Auswahl und Begleitung bei der Nutzung von DiGA (3). Zukünftig könnten personalisierte Apps basierend auf Patientenprofilen noch gezielter eingesetzt werden.

22.2 Telemedizinische Interventionen in der Primärversorgung

Die Digitalisierung hat den Zugang zur hausärztlichen Versorgung durch telemedizinische Ansätze erheblich erweitert. Video-Konsultationen, telemedizinische Überwachung und digitale Patientenakten erleichtern die Kommunikation zwischen Ärzten und Patienten und könnten zur Effizienzsteigerung beitragen.

22.2.1 Cochrane-Evidenz

Ein Cochrane Review von Downes et al. untersuchte die Wirksamkeit von Video-Konsultationen im Vergleich zu persönlichen Konsultationen in der Primärversorgung (4). Die Analyse umfasste 8 Studien mit 3293 Teilnehmern. Es gab keine signifikanten Unterschiede in der Patientenzufriedenheit zwischen Video- und persönlichen Konsultationen. Allerdings wurde die Evidenz als niedrig eingestuft, da vergleichende Langzeitdaten zur medizinischen Ergebnisqualität fehlen.

22.2.2 Implikationen für die Hausarztpraxis

Video-Konsultationen können als Alternative zu persönlichen Konsultationen in Betracht gezogen werden, insbesondere in Situationen, in denen der persönliche Kontakt schwierig ist. Dies betrifft beispielsweise ländliche Regionen oder immobile Patienten. Dennoch sollten Hausärzte darauf achten, dass nicht alle Patientenkontakte durch Telemedizin ersetzt werden können. Die KBV-Richtlinie zur Videosprechstunde gibt Rahmenbedingungen für die Durchführung vor (5).

22.3 Digitale Entscheidungshilfen für Ärzte

Digitale Entscheidungshilfen sind klinische Unterstützungssysteme, die Ärzten helfen, Diagnosen zu stellen oder Behandlungsentscheidungen evidenzbasiert zu optimieren. Sie können Algorithmen zur Risikobewertung enthalten oder Therapieempfehlungen auf Basis aktueller Leitlinien vorschlagen.

22.3.1 Evidenz

Ein Review von Roshanov et al. untersuchte die Wirksamkeit digitaler klinischer Entscheidungshilfen in der Primärversorgung. Die systematische Übersichtsarbeit zeigte, dass solche Systeme in 58 % der eingeschlossenen Studien eine Verbesserung der ärztlichen Entscheidungsfindung bewirken konnten (6). Allerdings variierte die Effektgröße stark in Abhängigkeit von der Implementierungsstrategie und der Benutzerfreundlichkeit.

22.3.2 Implikationen für die Hausarztpraxis

Hausärzte könnten digitale Entscheidungshilfen nutzen, um evidenzbasierte Therapieentscheidungen zu treffen und die Versorgungsqualität zu verbessern. Besonders bei der Polypharmazie und in der Differenzialdiagnostik können diese Systeme wertvolle Unterstützung bieten. Dennoch ist eine kritische Auseinandersetzung mit der Qualität der zugrundeliegenden Algorithmen erforderlich.

LITERATUR

(1) Bundesinstitut für Arzneimittel und Medizinprodukte (BfArM). DiGA-Verzeichnis. 2023. https://diga.bfarm.de/de/verzeichnis.
(2) Palmer MJ, Barnard S, Perel P, Free C. Mobile phone-based interventions for improving adherence to medication prescribed for the primary prevention of cardiovascular disease in adults. Cochrane Database Syst Rev 2021; 3(3):CD012675. doi:10.1002/14651858.CD012675.pub3.
(3) Deutsche Gesellschaft für Allgemeinmedizin und Familienmedizin (DEGAM). Digitalstrategie der DEGAM: Chancen nutzen, Risiken minimieren. 2021. https://www.degam.de/digitalisierung.
(4) Downes MJ, Mervin MC, Byrnes JM, Scuffham PA. Telephone consultations for general practice: a systematic review. Syst Rev 2017; 6(1):128. doi:10.1186/s13643-017-0529-0.
(5) Kassenärztliche Bundesvereinigung (KBV). Videosprechstunde: Rahmenbedingungen und Vergütung. 2023. https://www.kbv.de/html/videosprechstunde.php.
(6) Roshanov PS, Fernandes N, Wilczynski JM, et al. Features of effective computerised clinical decision support systems: meta-regression of 162 randomised trials. BMJ 2013; 346: f657. doi:10.1136/bmj.f657.

23 Delegation ärztlicher Leistungen

23.1 Patientenperspektive auf delegierte Leistungen

Delegation ärztlicher Leistungen, also die Übertragung bestimmter Tätigkeiten vom Arzt oder von der Ärztin auf nichtärztliches Personal, wird in Hausarztpraxen zunehmend praktiziert. Dies liegt an der gestiegenen Nachfrage in der Primärversorgung, der wachsenden Zahl chronisch Erkrankter und dem allgemeinen Wunsch, Arbeitsprozesse effizienter zu gestalten. Bei einer gut strukturierten Delegation lassen sich Wartezeiten verkürzen und die ärztliche Arbeitsbelastung reduzieren, ohne dass die Qualität der Versorgung leidet. Jedoch wird häufig diskutiert, welche Tätigkeiten geeignet sind, welche Kompetenzen das Personal haben sollte und ob die Patienten eine solche Veränderung akzeptieren.

23.1.1 Evidenz

Eine in Deutschland durchgeführte Untersuchung (1) beleuchtet, wie Patienten die Verlagerung ärztlicher Routineaufgaben an medizinische Fachangestellte wahrnehmen. Befragt wurden verschiedene Alters- und Patientengruppen, wobei sich zeigte, dass eine breite Offenheit gegenüber delegierten Leistungen besteht, solange Qualifikation und Kompetenz des nichtärztlichen Personals ersichtlich sind. Zudem spielt Transparenz über die neuen Abläufe eine zentrale Rolle. Die Befragten äußerten, dass sie es begrüßen, wenn ihnen ausführlich erläutert wird, welche Fachangestellte für bestimmte Tätigkeiten zuständig ist, wie deren Ausbildung aussieht und wann ein ärztliches Eingreifen vorgesehen ist. Solange diese Punkte klar definiert und kommuniziert werden, fühlt sich der Großteil der Befragten gut aufgehoben. Die Studie stellt außerdem heraus, dass ein wichtiges Kriterium die Möglichkeit einer raschen Rücksprache mit dem Arzt oder der Ärztin bleibt. Gerade bei komplexen oder unklaren Gesundheitsproblemen wollen Patienten die Gewissheit, dass sie jederzeit vom Arzt/von der Ärztin selbst beraten werden können. Dies gilt besonders für diejenigen, die seit Jahren ein enges Vertrauensverhältnis zu ihrer Hausarztpraxis pflegen und Veränderungen zunächst skeptisch begegnen.

23.1.2 Implikationen für die Hausarztpraxis

Die Ergebnisse deuten darauf hin, dass Delegation nicht zwingend zu einem Vertrauensverlust führen muss, sondern von Patientenseite durchaus positiv wahrgenommen werden kann. Allerdings empfiehlt es sich, bestehende Abläufe nicht „heimlich" oder ohne Erklärung umzustellen. Stattdessen sollten Praxisinhaber aktiv auf die Patienten zugehen und das jeweilige Personal sowie dessen Aufgaben vorstellen. Auch eine schrittweise Herangehensweise, bei der zu Beginn lediglich einfache Tätigkeiten delegiert werden, kann helfen, mögliche Vorbehalte auszuräumen. Langfristig führt eine erfolgreiche Delegation aus Sicht der Patienten zu kürzeren Wartezeiten, besseren Erklärungen bei Routinefragen und einem insgesamt entspannteren Praxisablauf. Sofern die ärztliche Präsenz für komplexe Fälle garantiert bleibt, spricht wenig gegen eine gezielte Aufgabenverschiebung an qualifizierte Fachkräfte. Auch im Rahmen der hausarztzentrierten Versorgung (HzV) werden nichtärztliche Fachkräfte (VERAH, NäPa, PCM) eine zunehmende Rolle spielen und klare Delegationsregeln benötigen.

23.2 Delegation in der Kindergesundheitsversorgung

Delegation ärztlicher Leistungen spielt auch in der Versorgung von Kindern und Jugendlichen eine zunehmend wichtige Rolle. Während eine niederländische Studie von van Esso et al. (2) beispielsweise zeigt, dass nichtärztliches Personal bestimmte präventive Aufgaben wie Impfungen oder einfache Vorsorgeuntersuchungen übernehmen kann, ohne dass es zu Qualitätsverlusten oder Verunsicherung bei Eltern kommt, betonen Schelling und Makoski (3) gleichzeitig die besonderen rechtlichen und organisatorischen Anforderungen bei minderjährigen Patienten. So sind Impfungen im Kindesalter grundsätzlich delegationsfähig, sofern die Qualifikation des Fachpersonals gewährleistet ist und der Arzt oder die Ärztin für Rückfragen und mögliche Komplikationen unmittelbar erreichbar bleibt. Werden Rahmenbedingungen – klare Definition delegationsgeeigneter Tätigkeiten, regelmäßige Supervision und transparente Kommunikation mit den Eltern – berücksichtigt, kann die Delegation in der Kindergesundheitsversorgung zu einer deutlichen Entlastung ärztlicher Routinen beitragen. Gleichzeitig profitieren Kinder und Eltern von kürzeren Wartezeiten und intensiverer Betreuung bei alltäglichen Gesundheitsfragen.

23.2.1 Evidenz

Die niederländische Studie von van Esso et al. (2) untersuchte die Machbarkeit und Auswirkungen von delegierten Aufgaben in der präventiven Kindergesundheitsversorgung. Im Mittelpunkt stand die Frage, ob nichtärztliches Personal beispielsweise Impfungen, einfache Vorsorgeuntersuchungen und Beratungsleistungen zu Ernährung oder Hygiene übernehmen kann, ohne dass es zu Qualitätsverlusten oder Verunsicherung bei Eltern kommt. Die Ergebnisse zeigten, dass sich diese Tätigkeiten gut übertragen lassen, sofern das Personal mit standardisierten Protokollen arbeitet und regelmäßig ärztlich supervidiert wird. Eltern standen dem Delegationskonzept in den meisten Fällen offen gegenüber, wenn klar war, dass der Arzt oder die Ärztin bei auffälligen Befunden schnell hinzugerufen werden kann. Laut den Studienautoren profitierte das Praxisteam von einer Zeitersparnis, die sich in ausführlichere ärztliche Betreuung bei komplexeren Problemen umwandeln ließ. Auch die Arbeitszufriedenheit des nichtärztlichen Personals stieg, da es mehr Handlungsspielraum und Anerkennung bekam. In Bezug auf Fehlerquoten oder Komplikationen fanden die Wissenschaftler keine Hinweise darauf, dass Kinder dadurch schlechter versorgt wurden.

23.2.2 Implikationen für die Hausarztpraxis

Für Hausärzte, die Kinder in ihrer Praxis versorgen, bietet diese Studie einen aussagekräftigen Einblick, wie sich bestimmte Routinen an medizinische Fachangestellte oder Pflegepersonal delegieren lassen. Es empfiehlt sich allerdings, im Vorfeld alle relevanten Abläufe genau zu definieren. In Vorsorgeuntersuchungen sollten etwa Checklisten genutzt werden, um sicherzustellen, dass alle wesentlichen Punkte – vom Hörtest bis zur Impfaufklärung – vollständig durchgeführt werden. Für Eltern ist es zudem wichtig, zu wissen, wann genau sie mit dem Arzt oder der Ärztin sprechen können. Eine solche klare Struktur stärkt das Vertrauen und ermöglicht es, eine reibungslose Routine in der Praxis zu etablieren. So können sich Ärzte intensiver um akute oder komplexe pädiatrische Fälle kümmern, während das Personal Routinekontrollen eigenständig durchführt.

23.3 Delegation in der Diabetesversorgung

Chronische Erkrankungen wie Diabetes mellitus lassen sich in vielen Bereichen gut durch qualifiziertes nichtärztliches Personal unterstützen.

Neben den in verschiedenen Studien untersuchten Aufgaben – etwa Blutzuckermessungen, Fußinspektionen oder Ernährungsberatung – unterstreichen Schelling und Makoski (3), wie wichtig dabei klare Delegationsregeln und eine fortlaufende ärztliche Supervision sind. Für die Hausarztpraxis bedeutet das, dass Messungen und Routinekontrollen an geschultes Personal abgegeben werden können, ohne die Versorgungsqualität zu beeinträchtigen. Gleichzeitig entsteht mehr Zeit für komplexe Fälle oder akute Probleme, die die Ärzte selbst betreuen müssen. Entscheidend sind jedoch eindeutige Vorgaben zu Haftungs- und Aufsichtsfragen, ein strukturiertes Vorgehen (z. B. im Rahmen von Disease-Management-Programmen) und eine lückenlose Dokumentation. Ergänzend betonen Bauer et al. (4), dass die Qualität der Diabetesversorgung bei delegierten Aufgaben in vielen Fällen stabil bleibt oder sich sogar verbessert, sofern ausreichend Kommunikation im Team und schnelle ärztliche Rückgriffmöglichkeiten vorhanden sind.

23.3.1 Evidenz

Chronische Krankheiten wie Diabetes mellitus sind sehr betreuungsintensiv. Ein Scoping Review von Bauer et al. (4) fasst verschiedene Studien zusammen, in denen nichtärztliches Personal Teile des Diabetes-Managements übernimmt. Dabei ging es um Aufgaben wie regelmäßige Blutzuckerkontrollen, Fußinspektionen, Dokumentation des Krankheitsverlaufs und patientenzentrierte Beratung zu Ernährung oder Bewegung. Die zusammengefassten Befunde legen nahe, dass solche delegierten Leistungen die Qualität der Versorgung in vielen Fällen stabil halten oder sogar verbessern können. Besonders wirksam erwies sich ein strukturiertes Vorgehen, bei dem z. B. DMP genutzt und Protokolle für verschiedene Stadien der Erkrankung eingesetzt werden.

Neben der Verbesserung klinischer Parameter wie HbA_{1c}-Werten profitierten viele Patienten von intensiveren Gesprächen zu Alltagsproblemen, die speziell ausgebildete Fachkräfte mit mehr Zeitkapazität anboten. Gleichzeitig wird in den Studien hervorgehoben, dass eine enge Anbindung an das ärztliche Personal essenziell bleibt, damit kritische Werte oder Komplikationen rechtzeitig erkannt und behandelt werden können.

23.3.2 Implikationen für die Hausarztpraxis

Die Ergebnisse unterstreichen, dass Diabetes-Management eine Chance für sinnvolle Delegation bietet. Hausärzte sollten prüfen, welche Routineaufgaben (z. B. Messungen, Beratung zu Ernährung und Bewegung, Terminvereinbarungen) in ihrer Praxis am meisten Zeit in Anspruch nehmen. Werden diese Aufgaben an qualifiziertes Personal übertragen, entsteht ein zusätzlicher Nutzen für die Patienten, weil die Mitarbeitenden intensiver auf individuelle Fragen eingehen können. Wichtig ist dennoch, dass ärztliche Expertise bei auffälligen Werten oder Komplikationen rasch abrufbar bleibt. Außerdem empfiehlt es sich, delegierte Leistungen eng mit dem DMP zu verzahnen, um Transparenz über den Behandlungsfortschritt zu erhalten und eine lückenlose Dokumentation sicherzustellen.

23.4 Gemeinsame Entscheidungsfindung (Shared Decision Making) bei delegierten Leistungen

Die gemeinsame Entscheidungsfindung (Shared Decision Making, SDM) hat sich in vielen Bereichen der Medizin als wichtiger Baustein einer patientenzentrierten Versorgung etabliert. Sie zielt darauf ab, Patienten aktiv in Entscheidungsprozesse einzubeziehen und deren Präferenzen mit der ärztlichen Fachkompetenz zu vereinen. Gerade bei delegierten Leistungen – etwa, wenn medizinische Fachangestellte einen Teil der Patientenbetreuung übernehmen – kann SDM helfen, die Qualität der Versorgung zu sichern. Denn im Rahmen der Delegation laufen viele erste Informationen, Fragen oder Bedenken der Patienten zunächst bei nichtärztlichem Personal auf. Dabei ist entscheidend, dass das gesamte Praxisteam ein grundlegendes Verständnis von SDM hat. Nur so können Angestellte frühzeitig erkennen, wann sie Patienten über verschiedene Therapie- oder Diagnosewege informieren müssen und wann eine ärztliche Rücksprache erforderlich ist. Gleichzeitig wird es möglich, Unsicherheiten und Missverständnisse zu reduzieren, weil sich die Patienten durchgängig gut informiert fühlen – unabhängig davon, ob sie gerade mit dem ärztlichem oder mit dem nichtärztlichen Personal sprechen.

23.4.1 Cochrane-Evidenz

Das Cochrane Review von Légaré et al. (5) untersuchte Interventionen, die dazu dienen, Gesundheitsfachkräfte in SDM zu schulen und diese Vorgehensweise in der Praxis zu verankern. Das Review zeigt, dass Schulungen und der Einsatz systematischer Entscheidungshilfen (z. B. Broschüren, Leitfäden, Apps) die Qualität und Intensität von SDM erheblich steigern können. Patienten fühlen sich besser informiert und eingebunden, während das Gesundheitspersonal lernt, Patientenpräferenzen gezielt in die Therapiewahl einzubeziehen. Obwohl sich das Review nicht explizit auf die Delegation ärztlicher Leistungen bezieht, legen die Ergebnisse nahe, dass SDM nicht nur Aufgabe der Ärzte sein muss. Auch nichtärztliches Personal spielt eine Rolle im Erstkontakt mit Patienten oder bei Routinebesuchen. Wenn Fachangestellte darin geschult sind, Patienten vorab über Therapieoptionen oder Vorsorgemaßnahmen zu informieren, entsteht eine gute Basis für das anschließende Gespräch mit dem Arzt oder der Ärztin, in dem die eigentliche Entscheidung getroffen wird.

23.4.2 Implikationen für die Hausarztpraxis

Wenn bestimmte Tätigkeiten delegiert werden, sollte man sicherstellen, dass auch das nichtärztliche Personal grundlegende Prinzipien der gemeinsamen Entscheidungsfindung kennt. In der Praxis bedeutet das, dass Angestellte wissen, wie sie Informationen über unterschiedliche Behandlungsoptionen neutral weitergeben und an welchen Punkten eine ärztliche Rücksprache notwendig ist. Ebenso können decision aids hilfreich sein, damit Patienten sich strukturiert mit Vor- und Nachteilen eines Verfahrens auseinandersetzen. Letztlich bleibt die ärztliche Kompetenz für komplexe oder risikobehaftete Entscheidungen unverzichtbar, doch eine frühzeitige Einbindung des Praxisteams kann das SDM deutlich fördern und die Patientenzufriedenheit erhöhen.

23.5 Verantwortung innerhalb des Teams der Hausarztpraxis teilen

In allen vorgestellten Studien und Reviews wird deutlich, dass Delegation ärztlicher Leistungen grundsätzlich geeignet sein kann, Praxen effizienter zu organisieren und die Versorgungsqualität zu sichern. Entscheidend sind jedoch eine klare Definition der zu delegierenden Aufgaben, eine fundierte Fortbildung des nichtärztlichen Personals, regelmäßige Supervisions- und Kommunikationsstrukturen sowie eine offene und transparente Information der Patienten. Wenn

Hausärzte diese Kriterien berücksichtigen, kann Delegation nicht nur Arbeitsentlastung bedeuten, sondern auch die Patientenzufriedenheit steigern und zur nachhaltigen Weiterentwicklung der hausärztlichen Versorgung beitragen.

23.5.1 Evidenz

Eine Querschnittsstudie von Dreier et al. (6) untersuchte, in welchem Ausmaß Hausärzte in Deutschland bereits Aufgaben an nichtärztliches Personal übertragen und welche Erfahrungen sie damit machen. Die Studienergebnisse zeigen ein vielfältiges Bild: In einigen Praxen werden nur einfache, technikorientierte Aufgaben (z. B. Blutdruckmessung, EKG-Vorbereitung) an das Personal delegiert, während in anderen Praxen komplexere Tätigkeiten wie Wundversorgung, Impfung oder Patientenschulung zu chronischen Erkrankungen übernommen werden. Die Mehrheit der Befragten berichtete, dass sich eine gut organisierte Delegation positiv auf die Effizienz und die Zufriedenheit im Team auswirke.

Als Hemmnisse wurden allerdings Unsicherheiten in Bezug auf rechtliche Haftungsfragen, den erforderlichen Ausbildungsstand sowie den Mangel an entsprechenden Fortbildungsangeboten genannt. Manche Ärzte befürchteten zudem, dass Patienten eine stärkere Delegation ablehnen könnten oder schwierige Fälle zu spät erkannt würden, wenn zunächst nur das Personal ohne ärztliche Supervision involviert ist.

23.5.2 Implikationen für die Hausarztpraxis

Die Studienergebnisse legen nahe, dass Delegation bereits heute in vielen Hausarztpraxen erfolgreich gelebt wird und die Arbeitsbelastung der Ärzte deutlich senken kann. Für die Praxis empfiehlt es sich, ein klares Konzept für die delegierten Aufgaben zu entwickeln, das sowohl die Zuständigkeiten der Fachangestellten als auch die Grenzen ihrer Verantwortung festlegt. Regelmäßige Teamsitzungen oder Fallbesprechungen tragen dazu bei, dass mögliche Probleme früh erkannt werden. Auch die Kommunikation mit den Patienten – etwa in Form von Flyern, auf der Homepage der Praxis oder als Wartezimmeraushänge, die das ärztliche und nichtärztliche Praxisteam und seine Kompetenzen vorstellen – kann helfen, ein positives Klima für die Delegation zu schaffen. Letztlich bestätigt die Studie, dass der Erfolg einer Delegation wesentlich davon abhängt, wie professionell und transparent sie umgesetzt wird.

LITERATUR

(1) Kuschik D, Dierks MT, Grittner U, et al. Patient perspective on task shifting from general practitioners to medical practice assistants – a quantitative survey in Germany. BMC Prim Care 2023; 24(1): 248. doi:10.1186/s12875-023-02211-5.
(2) Benjamins SJ, Damen MLW, van Stel HF. Feasibility and Impact of Doctor-Nurse Task Delegation in Preventive Child Health Care in the Netherlands, a Controlled Before-After Study. PLoS One 2015; 10(10): e0139187. doi:10.1371/journal.pone.0139187.
(3) Schelling J, Makoski K. Reisemedizinische Klassiker: Delegation von Leistungen und Impfung Minderjähriger. Reisemedizin up2date 2024; 01(02): 117–130. doi:10.1055/a-2204–2590.
(4) Mirhoseiny S, Geelvink T, Martin S, Vollmar HC, Stock S, Redaelli M. Does task delegation to non-physician health professionals improve quality of diabetes care? Results of a scoping review. PLoS One 2019; 14(10): e0223159. doi:10.1371/journal.pone.0223159.
(5) Légaré F, Rattè S, Stacey D, et al. Interventions for increasing the use of shared decision making by healthcare professionals. Cochrane Database Syst Rev 2018; 7: CD006732. doi:10.1002/14651858.CD006732.pub4.
(6) Mergenthal K, Beyer M, Gerlach FM, Guethlin C. Sharing Responsibilities within the General Practice Team – A Cross-Sectional Study of Task Delegation in Germany. PLoS One 2016; 11(6): e0157248. doi:10.1371/journal.pone.0157248.

24 Prävention in der Hausarztpraxis

Prävention ist ein zentraler Aspekt der hausärztlichen Tätigkeit und umfasst ein breites Spektrum von Maßnahmen, die von der Früherkennung und Therapieentscheidung bei Hautkrebs über die Infektionskontrolle bis hin zur Prophylaxe bei chronischen Erkrankungen und bei Tumorpatienten reichen. Für Hausärzte ist es von großer Bedeutung, diese Erkenntnisse in einen ganzheitlichen Behandlungsansatz zu integrieren. Dabei können zielgerichtete Fortbildungen, strukturierte Patientenberatung und der Austausch mit Fachdisziplinen wesentlich dazu beitragen, präventive Strategien im Praxisalltag erfolgreich zu verankern. Auf diese Weise gelingt es, die Lebensqualität vieler Menschen nachhaltig zu verbessern und die Ressourcen des Gesundheitswesens sinnvoll einzusetzen.

24.1 Dermatoskopie zur Melanomdiagnose

Die frühzeitige Erkennung von Hautkrebs, insbesondere des (potenziell) aggressiven Melanoms, stellt eine der größten Herausforderungen im hausärztlichen Setting dar. Hausärzte sehen häufig Patienten mit auffälligen Hautläsionen, können aber in der Regel nur einen begrenzten Teil davon einer aufwendigen dermatologischen Abklärung zuführen. Angesichts steigender Hautkrebsraten und der Bedeutung der Früherkennung spielt die visuelle Inspektion eine zentrale Rolle. Doch nicht immer lässt sich anhand einer rein optischen Begutachtung klar entscheiden, ob eine Läsion potenziell bösartig ist oder nicht. Hier kann die Dermatoskopie (Auflichtmikroskopie) eine wertvolle Ergänzung bieten, da sie durch ihre Vergrößerungstechnik und spezielle Beleuchtung feine Strukturen der Haut sichtbar macht. Für Patienten bedeutet dies, dass Hautveränderungen unter Umständen rascher und präziser eingeschätzt werden können. Eine bessere diagnostische Sicherheit kann zu weniger unnötigen Überweisungen führen und gleichzeitig gewährleisten, dass verdächtige Läsionen frühzeitig einer fachärztlichen Abklärung zugeführt werden. Darüber hinaus nimmt in der Bevölkerung das Bewusstsein für Hautkrebs zu, sodass sich Patienten häufig selbst um Vorsorgeuntersuchungen bemühen. Die Dermatoskopie kann hier das Vertrauen in den hausärztlichen Erstkontakt stärken, wenn Ärzte in der Anwendung dieser Technik geschult sind. Gleichzeitig ist zu bedenken, dass eine flächendeckende Implementation Schulungen und Geräteinvestitionen voraussetzt. Wenn jedoch die Fähigkeit zur Dermatoskopie im Team vorhanden ist, profitieren davon viele Patientengruppen, etwa jene mit großer Sonnenexposition oder familiärem Risiko. Die frühzeitige Diagnose von Melanomen ist entscheidend für den Therapieerfolg, da Melanome aggressiv metastasieren können. Eine bessere Detektion kann zu einer Senkung der Morbidität und Mortalität beitragen. Zudem bietet die Dermatoskopie die Möglichkeit, harmlose Veränderungen schneller als solche zu erkennen und Patienten die Sorge vor Hautkrebs zu nehmen. Insgesamt zeigt sich, dass die Dermatoskopie nicht nur den diagnostischen Prozess präzisiert, sondern auch das Patientenvertrauen stärkt, indem Unsicherheiten reduziert werden.

24.1.1 Cochrane-Evidenz

Das zugrunde liegende Cochrane Review von Dinnes et al. beleuchtet die Rolle der Dermatoskopie für die Melanomdiagnose umfassend und vergleicht sie mit der rein visuellen Inspektion (1). In mehreren analysierten Studien zeigte sich, dass Dermatoskopie signifikant genauer ist als das bloße Anschauen mit bloßem Auge. Konkret konnten in einer Modellrechnung pro 1000 untersuchten Hautläsionen, von denen 120 tatsächlich Melanome waren, durch den Einsatz der Dermatoskopie 19 zusätzliche Melanome korrekt identifiziert werden. Gleichzeitig verringerte sich die Zahl der fälschlich als Melanom eingestuften Läsionen um 176. Dieses Ergebnis weist auf eine verbesserte Sensitivität (Erkennen der tatsächlichen Melanome) und Spezifität (Vermeidung unnötiger Verdachtsdiagnosen) hin. Ein entscheidender Faktor für diesen Effekt ist die Erfahrung der Anwender, da die Dermatoskopie sowohl technisches Können als auch Übung in der Interpretation der Muster erfordert. Weiterhin ging aus dem Review hervor, dass die Qualität der eingeschlossenen Studien in Teilen schwankte, weshalb die Autorenschaft die Bedeutung standardisierter Untersuchungsverfahren betonte. Insgesamt liefert die Übersichtsarbeit jedoch ein klares Signal dafür, dass der Einsatz der Dermatoskopie die Diagnostik von Melanomen im Vergleich zur reinen visuellen Inspektion optimiert. Dabei wurde auch auf mögliche Limitationen hingewiesen, etwa die Heterogenität unterschiedlicher Dermatoskope und die Notwendigkeit regelmäßiger Schulungen. Zudem gab es in manchen Studien potenzielle Interessenkonflikte, was die Interpretation der Daten nicht grundsätzlich entwertet, jedoch zu einer gewissen Vorsicht bei der Übertragung der Ergebnisse auf den hausärztlichen Alltag mahnt. Dennoch gilt die Dermatoskopie laut dieser Cochrane-Analyse als verlässlicher und praktikabler Baustein in der Primärversorgung, wenn sie angemessen implementiert und angewendet wird.

24.1.2 Implikationen für die Hausarztpraxis

Für die Hausarztpraxis lassen sich daraus wesentliche Schlussfolgerungen ziehen. Erstens können Hausärzte, die die Dermatoskopie routiniert beherrschen, die Früherkennung von Melanomen erheblich verbessern. Dies trägt zur Steigerung der Patientensicherheit bei und mindert die Zahl später Diagnosen, die mit schlechteren Heilungsraten einhergehen. Bei korrektem Einsatz verringert die Dermatoskopie die Anzahl unnötiger Überweisungen an Dermatologen, was für das Gesundheitswesen Kosten sparen und die Überweisungswege entlasten kann. Weiterhin ist eine kontinuierliche Fortbildung unabdingbar, da das Wissen um die diagnostischen Kriterien und die sichere Unterscheidung gutartiger von bösartigen Hautveränderungen nur durch regelmäßiges Training gelingt. Zusätzlich sollte die Entscheidung zur Implementierung der Dermatoskopie in der Praxis gut durchdacht sein, denn Anschaffungskosten und die Einplanung zusätzlicher Zeit pro Patient stehen dem Nutzen durch präzisere Diagnosen gegenüber. Zudem wird sie im Bereich der gesetzlichen Krankenversicherung nicht eigenständig vergütet. Die Leistungsbeschreibung für das gesetzliche Hautkrebsscreening enthält die Dermatoskopie nur als fakultativen und unbezahlten Leistungsinhalt. Ergänzend stärkt die Dermatoskopie – wenn sie erfolgreich eingesetzt wird – die hausärztliche Kompetenz, was das Vertrauen der Patienten fördert. Patientengespräche über Sonnenschutz und Risikofaktoren können intensiviert werden, weil die Hautkrebsvorsorge dadurch stärker in den Fokus rückt. Es lassen sich auch Risikogruppen wie Menschen mit familiären Belastungen oder multiplen Nävi gezielter und struktureller betreuen. Es wird durch die Verfügbarkeit der Dermatoskopie eine zuverlässigere Verlaufskontrolle suspekter Läsionen im Zeitverlauf ermöglicht. Weiterhin kann sich eine regelmaßige Anwendung des Verfahrens in Screening-Programmen niederschlagen, etwa wenn die Praxis an strukturierten Früherkennungsmaßnahmen teilnimmt. Das Team kann, insbesondere medizinische Fachangestellte, durch Schulungen für die Hautkrebsprävention sensibilisiert werden, sodass Veränderungen bei Patienten früh angesprochen und dokumentiert werden. Dabei sollte stets im Blick bleiben, dass die endgültige histologische Diagnostik immer durch eine Biopsie erfolgt und die Dermatoskopie diese nicht ersetzen, sondern nur effizient vorbereiten kann. Insgesamt kann eine sorgfältige Patientenaufklärung über Bedeutung und Grenzen der Dermatoskopie dazu beitragen, dass sich Patienten nicht in falscher Sicherheit wiegen, sondern regelmäßig zur Kontrolle erscheinen. Dabei empfiehlt es sich, Dokumentations- und Kommunikationswege einzurichten, um auffällige Befunde eindeutig zu erfassen und im Bedarfsfall rasch an spezialisierte Stellen überweisen zu können. Nicht zuletzt eröffnet die erweiterte Diagnostik zudem die Möglichkeit, Ängste bei denjenigen zu reduzieren, die häufig Veränderungen entdecken, diese jedoch nicht einschätzen können. Ein höherer Zeitaufwand für die Dermatoskopie kann durch höhere Zufriedenheit und frühzeitigere Erkennung einer ernsthaften Erkrankung kompensiert werden. Es ist sinnvoll, im Rahmen von Qualitätszirkeln oder Fortbildungen in ärztlichen Netzwerken die Erfahrungen bei der Dermatoskopie auszutauschen. Praxen sollten dabei ein Auge auf die Dokumentation legen, damit Verlaufsvergleiche gelingen und die Ergebnisse der Dermatoskopie für die Weiterbehandlung klar kommuniziert werden können. Bei jedem Einsatz der Dermatoskopie muss das jeweilige Gesamtrisiko des Patienten betrachtet werden, etwa wenn andere Risikofaktoren wie starke UV-Exposition oder Immunsuppression hinzukommen. Die Dermatoskopie bietet somit eine wertvolle Ergänzung der hausärztlichen Diagnostik, die in Einklang mit anderen präventiven und diagnostischen Maßnahmen zu einem umfassenden Hautkrebsschutz beitragen kann. Viele Hausärzte bieten diese Untersuchung kostenfrei an. Die Anschaffungskosten werden dann möglicherweise durch den Einsatz des Dermatoskops innerhalb der privaten Krankversicherung ausgeglichen.

24.2 Prävention von Basalzellkarzinomen

Das Basalzellkarzinom (BCC) ist die häufigste Form von Hautkrebs bei hellhäutigen Menschen und stellt eine bedeutende Belastung für Betroffene wie auch das Gesundheitssystem dar. In der hausärztlichen Praxis sehen Ärzte oft Patienten, die sich über neu aufgetretene, langsam wachsende Hautveränderungen sorgen. Das BCC wächst in der Regel nur lokal zerstörend und metastasiert sehr selten, kann aber durch invasives Wachstum erhebliche Schäden verursachen. Daher spielt die Wahl der richtigen Behandlung eine zentrale Rolle in der Prävention von Rezidiven. Für die Betroffenen stehen bei der Therapie unterschiedliche Optionen im Vordergrund: chirurgische Eingriffe, bei denen der Tumor großflächig entfernt wird, sowie nichtchirurgische Verfahren wie Anti-Krebs-Cremes, photodynamische Therapie oder Kryotherapie. Die Entscheidung hängt dabei von diversen Faktoren ab, etwa der Lokalisation, der Größe des Tumors, den kosmetischen Anforderungen und dem individuellen Gesundheitszustand. Im hausärztlichen Setting kommt es zunächst darauf an, BCC früh zu erkennen und eine angemessene Beratung für weitere Schritte anzubieten. Häufig werden Patienten mit Verdacht auf BCC an Dermatologen überwiesen. Gleichwohl verbleibt die Nachsorge oft beim Hausarzt, sodass eine Kenntnis verschiedener Behandlungsansätze und deren Wirksamkeit hilfreich ist. Gerade im Gesichtsbereich spielen kosmetische Ergebnisse eine große Rolle, was Auswirkungen auf die Therapieentscheidung hat. Patienten profitieren von einer realistischen Einschätzung der Vor- und Nachteile verschiedener Methoden, um sich für das individuell passende Vorgehen entscheiden zu können. Ein Rezidiv bedeutet in vielen Fällen erneute Eingriffe, möglicherweise auch erweiterte Operationen, weshalb eine präzise und effektive Therapie bereits bei Erstdiagnose stark zu bevorzugen ist.

Hausärzte können hier eine wichtige Lotsenfunktion übernehmen und frühzeitig auf Symptome oder auffällige Hautveränderungen reagieren.

24.2.1 Cochrane-Evidenz

Das Cochrane Review von Thomson et al. untersuchte verschiedene Interventionen zur Behandlung von Basalzellkarzinomen (2). Im Zentrum stand der Vergleich chirurgischer Maßnahmen mit nicht-chirurgischen Behandlungen wie etwa topische Cremes (z. B. mit Imiquimod oder 5-Fluorouracil) und die fotodynamische Therapie. Das Autorenteam kommt zu dem Ergebnis, dass chirurgische Eingriffe tendenziell die niedrigsten Rezidivraten aufweisen. Nicht-chirurgische Methoden können zwar für Patienten attraktiver sein, die sich vor einem operativen Eingriff scheuen oder wo ein guter kosmetischer Effekt im Vordergrund steht, bergen allerdings ein höheres Risiko für ein Wiederauftreten des Tumors. In einzelnen Studien wurden ästhetische Resultate mit Cremes oder photodynamischer Therapie als besser bewertet, was für Patienten mit Tumoren an exponierten Stellen – etwa im Gesicht – einen entscheidenden Faktor darstellen kann. Allerdings ist es laut Review essenziell, das Risiko von Rezidiven gegen den möglichen Gewinn an Lebensqualität und Kosmetik abzuwägen. Die Qualität der eingeschlossenen Studien variierte, und es gab Unterschiede hinsichtlich Größe und Lage der Basalzellkarzinome, was die Vergleichbarkeit erschwerte. Dennoch liefert die Übersicht wertvolle Hinweise zur Behandlungswahl und verweist darauf, dass eine sorgfältige Patientenselektion die Erfolgsraten nicht-chirurgischer Verfahren verbessern kann. In manchen Fällen können etwa kleine, oberflächliche BCC durch Cremes effektiv behandelt werden, ohne dass Operationen notwendig werden. Das Review betont jedoch wiederholt die Bedeutung einer engen Nachverfolgung, um Rezidive früh zu erkennen. Hinsichtlich der Operationsverfahren existieren ebenfalls verschiedene Techniken, etwa die Exzision mit Sicherheitsabstand oder die Mohs-Chirurgie, die auf maximale Tumorentfernung bei minimaler Zerstörung gesunden Gewebes abzielt. Die Studien weisen insgesamt darauf hin, dass ein gut durchgeführter chirurgischer Eingriff nach gegenwärtigem Wissensstand die verlässlichste Methode ist, um ein BCC dauerhaft zu entfernen. Die Autoren regen an, weitere Forschung zu langfristigen Verläufen nicht-chirurgischer Behandlungen durchzuführen, um eine noch genauere Abwägung der therapeutischen Optionen zu ermöglichen.

24.2.2 Implikationen für die Hausarztpraxis

Für Hausärzte ergeben sich daraus mehrere praktische Konsequenzen. Da das BCC bei früher Erkennung meist besser therapierbar ist, sind Wachsamkeit bei verdächtigen Hautläsionen sowie eine zeitnahe Überweisung zum Dermatologen wichtig, insbesondere wenn keine Möglichkeit zur Dermatoskopie oder kleinen Hautoperationen in der Praxis selbst besteht. In vielen Fällen wünschen sich Patienten eine erste Einschätzung von hausärztlicher Seite und profitieren von einer klaren Darstellung der möglichen Behandlungspfade. Bei bestätigter Diagnose ist die Vermittlung evidenzbasierter Informationen über Rezidivraten, Heilungsaussichten und kosmetische Ergebnisse elementar, damit Patienten eine fundierte Entscheidung treffen können. Dabei ist das operative Verfahren für viele noch immer der Goldstandard, insbesondere wenn es um die maximale Sicherheit geht, keinen weiteren Eingriff vornehmen zu müssen. Ein weiteres Augenmerk sollte auf die langfristige Nachsorge gerichtet werden, da Patienten mit einem BCC oftmals ein erhöhtes Risiko für weitere Hauttumoren haben. Regelmäßige Kontrolluntersuchungen in der Praxis

– oder in Kooperation mit der Dermatologie – unterstützen eine frühzeitige Rezidiverkennung. Darüber hinaus sollten Hausärzte das Thema Sonnenschutz und UV-Exposition aktiv ansprechen, um das Bewusstsein für Prävention zu schärfen. Eine gute Dokumentation aller Befunde und Behandlungen schafft Klarheit über den Verlauf und erleichtert die Zusammenarbeit mit anderen Fachdisziplinen. Da nicht-chirurgische Verfahren mitunter längere oder wiederholte Anwendungen erfordern, ist eine engmaschige Betreuung sinnvoll, um die Therapieadhärenz zu sichern und den Therapierfolg zu überwachen. Auch psychologische Aspekte spielen eine Rolle, wenn Patienten Angst vor Narbenbildung oder wiederkehrendem Tumorwachstum haben. Eine einfühlsame Beratung kann helfen, Bedenken zu reduzieren und die Entscheidung für das angemessenste Verfahren zu erleichtern. Bei Besonderheiten wie größeren Tumoren oder schwer zugänglichen Arealen können Hausärzte bereits im Vorfeld die Patienten motivieren, spezialisierte Zentren aufzusuchen. Nicht zuletzt ist es wichtig, im Team klar festzulegen, wer die Verantwortung für welche Schritte übernimmt: von der Erstdiagnose über die Weiterleitung an Teilgebietsspezialisten bis hin zur Nachsorge. Insgesamt ermöglicht die Kenntnis der Cochrane-Ergebnisse einen differenzierten Beratungsansatz, der sowohl den Wünschen des Patienten als auch der medizinischen Evidenz gerecht wird und einen zentralen Beitrag zur Hautkrebsprävention leistet.

24.3 Probiotika zur Prävention akuter Infektionen der oberen Atemwege

Atemwegsinfekte gehören zu den häufigsten Gründen für Arztbesuche in der hausärztlichen Praxis. Sie belasten Patienten durch Krankheitsausfälle sowie das Gesundheitssystem durch hohe Behandlungskosten und Arbeitsunfähigkeiten. Zudem besteht ein immerwährendes Risiko, dass banale Infekte in kompliziertere Verläufe übergehen können. Vor allem in der kalten Jahreszeit häufen sich Infektionen, was eine Präventionsstrategie sinnvoll erscheinen lässt. Probiotika, also lebende Mikroorganismen wie Laktobazillen oder Bifidobakterien, werden als mögliche Option diskutiert, da sie das Immunsystem modulieren und die Darmflora stabilisieren können. Die Nachfrage nach natürlichen und nebenwirkungsarmen Prophylaxemöglichkeiten ist in der Bevölkerung hoch, und gerade im hausärztlichen Sektor fragen viele Patienten aktiv nach entsprechenden Empfehlungen. Eine der zentralen Überlegungen ist, ob Probiotika Häufigkeit, Dauer und Schwere akuter Atemwegsinfektionen reduzieren können. Der Vorteil liegt auf der Hand: Mit einer guten Immunstärkung kann gegebenenfalls der Bedarf an Antibiotika gesenkt werden, was im Hinblick auf Resistenzentwicklungen bedeutsam ist. Die hausärztliche Beratung umfasst nicht nur die Frage der Wirksamkeit, sondern auch der konkreten Anwendung: Welche Probiotika, in welcher Dosis und über welchen Zeitraum sollten sie eingenommen werden? Hinzu kommt die Frage, bei welchen Personengruppen ein merklicher Effekt erzielt werden kann, etwa bei Kindern in Gemeinschaftseinrichtungen, bei älteren Personen oder bei Patienten mit geschwächtem Immunsystem. Nicht zu unterschätzen ist die psychologische Komponente: Wer aktiv etwas zur Infektionsvorbeugung beitragen kann, empfindet häufig ein stärkeres Gesundheitsbewusstsein. Gleichzeitig gilt es, die Erwartungen realistisch zu halten, denn Probiotika sind kein Allheilmittel und verhindern nicht jede Infektion. Im hausärztlichen Setting kann man Probiotika daher als Teil eines größeren Präventionspakets sehen, das auch regelmäßige Bewegung, ausgewogene Ernährung, Stressreduktion und in erster Linie Impfungen umfasst. Wichtig ist, dass die Arztpraxis bei dieser Thematik eine ehrliche und faktenbasierte Aufklärung leistet.

24.3.1 Cochrane-Evidenz

Die hierzu vorliegende Cochrane-Übersichtsarbeit von Zhao et al. fasst randomisierte kontrollierte Studien zusammen, die den Einsatz von Probiotika zur Prävention akuter Infektionen der oberen Atemwege untersuchten (3). Einer der wichtigsten Befunde lautet, dass Probiotika möglicherweise die Anzahl der Personen, die mindestens eine solche Infektion erleiden, um rund 24 % reduzieren. Zudem konnten sie in einigen Studien die Anzahl der Personen mit drei oder mehr Episoden von Atemwegsinfekten um etwa 41 % verringern. Auch die durchschnittliche Dauer eines Infekts wurde zum Teil um ungefähr 1,22 Tage verkürzt. Diese Daten legen nahe, dass Probiotika einen insgesamt moderaten, aber statistisch signifikanten Nutzen haben können. Besonders interessant ist, dass in den meisten Studien keine schweren Nebenwirkungen gemeldet wurden, was auf eine gute Verträglichkeit hinweist. Allerdings variierten die verwendeten Probiotikastämme und ihre Dosierungen stark, was einen direkten Vergleich zwischen den Studien erschwert. Auch die Studiendauer und die untersuchten Populationen unterschieden sich zum Teil erheblich, sodass sich konkrete Empfehlungen zu bestimmten Produkten nicht immer eindeutig ableiten lassen. Das Cochrane Review weist zudem auf die Notwendigkeit weiterer Forschung hin, um genauere Aussagen über den optimalen Zeitpunkt der Einnahme (z. B. prophylaktisch zu Beginn der Erkältungssaison) und über die passenden Dosierungen treffen zu können. Trotz dieser Heterogenität bieten die vorliegenden Studien erste Hinweise darauf, dass Probiotika als eine ergänzende Strategie zur Infektionsprävention betrachtet werden können. Insbesondere Personen, die zu häufigen Atemwegsinfekten neigen, könnten von dieser Intervention profitieren. Ein Kritikpunkt an einigen Studien ist die finanzielle Unterstützung durch Hersteller, was immer eine gewisse Vorsicht bei der Interpretation der Ergebnisse verlangt. Insgesamt kommt das Review jedoch zu dem Schluss, dass Probiotika in vielen Fällen sicher einsetzbar sind und eine prophylaktische Wirkung entfalten können.

24.3.2 Implikationen für die Hausarztpraxis

Für die hausärztliche Praxis bedeutet dies, dass Probiotika ein wertvoller Baustein in der Prävention akuter Atemwegsinfektionen sein können. Hausärzte sollten bei der Beratung betonen, dass ein kombiniertes Vorgehen aus Hygiene, Impfungen, gesundem Lebensstil und ggf. Probiotika erfolgreich sein kann, wobei nach wie vor die Prävention durch Impfungen den wichtigsten Baustein darstellt. Wenn Patienten häufig unter Infekten leiden, kann der Versuch einer Probiotikagabe gerechtfertigt sein, zumal das Risiko von Nebenwirkungen gering ist. Von Vorteil ist, dass Probiotika unkompliziert als Joghurt, Drinks oder in Kapselform erhältlich sind, was eine hohe Akzeptanz fördern kann. Allerdings sollten Praxen wissen, dass der Markt vielfältig ist und sich die Evidenz zu verschiedenen Bakterienstämmen unterscheidet. Hier fällt es schwer, immer tagesaktuell die Übersicht zu behalten. Bei der Produktauswahl ist daher eine gewisse Zurückhaltung und Neutralität erforderlich. Nichtsdestotrotz sollte man die Erwartungen realistisch formulieren und betonen, dass es sich um eine ergänzende, nicht um eine ausschließliche Maßnahme handelt. Eine regelmäßige Nachverfolgung, ob sich die Infekthäufigkeit tatsächlich verringert, kann sinnvoll sein. So lässt sich feststellen, ob die Probiotikagabe bei einem bestimmten Patienten einen Mehrwert bietet oder nicht. Auch Kinder kommen als Zielgruppe in Betracht, wobei hier das Gespräch mit den Eltern über Nutzen und Kosten notwendig ist. Schließlich steht es den Patienten frei, Probiotika zunächst über einen begrenzten Zeitraum zu testen und dann gemeinsam mit ihrer Hausarztpraxis eine Bilanz zu ziehen. Insgesamt belegen die Daten aus dem Cochrane Review, dass Probiotika zur Prävention akuter Atemwegsinfekte beitragen können. Die Aufgabe der Hausarztpraxis besteht darin, diese Erkenntnisse differenziert, evidenzbasiert und individuell abgestimmt zu vermitteln. Auch mögliche (seltene) Interaktionen und besondere Einnahmemodalitäten sollten hausärztlich besprochen und überwacht werden.

24.4 Antibiotika zur Prävention von Komplikationen nach Zahnextraktionen

Zahnextraktionen, insbesondere die Entfernung von Weisheitszähnen, sind häufige und oft als unangenehm empfundene Eingriffe. Patienten leiden nicht selten unter postoperativen Schmerzen, Schwellungen oder Infektionen. Eine der zentralen Fragen in der hausärztlichen und zahnärztlichen Versorgung lautet, ob und wann prophylaktische Antibiotikagaben sinnvoll sind. Auf der einen Seite können Antibiotika helfen, infektiöse Komplikationen zu verhindern, auf der anderen Seite tragen unnötige Verordnungen zur Problematik der Antibiotikaresistenzen bei. Gerade Hausärzte werden gelegentlich von Patienten konsultiert, die sich unsicher sind, ob sie nach einer Zahnextraktion prophylaktisch Antibiotika einnehmen sollen oder nicht. Der Hintergrund hierfür ist, dass in manchen Fällen Zahnentfernungen ohne Antibiotika völlig unproblematisch verlaufen, während es in anderen Fällen zu entzündlichen Komplikationen wie einer Alveolitis oder Abszessbildung kommen kann. Besonders Risikogruppen, z. B. Menschen mit geschwächtem Immunsystem oder schweren Grunderkrankungen, stehen hierbei im Fokus. Hausärzte, die diese Patienten in der Nachsorge sehen, sollten ein Grundverständnis dafür haben, wann Antibiotika sinnvoll sein können und welche Risiken eine prophylaktische Gabe mit sich bringt. Zudem können sie beraten, ob bereits bestehende Infektionen oder andere Risikofaktoren eine prophylaktische Antibiotikatherapie im Einzelfall rechtfertigen.

24.4.1 Cochrane-Evidenz

Die Cochrane-Übersichtsarbeit von Lodi et al. liefert eine evidenzbasierte Grundlage für diese Fragestellung (4). Die Autorenschaft wertete Studien aus, in denen Antibiotikagaben bei Zahnextraktionen mit einer Kontrollgruppe ohne Antibiotika verglichen wurden. Dabei zeigte sich, dass Antibiotika postoperativen infektiösen Komplikationen vorbeugen können. Konkret beziffert das Review, dass 19 Menschen prophylaktisch behandelt werden müssen, um eine Infektion nach der Extraktion von Weisheitszähnen zu verhindern. Dies verdeutlicht einen messbaren, aber nicht übermäßig großen Effekt und lenkt den Blick auf eine sorgfältige Abwägung. Die Übersichtsarbeit zeigt zudem, dass die Studienlage teilweise heterogen ist und sich unter anderem die Art der Antibiotika, der Zeitpunkt der Gabe und die Begleitmaßnahmen unterscheiden. Manche Studien thematisieren die Möglichkeit allergischer Reaktionen oder das Auftreten von Resistenzen, was in einer Gesamtschau keineswegs vernachlässigt werden darf. Gleichwohl bietet das Review eine Orientierungshilfe für Situationen, in denen das Risiko für eine postoperative Infektion als hoch eingeschätzt wird, etwa bei komplexen Extraktionen oder schlechtem Mundhygienezustand. Nicht alle Studien stellten einheitlich hohe Qualitätsstandards auf, was die Aussagekraft in einigen Fällen einschränkte. Dennoch untermauert die Evidenz, dass prophylaktische Antibiotika die Inzidenz von Infektionen im Mundraum verringern, während das generelle Risiko von Nebenwirkungen, insbesondere bei kurzer Anwendung, überschaubar blieb. Ein zentraler Punkt im Review ist die Betonung der Individualisierung: Die

Entscheidung sollte auf Basis des Gesundheitszustands, der OP-Komplexität und möglicher Komorbiditäten getroffen werden.

24.4.2 Implikationen für die Hausarztpraxis

Für die hausärztliche Praxis bedeutet dies, dass Antibiotika zur Prävention von Komplikationen nach Zahnextraktionen nicht grundsätzlich und zwingend indiziert sind, sondern einer gezielten Indikationsstellung bedürfen. Hausärzte sollten im Gespräch mit den Patienten erörtern, ob ein erhöhtes Risiko für eine Infektion besteht, z. B. bei Immunsuppression, Diabetes mellitus, Herzerkrankungen oder andere Faktoren, die die Wundheilung beeinträchtigen könnten. Darüber hinaus kann eine Rücksprache mit dem behandelnden Zahnarzt sinnvoll sein, um Informationen über den Schwierigkeitsgrad des Eingriffs und das konkrete Risikoprofil zu erhalten. Für die Patientenberatung empfiehlt es sich, sowohl die Vorteile (Verringerung des Infektionsrisikos) als auch die Nachteile (Nebenwirkungen, Resistenzentwicklung) abzuwägen. Wenn Antibiotika verordnet werden, sollten Hausärzte darauf achten, dass eine kurze, aber ausreichende Behandlungsdauer gewählt wird, um die Resistenzbildung möglichst gering zu halten. Eine sorgfältige Patientenaufklärung zu Hygiene und Nachsorgemaßnahmen ist in jedem Fall essenziell, damit die Wunde sauber gehalten wird und typische Warnzeichen einer Infektion (stärkere Schmerzen, Eiterbildung, starke Schwellung) rechtzeitig erkannt werden können. In diesem Zusammenhang kann es hilfreich sein, bei Kontrollterminen auch die Mundhygiene, den Heilungsverlauf und etwaige Beschwerden aktiv abzufragen. Gerade in der Koordination zwischen Hausärzten und Zahnärzten lässt sich verhindern, dass Patienten unnötigerweise Antibiotika einnehmen, wenn die Wundverhältnisse unauffällig sind. Gleichzeitig ist eine enge Kommunikation wichtig, um bei potenziell risikoreichen Eingriffen rechtzeitig prophylaktische Maßnahmen einzuleiten. Letztlich zeigt das Cochrane Review, dass es eine Dosis-Wirkungs-Beziehung gibt, bei der der präventive Nutzen von Antibiotika gegenüber den Nebenwirkungen sorgfältig abgewogen werden sollte. Hausärzte spielen hier eine zentrale Rolle, da sie im ambulanten Setting häufig als erste Anlaufstelle fungieren und die langfristige Gesundheit ihrer Patienten im Blick haben.

24.5 Prophylaktische Antibiotikagabe bei COPD

Patienten mit einer chronisch obstruktiven Lungenerkrankung (COPD) werden in der hausärztlichen Praxis regelmäßig vorstellig, oft mit Exazerbationen, die mit Atemnot, Husten und Auswurf einhergehen. Diese akuten Verschlechterungen stellen eine erhebliche Belastung für die Betroffenen dar und können zu häufigen Krankenhausaufenthalten führen. Daher ist die Frage relevant, ob eine prophylaktische Antibiotikagabe das Risiko solcher Exazerbationen senken kann. Da der ständige Einsatz von Antibiotika wiederum die Entstehung resistenter Keime fördert, bleibt die Nutzen-Risiko-Abwägung eine Kernherausforderung in der Praxis. Gleichwohl erfordert eine solche Dauertherapie eine enge Überwachung, denn Nebenwirkungen, Resistenzentwicklung oder negative Auswirkungen auf die Darmflora sind mögliche Probleme. Hausärzte benötigen eine solide Evidenzbasis, um Patienten mit häufigen Exazerbationen, die eine eingeschränkte Lebensqualität haben und häufig stationär behandelt werden müssen, die passendste Option zu empfehlen.

24.5.1 Cochrane-Evidenz

Das Cochrane Review von Herath et al. untersuchte, inwieweit eine langfristige prophylaktische Antibiotikagabe bei COPD-Patienten Exazerbationen reduzieren kann (5). Die Autoren kamen zu dem Ergebnis, dass vor allem Makrolid-Antibiotika die Rate an Exazerbationen signifikant senken und zugleich die Lebensqualität verbessern können. In einigen Studien wurde zudem festgestellt, dass die Häufigkeit von Krankenhausaufenthalten abnahm, was auf einen klinisch relevanten Effekt hindeutet. Bedenken hinsichtlich der langfristigen Sicherheit, insbesondere im Hinblick auf die Resistenzentwicklung wurden ebenfalls diskutiert. Die Studien wiesen zudem Unterschiede in Bezug auf die Dosierung, die Dauer der Therapie und das Auswahlverfahren der Patienten auf. Einige Untersuchungen schlossen nur jene COPD-Betroffenen ein, die besonders häufig Exazerbationen hatten, während andere Studien breiter gefasst waren. Die Datenlage zeigt daher kein einheitliches Bild, lässt aber den Schluss zu, dass eine prophylaktische Antibiotikagabe für bestimmte COPD-Subgruppen von Vorteil sein kann. Besonders relevant erscheint sie für Patienten, deren Lebensqualität durch wiederkehrende Infekte stark eingeschränkt ist. Das Review machte außerdem deutlich, dass mögliche Nebenwirkungen – darunter Magen-Darm-Beschwerden oder QT-Verlängerungen im EKG – nicht ignoriert werden dürfen. Letztlich bleibt die Frage, wie Patienten identifiziert werden können, bei denen der Nutzen die Risiken so klar überwiegt, dass eine Dauerantibiose gerechtfertigt ist. Herath et al. regen an, weitere gut konzipierte Studien mit einheitlichen Kriterien durchzuführen, um evidenzbasiert festzulegen, wem diese Behandlung wirklich zugutekommt.

24.5.2 Implikationen für die Hausarztpraxis

In der Hausarztpraxis bedeutet dies, dass eine prophylaktische Antibiotikatherapie nur nach sorgfältiger Risiko-Nutzen-Abwägung und in enger Rücksprache mit Pneumologen in Erwägung gezogen werden sollte. Zunächst ist eine genaue Anamnese wichtig, um festzustellen, wie häufig und wie schwer die Exazerbationen auftreten und ob bereits eine leitliniengerechte Basistherapie (bronchodilatierende und inhalativ antiinflammatorische Medikamente, Rauchstopp, Rehabilitation) ausgeschöpft ist. Ein gewisser Teil der Patienten könnte tatsächlich von einer prophylaktischen Makrolidtherapie profitieren, etwa wenn sie trotz optimaler Basistherapie regelmäßig schwere Exazerbationen erleiden. Hausärzte können sich das Konsil der Teilgebietsspezialisten einholen, um eine fundierte Entscheidung zu treffen und das weitere Vorgehen zu koordinieren. Steht die Entscheidung für eine prophylaktische Antibiotikagabe fest, sollten ein klares Monitoring sowie regelmäßige Kontrollen erfolgen, um Resistenzentwicklungen, Nebenwirkungen und Veränderungen der Exazerbationsrate zu erfassen. Auch ist es wichtig, die Patienten über mögliche Risiken, z. B. Veränderungen des EKG oder gastrointestinale Beschwerden, aufzuklären. Da die kontinuierliche Einnahme von Antibiotika bedeuten kann, dass Infektionen mit resistenten Erregern schwieriger zu behandeln sind, sollte beim Auftreten neuer Symptome stets sorgfältig abgeklärt werden, ob eine andere Ursache als die COPD-typische Exazerbation vorliegt. Eine gute Dokumentation im hausärztlichen Praxisverwaltungssystem ist essenziell, um den Verlauf nachvollziehen und ggf. Anpassungen der Therapie vornehmen zu können. In der Kommunikation mit Patienten sollte deutlich werden, dass eine prophylaktische Antibiotikagabe keine Garantie für ein exazerbationsfreies Leben ist, sondern nur ein Baustein, der gut in ein Gesamtkonzept eingebunden werden muss. Zur Vermeidung von Fehlanreizen ist es außerdem ratsam, die Therapie in regelmäßigen Abständen gemeinsam zu evaluieren und – wenn keine ausreichende Wirksamkeit mehr erkennbar ist – ggf. zu beenden oder umzustellen. Insgesamt zeigt das Cochrane Review, dass prophylaktische

Antibiotikagaben eine Option für bestimmte COPD-Patienten sein können, diese dabei aber gut überwacht werden müssen, um längerfristig mehr Nutzen als Schaden zu stiften. Insbesondere die Wechselwirkungen von Makroliden mit Statinen (CSE-Hemmern) müssen beachtet werden, und ggf. muss eine cholesterinsenkende Therapie pausiert werden.

24.6 Orale Antikoagulation bei Krebspatienten

Krebserkrankungen gehen mit einem erhöhten Risiko für thromboembolische Ereignisse einher. Die Ursachen dafür liegen zum einen in tumorbedingten Veränderungen der Blutgerinnung und zum anderen in immobilisierenden Therapien oder Komplikationen wie Infektionen. Es stellt sich daher die Frage, ob eine prophylaktische Antikoagulation bei ambulanten Krebspatienten sinnvoll ist, insbesondere unter Chemo-, Immun- oder Strahlentherapie. Die Entscheidung ist komplex, weil Krebspatienten gleichzeitig ein erhöhtes Blutungsrisiko tragen können, was gegen eine routinemäßige Antikoagulation sprechen könnte. Dennoch sind Lungenembolien oder tiefe Venenthrombosen mitunter lebensbedrohlich, sodass eine präventive Maßnahme großen Nutzen entfalten kann. In der hausärztlichen Praxis sind Betroffene oft in einer Langzeitbegleitung, was bedeutet, dass die Praxis die Koordination zwischen Onkologie, Teilgebietsspezialisten und ambulanter Versorgung übernehmen kann. Gerade in diesem Bereich ist eine evidenzbasierte Empfehlung wertvoll, damit Krebspatienten angemessen beraten werden.

24.6.1 Cochrane-Evidenz

Das Cochrane Review von Kahale et al. hat die Wirksamkeit und Sicherheit oraler Antikoagulanzien bei ambulanten Krebspatienten untersucht, die keine therapeutische oder prophylaktische Indikation (z. B. nach Operation) für eine Gerinnungshemmung hatten (6). Der Fokus lag unter anderem auf direkten oralen Antikoagulanzien (DOAK) und Vitamin-K-Antagonisten. Aus den analysierten Studien ergab sich, dass DOAK das Risiko venöser Thromboembolien wirksam reduzieren können, ohne dass das Risiko schwerer Blutungen maßgeblich ansteigt. Dieses positive Nutzen-Risiko-Profil stellte sich klarer dar als bei Vitamin-K-Antagonisten, bei denen das Blutungsrisiko teilweise höher war und die zudem eine engmaschige INR-Kontrolle verlangen. Allerdings wiesen die Studien auf eine gewisse Heterogenität der Patientenkollektive hin. Es wurden unterschiedliche Krebsarten, -stadien und Therapieverfahren eingeschlossen, wodurch sich kein eindeutiges One-Size-Fits-All-Konzept formulieren lässt. Ferner betonte das Review, dass längerfristige Daten noch begrenzt seien und weitere Forschung den Blick auf das Gesamtüberleben, die Lebensqualität sowie potenzielle Spätkomplikationen lenken sollte. Trotz dieser Einschränkungen bestätigt die Cochrane-Analyse, dass DOAK eine wirksame Prophylaxe gegen venöse Thromboembolien darstellen können, ohne das Blutungsrisiko in nicht vertretbarer Weise zu erhöhen.

24.6.2 Implikationen für die Hausarztpraxis

Für die hausärztliche Praxis bedeutet dies, dass ambulante Krebspatienten, bei denen Risikofaktoren für Thrombosen vorliegen, potenziell von einer prophylaktischen Antikoagulation profitieren könnten. Die Entscheidung hierzu sollte jedoch stets in Absprache mit den behandelnden Onkologen getroffen werden. Gerade während aktiver Krebstherapien müssen Eventualitäten wie Thrombopenien, Wechselwirkungen mit anderen Medikamenten oder geplante invasive Eingriffe berücksichtigt werden. Hausärzte haben die Möglichkeit, einen wichtigen Beitrag zur Patientenedukation zu leisten, indem sie über die Vor- und Nachteile einer Antikoagulation, die möglichen Anzeichen von Blutungen sowie Verhaltensregeln bei Verletzungen informieren. Da DOAK im Vergleich zu Vitamin-K-Antagonisten eine einfachere Handhabung und kein routinemäßiges Gerinnungsmonitoring erfordern, können sie für viele Patienten im Alltag attraktiver und praktikabler sein. Die hausärztliche Versorgung spielt eine Schlüsselrolle bei der Kontrolle von Begleiterkrankungen wie Bluthochdruck oder Nierenfunktionsstörungen, die das Risiko von Komplikationen erhöhen können. Bei auffälligen Laborwerten oder Veränderungen des Gesundheitszustands ist eine erneute Rücksprache mit den Teilgebietsspezialisten erforderlich, um die Dosierung der Antikoagulanzien oder sogar den Einsatz der Medikamente zu überprüfen. Die Cochrane-Daten bieten dafür eine fundierte Grundlage, um gemeinsam mit den Patienten eine Entscheidung zu treffen, die sich am individuellen Risikoprofil orientiert. Wichtig ist, dass sich Hausärzte über aktuelle Leitlinien und Studien informieren, da sich die Empfehlungen in diesem Bereich durch neue Evidenz rasch weiterentwickeln können. Insgesamt eröffnet die orale Antikoagulation für Krebspatienten eine wichtige Chance, thromboembolische Komplikationen zu reduzieren und damit die Gesamtprognose zu verbessern, wobei das Risiko schwerer Blutungen unter DOAK überschaubar zu bleiben scheint. Die koordinierte Zusammenarbeit aller Beteiligten ist dafür essenziell, damit Patienten sicher und kompetent durch die Therapie begleitet werden.

LITERATUR

(1) Dinnes J, Deeks JJ, Chuchu N, et al. Dermoscopy, with and without visual inspection, for diagnosing melanoma in adults. Cochrane Database of Systematic Reviews 2018, Issue 12. Art. No.: CD011902. DOI: 10.1002/14651858.CD011902.pub2.

(2) Thomson J, Hogan S, Leonardi-Bee J, Williams HC, Bath-Hextall FJ. Interventions for basal cell carcinoma of the skin. Cochrane Database of Systematic Reviews 2020, Issue 11. Art. No.: CD003412. DOI: 10.1002/14651858.CD003412.pub3.

(3) Zhao Y, Dong BR, Hao Q. Probiotics for preventing acute upper respiratory tract infections. Cochrane Database of Systematic Reviews 2022, Issue 8. Art. No.: CD006895. DOI: 10.1002/14651858.CD006895.pub4.

(4) Lodi G, Azzi L, Varoni EM, et al. Antibiotics to prevent complications following tooth extractions. Cochrane Database of Systematic Reviews 2021, Issue 2. Art. No.: CD003811. DOI: 10.1002/14651858.CD003811.pub3.

(5) Herath SC, Normansell R, Maisey S, Poole P. Prophylactic antibiotic therapy for chronic obstructive pulmonary disease (COPD). Cochrane Database of Systematic Reviews 2018, Issue 10. Art. No.: CD009764. DOI: 10.1002/14651858.CD009764.pub2.

(6) Kahale LA, Matar CF, Tsolakian IG, et al. Oral anticoagulation in people with cancer who have no therapeutic or prophylactic indication for anticoagulation. Cochrane Database of Systematic Reviews 2021, Issue 10. Art. No.: CD006466. DOI: 10.1002/14651858.CD006466.pub7.

25 Mythen in der Hausarztpraxis

Prävention und evidenzbasierte Therapie sind wesentliche Säulen in der Allgemeinmedizin. Dennoch halten sich in der hausärztlichen Praxis häufig Routinen und Überzeugungen, deren Nutzen nicht immer durch aktuelle Studien gestützt wird. Dieses Kapitel widmet sich einigen ausgewählten „Mythen" und lang etablierten Vorgehensweisen, die im Lichte neuerer Cochrane Reviews und weiterer Studien kritisch hinterfragt werden können. Es zeigt sich, dass mancher vermeintliche Standard nicht grundsätzlich falsch ist, aber eine differenziertere Betrachtung nicht schadet. Die folgenden Unterkapitel beleuchten exemplarisch verschiedene Themenfelder von der Behandlung perianaler Thrombosen bis hin zur Rolle von Probiotika, Magnesium oder innovativen Wearables in der Diagnostik. Für Hausärzte ergibt sich daraus die Chance, die Versorgung ihrer Patienten an den neuesten Erkenntnissen auszurichten. Eine kritische Auseinandersetzung mit den Studienergebnissen erlaubt es, Patienten individuell und evidenzbasiert zu beraten, Überdiagnostik zu vermeiden und Ressourcen gezielt einzusetzen. Das Kapitel macht deutlich, wie aktuelle Cochrane Reviews und weitere Studien helfen können, lang etablierte Mythen und Routinen in der hausärztlichen Versorgung zu hinterfragen. Zwar sind viele dieser „Mythen" nicht grundsätzlich falsch, doch oft ist ihr Nutzen geringer oder stärker kontextabhängig als angenommen. So trägt Evidenz unmittelbar zu einer hochwertigen und modernen hausärztlichen Praxis bei.

25.1 Perianalthrombose

Perianalthrombosen sind ein häufiges Beschwerdebild, das Patienten oft als Notfall empfinden. Typische Symptome sind ein akuter, teils starker Schmerz im Analbereich und eine tastbare, häufig blau-livide Verhärtung. In der hausärztlichen Versorgung entstehen immer wieder Unsicherheiten, ob rasch chirurgisch interveniert werden sollte oder ob eine konservative Behandlung ausreicht. Die Relevanz dieses Themas für die Primärversorgung ist hoch, weil viele Betroffene zunächst in der Hausarztpraxis vorstellig werden. Hier gilt es, die Dringlichkeit richtig einzuschätzen, unnötige Operationen zu vermeiden und gleichzeitig keine schweren Verläufe zu übersehen. Auch die Frage nach dem optimalen Therapiezeitfenster spielt eine Rolle: In manchen Fällen führt eine frühe chirurgische Exzision zu rascher Schmerzlinderung, während bei milden Verläufen durchaus konservative Maßnahmen (Analgesie, Sitzbäder, Stuhlregulierung) ausreichend sein können. Hausärzte können auf eine evidenzbasierte Grundlage zurückgreifen, um individuell zu beraten und ggf. zeitnah an Teilgebietsspezialisten zu überweisen. So lassen sich Komplikationen wie anhaltende Schmerzen oder Infektionen minimieren, während gleichzeitig Überbehandlung vermieden wird.

25.1.1 Evidenz

Eine aktuelle multizentrische prospektive Studie (1) untersuchte die Wirksamkeit zweier chirurgischer Verfahren – lokale Exzision versus Thrombektomie – bei thrombosierten externen Hämorrhoiden. Obwohl diese Studie primär chirurgische Methoden miteinander vergleicht, lassen sich daraus wertvolle Hinweise ableiten, die bei der Entscheidung zwischen operativer und konservativer Therapie im hausärztlichen Setting hilfreich sein können. Die Ergebnisse zeigten, dass eine lokale Exzision im Vergleich zur reinen Thrombektomie zu einer rascheren und nachhaltigeren Schmerzlinderung führte. Gleichzeitig unterschieden sich die beiden Verfahren hinsichtlich der Rezidivraten nicht signifikant.

Diese Befunde legen nahe, dass eine chirurgische Intervention – insbesondere die Exzision – kurzfristig Vorteile bezüglich der

Schmerzreduktion bietet, aber nicht zwangsläufig bei jedem Patienten notwendig ist, da die Rezidivrate nicht wesentlich verbessert wird. Die Autoren betonen zudem die Bedeutung einer frühzeitigen Bewertung der Symptome und der Thrombosegröße, um gemeinsam mit den Betroffenen individuell das optimale Vorgehen zu wählen.

Zudem weist die Studie darauf hin, dass Patienten, die sich gegen eine operative Therapie entscheiden, dennoch gute Heilungschancen haben, sofern konservative Maßnahmen konsequent angewendet werden und keine Alarmsymptome vorliegen. Gleichzeitig ist zu bedenken, dass bei starken Schmerzen oder ausgeprägter Thrombose eine operative Exzision schneller zu subjektiver Besserung führt. Die Übertragbarkeit dieser Ergebnisse auf den hausärztlichen Alltag ist aufgrund des Studiendesigns und der klar definierten Patientengruppe gut gegeben (2).

25.1.2 Implikationen für die Hausarztpraxis

Aus diesen Erkenntnissen ergeben sich mehrere Schlüsse für den hausärztlichen Alltag. Ärzte sollten Betroffene zeitnah beraten, idealerweise innerhalb von 48–72 Stunden nach Symptombeginn. Es ist ratsam, die Entscheidung gemeinsam mit den Patienten zu treffen und dabei dessen Schmerzintensität, Leidensdruck und persönliche Präferenzen zu berücksichtigen. Weiterhin kann in vielen Fällen ein konservativer Ansatz verfolgt werden, wenn die Thrombose nicht übermäßig groß ist und die Schmerzen erträglich bleiben. Sitzbäder, Analgetika und eine Stuhlregulierung unterstützen die Heilung. Es sollte jedoch nicht der Eindruck erweckt werden, dass eine perianale Thrombose grundsätzlich harmlos ist; in Fällen starker Schmerzen oder ungünstiger Lokalisation kann eine kleine operative Exzision rasch Linderung verschaffen. Eine verständliche Aufklärung hilft dabei, Ängste zu reduzieren und realistische Erwartungen zu schaffen. Oft verläuft eine konservative Abheilung ohne gravierende Folgen. Dabei ist die Nachsorge wichtig: Hausärzte sollten die Heilung beobachten und sicherstellen, dass kein Fortschreiten der Beschwerden oder keine Infektion auftritt. Handlungsempfehlungen zum Lebensstil (z. B. Vermeiden langer Sitzphasen, ausreichende Ballaststoffzufuhr, um Obstipation zu minimieren) können die Wahrscheinlichkeit für ein erneutes Auftreten reduzieren. Ein interdisziplinärer Austausch mit Proktologie oder Chirurgie ist sinnvoll, falls die Thrombose sehr ausgeprägt ist oder konservative Maßnahmen scheitern. Dabei können Patienten durch das Wissen um Behandlungsalternativen (OP vs. konservativ) aktiv in die Therapiewahl eingebunden werden, was wiederum Compliance fördert. All dies kann zu einem rationalen, ressourcenschonenden Umgang mit Perianalthrombosen führen. Dabei können unnötige Eingriffe vermieden und schwere Verläufe erkannt werden.

25.2 Kardialer Brustschmerz: Marburger Herzscore

Brustschmerzen sind einer der häufigsten Gründe für Konsultationen in der Hausarztpraxis. Häufig steht der Verdacht auf koronare Herzkrankheit (KHK) im Raum, was erhebliche Ängste bei den Betroffenen auslösen kann. In der Primärversorgung ist daher eine schnelle und zugleich verlässliche Risikostratifizierung wichtig. Der Marburger Herzscore gilt als bewährtes Tool, um Patienten mit niedrigem Risiko zu identifizieren und somit unnötige Überweisungen oder invasive Diagnostik zu vermeiden. Er basiert auf mehreren klinischen Parametern (z. B. Geschlecht, Alter, Schmerzcharakter) und ermöglicht eine rasche Einschätzung, ob die

Wahrscheinlichkeit einer KHK hoch oder eher gering ist.

25.2.1 Evidenz

Obwohl der Marburger Herzscore nicht direkt Gegenstand eines eigenen Cochrane Reviews ist, wird seine Validität in der Literatur – unter anderem in Übersichtsarbeiten und Leitlinien – immer wieder bestätigt. Eine Validierungsstudie von Haasenritter et al. (3) zeigte z. B. eine hohe Sensitivität und einen hohen negativ prädiktiven Wert. Das bedeutet, dass bei einem niedrigen Score ein ernster kardiologischer Hintergrund unwahrscheinlich ist. In der Logik der Evidenzbetrachtung stellt dieser Score somit ein weiteres Instrument dar, das die Primärversorgung effizienter gestalten kann. Patienten ohne Hochrisiko können gezielt beruhigt werden, während bei Verdachtsmomenten auf eine KHK intensivere Abklärungen erfolgen.

25.2.2 Implikationen für die Hausarztpraxis

Für die hausärztliche Praxis bedeutet dies, dass der Marburger Herzscore für die Ersteinschätzung von Brustschmerzen eine hilfreiche, strukturierte Methode darstellt. So kann eine Vielzahl unnötiger Überweisungen zum Kardiologen vermieden werden, was nicht nur Kosten, sondern auch Ängste reduziert. Dabei ist es jedoch ratsam, den Score nicht isoliert zu verwenden, sondern in den Gesamtkontext einzubetten. Vorerkrankungen, familiäre Risiken und das klinische Bild dürfen nicht außer Acht gelassen werden. Es kann hilfreich sein, den Score-Wert und die Interpretation mit den Betroffenen zu besprechen, warum eine weitere kardiologische Abklärung (noch) nicht erforderlich ist oder – umgekehrt – warum eine Vorstellung bei Kardiologen sinnvoll ist. Es gilt, dass selbst ein guter Score kein Ersatz für klinisches Urteilsvermögen ist. Bei zweifelhaften Verläufen oder atypischen Symptomen können weitergehende Untersuchungen dennoch angezeigt sein.

25.3 Herzkatheter: Indikation und Evidenz für „Sicherheits"-Katheterisierung

Gerade bei Patienten mit stabiler KHK steht häufig die Frage im Raum, ob ein Herzkatheter durchgeführt werden sollte – oftmals getrieben von der Idee, „nichts zu übersehen". In den letzten Jahren häufen sich allerdings Hinweise, dass eine sofortige invasive Abklärung nicht in jedem Fall einen Überlebensvorteil bringt.

25.3.1 Evidenz

Eine Metaanalyse von Boden et al. (4) zeigte, dass eine initial invasive Strategie bei stabiler KHK keinen signifikanten Überlebensvorteil gegenüber einer konservativen Therapie bietet. Während sich Beschwerden wie Angina pectoris teils besser kontrollieren lassen, wenn eine Koronarintervention (z. B. PCI) erfolgt, besteht doch eine gewisse Wahrscheinlichkeit unnötiger Eingriffe. Diese Ergebnisse decken sich mit dem generellen Trend zu einer risikoadaptierten Herangehensweise, bei der Hochrisikopatienten schneller invasiv abgeklärt werden, während bei niedrigerem Risiko zunächst konservative Optionen genutzt werden können.

25.3.2 Implikationen für die Hausarztpraxis

Implikationen für die Hausarztpraxis könnten sein, dass eine gewisse Zurückhaltung bei der Indikation zur Herzkatheteruntersuchung angebracht sein könnte, wenn keine Hochrisikomerkmale vorliegen. Weiterhin helfen Scores (z. B. Marburger

Herzscore) und nicht-invasive Verfahren (etwa Belastungs-EKG oder Herz-CT), das individuelle Risiko einzuschätzen. Patienten könnten dank dieser Evidenz beruhigt werden, wenn keine dringliche Notwendigkeit für einen invasiven Eingriff besteht. Unbedingt sollten Hausärzte stets auf aktuelle Leitlinien achten, da sich Empfehlungen je nach Erkenntnislage weiterentwickeln. Eine enge Kommunikation mit Kardiologen ist sinnvoll, damit Patienten, bei denen tatsächlich eine Intervention indiziert ist, zeitnah behandelt werden. Ein rationaler, risikobasierter Umgang mit dem Herzkatheter entlastet nicht nur das Gesundheitssystem, sondern reduziert auch das Risiko unnötiger Prozeduren und Komplikationen.

25.4 Vorsorgeuntersuchungen – Schilddrüse- und Bauchultraschall

In der hausärztlichen Praxis ist die Versuchung groß, mittels Ultraschall und anderen Screening-Methoden Auffälligkeiten im Frühstadium zu entdecken. Allerdings weisen neuere Studien darauf hin, dass pauschale Screenings ohne spezifische Indikation häufig zu Überdiagnosen und damit zu unnötigen Eingriffen führen können.

25.4.1 Evidenz

Ein systematischer Review von Lin et al. (5) fand keine ausreichende Evidenz für ein routinemäßiges Schilddrüsen-Screening in der Allgemeinbevölkerung; eine ähnliche Einschätzung zeigte sich für einen generellen Bauchultraschall zur Vorsorge (6). Das Risiko, klinisch irrelevante Befunde zu detektieren, die zu unnötigen Untersuchungen oder Operationen führen, ist nicht zu unterschätzen. Vieles spricht für ein selektives Vorgehen, bei dem nur bei Risikokonstellationen oder konkretem klinischem Verdacht ein Ultraschall zum Einsatz kommt.

25.4.2 Implikationen für die Hausarztpraxis

Es zeigt sich, dass eine gezielte Indikationsstellung dem pauschalen Screening überlegen sein kann. Hausärzte sollten Patienten informieren, dass ein auffälliger Befund nicht zwangsläufig ein gesundheitliches Problem bedeutet – dies vermeidet Ängste. So kann die Gefahr der Überdiagnostik gesenkt werden, etwa wenn harmlose Schilddrüsenknoten ohne Relevanz festgestellt werden. Es ist sinnvoll, Leitlinien wie jene der Deutschen Gesellschaft für Ultraschall (DEGUM) hinzuzuziehen (7). Dabei bietet ein rationelles Vorgehen nicht nur Kostenvorteile, sondern schont auch die Ressourcen einer Hausarztpraxis, da weniger unnötige Folgeuntersuchungen veranlasst werden. Auf diese Weise lässt sich die Kapazität für wirklich verdächtige Befunde erhöhen, was letztlich die Versorgungsqualität steigert.

25.5 Evidenz für Diclofenac-Gel bei muskuloskelettalen Beschwerden

Topische Diclofenac-Präparate sind eine beliebte Option, insbesondere wenn orale NSAR aus Kontraindikations- oder Unverträglichkeitsgründen nicht infrage kommen.

25.5.1 Cochrane-Evidenz

Ein Cochrane Review von Derry et al. (8) zeigte, dass topisches Diclofenac wirksam zur Linderung chronischer muskuloskelettaler Schmerzen beitragen kann. Rund 60 % der Probanden erfuhren eine signifikante Schmerzreduktion, die systemischen Nebenwirkungen waren dabei deutlich geringer als bei oraler Einnahme. Die Studienqualität wurde insgesamt als moderat bis gut eingeschätzt, wobei Unterschiede in Dosierung und Anwendungsdauer existierten.

25.5.2 Implikationen für die Hausarztpraxis

Die Therapieoption eröffnet insbesondere Patienten mit gastrointestinalen Risiken eine Alternative zur oralen NSAR-Gabe. Dabei können ältere oder multimorbide Personen von einer topischen Applikation profitieren, solange die Hautbarriere intakt ist und die Lokalisation der Schmerzen klar umrissen ist. Hausärzte sollten die Anwendung erklären (z. B. Menge, Häufigkeit), da die Wirksamkeit von einer korrekten Verwendung abhängt. Es empfiehlt sich eine Rückmeldung der Patienten über den erzielten Effekt, um die Dauer der Anwendung anzupassen. Dabei bleibt wichtig, andere Schmerzursachen auszuschließen und die Diagnose zu sichern, ehe man sich auf eine reine Symptomlinderung konzentriert (9).

25.6 Magnesium bei Muskelkrämpfen

Die Vorstellung, dass Magnesium bei nächtlichen Wadenkrämpfen oder anderen Muskelkrämpfen umfassend hilft, hält sich hartnäckig.

25.6.1 Cochrane-Evidenz

Ein Cochrane Review von Garrison et al. (10) fand lediglich geringe Evidenz für die Wirksamkeit von Magnesium bei schwangerschaftsbedingten Beinkrämpfen. Für andere Anwendungsbereiche, etwa nächtliche Beinkrämpfe bei älteren Patienten, ließ sich kein signifikanter Nutzen nachweisen. Das Review betont, dass die Studien oft klein und methodisch uneinheitlich waren, sodass keine eindeutige generelle Empfehlung ausgesprochen werden kann.

25.6.2 Implikationen für die Hausarztpraxis

Hausärzte können ihren Patienten realistisch vermitteln, dass eine Standard-Magnesiumgabe bei Krämpfen nicht immer zielführend ist. Zweitens lohnt es sich, nach alternativen Ursachen (Elektrolytstörungen, periphere Durchblutungsprobleme, Medikamente) zu fahnden, anstatt reflexartig Magnesium zu verordnen. Es kann ein Therapieversuch erwogen werden, wenn Beinkrämpfe häufig auftreten. Dabei ist jedoch eine Aufklärung darüber wichtig, dass die Evidenz limitiert ist und es sich um eine probatorische Strategie handelt. Ein evidenzorientierter Umgang mit Magnesium stärkt das Vertrauen, weil man dadurch Fehleinschätzungen oder falsche Erwartungen vermeiden kann (11).

25.7 Lidocain-Prilocain (Limtar) als topisches Anästhetikum

Topische Anästhetika wie EMLA-Creme (Lidocain-Prilocain) werden gerade in der Pädiatrie oder bei oberflächlichen Eingriffen gerne eingesetzt, um Schmerz und Angst zu reduzieren.

25.7.1 Evidenz

Ein systematischer Review von Eidelman et al. (12) bestätigt die Wirksamkeit topischer Anästhetika bei dermatologischen Eingriffen. Allerdings ist eine Einwirkzeit von mindestens 60 Minuten erforderlich, um die volle Wirkung zu erzielen. Die Studien zeigten eine signifikante Schmerzreduktion, insbesondere bei Kindern während Punktionen.

25.7.2 Implikationen für die Hausarztpraxis

Praxen sollten die längere Einwirkzeit einplanen, da ein spontaner Einsatz ohne Vorlauf wenig Effekt hat. Weiterhin bietet sich die Anwendung insbesondere bei impfangst- oder schmerzempfindlichen Patienten an, um die Compliance zu verbessern. Ein flächendeckender Einsatz ist aus Zeit- und Kostengründen nicht immer praktikabel. Dabei sollten auch Kontraindikationen (z. B. allergische Reaktionen, größere Hautläsionen) beachtet werden. Vorausschauend kann das Team geschult werden, Patienten frühzeitig über die Möglichkeit einer topischen Betäubung zu informieren, damit bei Bedarf rechtzeitig angesetzt wird (13).

25.8 Beinvenenthrombose

Die Therapie von Beinvenenthrombosen hat sich durch die Einführung direkter oraler Antikoagulanzien (DOACs) stark gewandelt.

25.8.1 Cochrane-Evidenz

Ein Cochrane Review von Akl et al. (14) beleuchtet die Vorteile von DOAK gegenüber Vitamin-K-Antagonisten. Bei Krebspatienten wird hingegen meist Low-molecular-weight Heparin (LMWH) bevorzugt, da hier die Evidenz für eine geringere Komplikationsrate spricht.

25.8.2 Implikationen für die Hausarztpraxis

Es zeigt sich, dass viele Patienten ambulant behandelt werden können, solange kein hohes Blutungs- oder Embolierisiko besteht. Dabei sind regelmäßige Nachkontrollen essenziell, um die Antikoagulation gegebenenfalls anzupassen. Weiterhin müssen Begleiterkrankungen (z. B. Nierenfunktionsstörungen) beachtet werden, da sie die Wahl des Antikoagulans beeinflussen. Eine strukturierte Patientenschulung (Erkennen von Warnsymptomen, Umgang mit Blutungen) sollte erfolgen. Auch die klare Absprache mit Teilgebietsspezialisten etwa Gefäßspezialisten oder Onkologen, kann wichtig sein, falls besondere Risikokonstellationen vorliegen (15, 16).

25.9 Statine: Number Needed to Treat (NNT)

Statine gelten als essenzielle Therapie in der Sekundärprävention kardiovaskulärer Erkrankungen, während ihr Einsatz in der Primärprävention kontroverser diskutiert wird.

25.9.1 Evidenz

Die Cholesterol Treatment Trialists' Collaboration (17) wies auf eine relativ hohe Number Needed to Treat (NNT) in der Primärprävention hin. Ein Cochrane Review von Taylor et al. (18) bestätigt, dass der absolute Nutzen – gemessen an der Vermeidung schwerwiegender kardiovaskulärer Ereignisse – in der Primärprävention geringer ist als in der Sekundärprävention.

25.9.2 Implikationen für die Hausarztpraxis

Es empfiehlt sich, das individuelle Risiko sorgfältig abzuschätzen, bevor man eine Statintherapie beginnt. Dabei können Risiko-Scores (z. B. SCORE-Modell) oder klinische Einschätzungen helfen, ob der Nutzen das Risiko (u. a. mögliche Nebenwirkungen wie Muskelschmerzen) überwiegt. Betroffene sollten in die Entscheidung einbezogen werden, indem man den Nutzen in Zahlen (z. B. NNT) verdeutlicht. Statine spielen eine klare Rolle in der Sekundärprävention, etwa nach Herzinfarkt oder bei manifester KHK (19).

25.10 Selbstdetektiertes Vorhofflimmern

Dank moderner Wearables, etwa Smartwatches, erkennen immer mehr Menschen selbstständig unregelmäßige Herzrhythmen. Dies führt zu einer steigenden Zahl von Arztbesuchen mit Verdacht auf Vorhofflimmern.

25.10.1 Evidenz

Die Apple Heart Study von Perez et al. (20) ergab eine hohe Genauigkeit solcher Uhren beim Erkennen unregelmäßiger Pulse. Eine weitere Untersuchung von Wasserlauf et al. (21) zeigte Sensitivitäten von nahezu 98 %. Dennoch bleibt das Risiko falsch-positiver Befunde, was unnötige Ängste schürt und Folgediagnostik erfordert. Aus Sicht der Evidenz sind Wearables eine potenzielle Ergänzung, aber kein Ersatz für klinisch validierte Diagnostik (22).

25.10.2 Implikationen für die Hausarztpraxis

Hausärzte sollten Patienten darüber aufklären, dass ein „Alarm" der Smartwatch keine definitive Diagnose bedeutet. Eine ärztliche Bestätigung per EKG ist essenziell. Dabei kann die frühzeitige Erkennung von Vorhofflimmern Vorteile bringen, etwa zur Schlaganfallprävention. Dennoch ist eine genaue Differenzialdiagnose nötig, um Fehlalarme zu vermeiden. Es muss abgewogen werden, ob eine engmaschige Langzeitüberwachung sinnvoll ist, falls die Uhr wiederholt Unregelmäßigkeiten anzeigt. Patienten, die sehr ängstlich reagieren, sind besonders einfühlsam zu beraten, damit sie nicht jede Bagatelle als bedrohlich einstufen.

LITERATUR

(1) Yalcinkaya A, Atici SD, Sahin C, Leventoglu S; TEH Study Collaboration. Local excision versus thrombectomy in thrombosed external hemorrhoids: a multicenter, prospective, observational study. BMC Surg. 2023; 23(1):228. doi: 10.1186/s12893-023-02105-4. Erratum in: BMC Surg. 2023; 23(1):321. PMID: 37563701; PMCID: PMC10413608.

(2) Steele SR, Paquette IM, Rafferty JF, Buie WD. Practice parameters for the management of hemorrhoids. Dis Colon Rectum. 2018; 61(3):284–289.

(3) Haasenritter J, Stanze D, Widera G, et al. Does the Marburg Heart Score accurately predict coronary artery disease in primary care patients with chest pain? Validation in a cross-sectional study of diagnostic accuracy. BMJ Open. 2015; 5:e007091.

(4) Boden WE, O'Rourke RA, Teo KK, et al. Optimal Medical Therapy with or without PCI for Stable Coronary Disease. N Engl J Med. 2007; 356(15):1503–1516.

(5) Lin JS, Bowles EJ, Dong TM, et al. Screening for thyroid cancer: Updated evidence report and systematic review for the US Preventive Services Task Force. JAMA. 2017; 317(18):1888–1903.

(6) Guirguis-Blake JM, Beil TL, Sun X, et al. Primary care screening for abdominal aortic aneurysm: An evidence report and systematic review for the US Preventive Services Task Force. JAMA. 2019; 322(22):2211–2212.

(7) Kratzer W, Egle T, Foert E, et al. [Guidelines of the German Society for Ultrasound in Medicine (DEGUM): Abdominal ultrasound]. Ultraschall Med. 2010; 31(3):276–283. (Article in German).

(8) Derry S, Wiffen PJ, Moore RA. Topical NSAIDs for chronic musculoskeletal pain in adults. Cochrane Database Syst Rev. 2016; 4:CD007400.

(9) Kloppenburg M, Kroon FPB, Blanco FJ, et al. 2018 update of the EULAR recommendations for the management of hand osteoarthritis. Ann Rheum Dis. 2019; 78(1):16–24.

(10) Garrison SR, Allan GM, Sekhon RK, et al. Magnesium for skeletal muscle cramps. Cochrane Database Syst Rev. 2020; 9:CD009402.

(11) American Academy of Neurology. Evidence-based guideline summary: Treatment of muscle cramps in adults. Neurology. 2020; 95(15) 693–694.

(12) Eidelman A, Weiss JM, Lau J, Carr DB. Topical Anesthetics for Dermal Laceration Repair: A Systematic Review of Randomized, Controlled Trials. Ann Emerg Med. 2005; 46(4):343–351.
(13) Zempsky WT, Cravero JP. Committee on Pediatric Emergency Medicine and Section on Anesthesiology and Pain Medicine. Relief of pain and anxiety in pediatric patients in emergency medical systems. Pediatrics. 2004; 114(5):1348–1356.
(14) Akl EA, Kahale LA, Sperati F, et al. Low molecular weight heparin versus vitamin K antagonists, direct oral anticoagulants or fondaparinux for treating acute venous thromboembolism in people with cancer. Cochrane Database Syst Rev. 2018; 6:CD006650.
(15) Kearon C, Akl EA, Ornelas J, et al. Antithrombotic therapy for VTE disease: CHEST guideline and expert panel report. Chest. 2016; 149(2):315–352.
(16) Konstantinides SV, Meyer G, Becattini C, et al. 2019 ESC Guidelines for the diagnosis and management of acute pulmonary embolism developed in collaboration with the European Respiratory Society (ERS). Eur Heart J. 2020; 41(4):543–603.
(17) Cholesterol Treatment Trialists' (CTT) Collaboration. Efficacy and safety of LDL-lowering therapy among men and women: meta-analysis of individual data from 174,000 participants in 27 randomised trials. Lancet. 2019; 393(10170):407–415.
(18) Taylor F, Huffman MD, Macedo AF, et al. Statins for the primary prevention of cardiovascular disease. Cochrane Database Syst Rev. 2013; 1:CD004816.
(19) Mach F, Baigent C, Catapano AL, et al. 2019 ESC/EAS Guidelines for the management of dyslipidaemias: lipid modification to reduce cardiovascular risk. Eur Heart J. 2020; 41(1):111–188.
(20) Perez MV, Mahaffey KW, Hedlin H, et al. Large-Scale Assessment of a Smartwatch to Identify Atrial Fibrillation. N Engl J Med. 2019; 381(20):1909–1917.
(21) Wasserlauf J, You C, Patel R, et al. Smartwatch Performance for the Detection and Quantification of Atrial Fibrillation. Circ Arrhythm Electrophysiol. 2019; 12(6):e006834.
(22) Hindricks G, Potpara T, Dagres N, et al. 2020 ESC Guidelines for the diagnosis and management of atrial fibrillation developed in collaboration with the European Association for Cardio-Thoracic Surgery (EACTS). Eur Heart J. 2021; 42(5):373–498.

Register